部位別・動作別にわかりやすくリアルに徹底解説

ぜんぶわかる

筋肉・関節の動きとしくみ事典

著 **川島敏生** 日本鋼管病院リハビリテーション科技師長
医学博士

監修 **栗山節郎** 日本鋼管病院副院長
医学博士

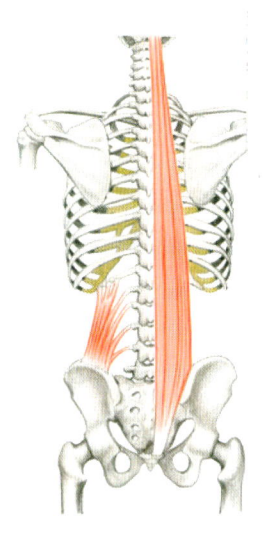

成美堂出版

本書の特長・見方

本書は、「部位別　筋肉・関節の構造と働き」「筋肉・関節のしくみと役割」「動作別　筋肉・関節の動き」「運動で起こる障害と動作」の4部構成。
メインの1章では、部位ごとに骨・関節の構造、関節の動き、筋肉の構造、関節の動きに作用する筋を、精密な詳細図とわかりやすいイラストで解説。そのしくみが目で見て理解できるような構成になっている。
筋肉と関節の基本的なしくみは2章、歩く、走るなど動作別の筋肉・関節の動きは3章、運動でよく起こる障害は4章でくわしく解説している。
いずれの章も、カラーイラスト+解説文で構成。筋肉・関節のしくみと働きをわかりやすく解説している。

骨・関節詳細図

人体の各部位について、骨・関節の構造を精密イラストで再現。おもな名称は日本語と英語を併記し、読み方を表記。

関連コラム

各項目のテーマに即した補足、関連語句の意味を解説。

骨・関節詳細図

肩甲部の骨・関節
[人体前面]

- 肩峰 acromion
- 烏口突起 coracoid process
- 肩峰下関節 subacromial joint
- 肩甲上腕関節 glenohumeral joint
- 肩鎖関節 acromioclavicular joint
- 鎖骨 clavicle
- 胸鎖関節 sternoclavicular joint
- 肩甲胸郭関節 scapula thoracic joint
- 上腕骨 humerus
- 肩甲骨 scapula
- 肋骨 rib
- 胸骨 sternum

関連コラム

肩鎖関節脱臼

転倒して直接肩の外側を打った場合に生じやすく、スポーツでは柔道やラグビー、サッカーなどで発生します。患部の疼痛のほか、特徴的なのは[ballottement]と呼ばれる鎖骨末端の浮き上がり現象です。これは、肩鎖関節を支持している靱帯が損傷し、鎖骨末端の押さえがなくなった結果です。

関節の動き・筋肉の作用解説図

各部位の関節の動きと作用する筋を図解。矢印で動きと作用する方向を表示。

解説文

筋肉・関節の構造や働きなどについて、わかりやすく解説。

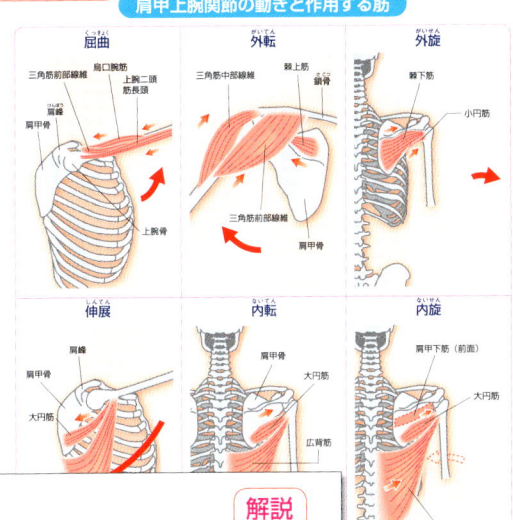

肩甲上腕関節の動きと作用する筋

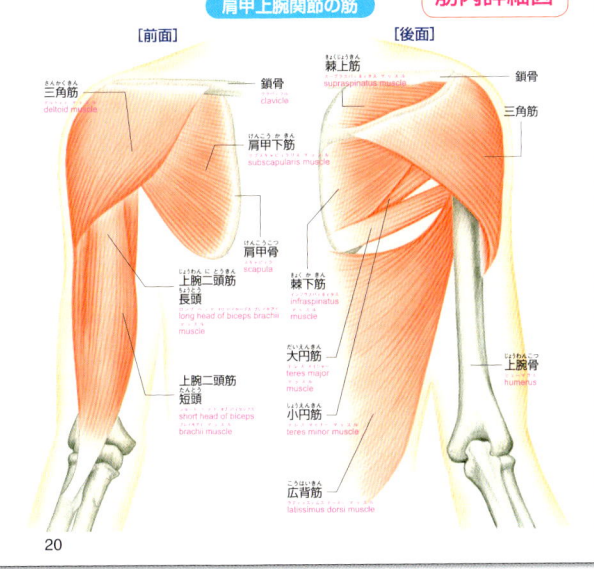

肩甲上腕関節の筋

肩甲上腕関節を屈曲する筋はおもに**三角筋前部線維**で、烏口腕筋や上腕二頭筋長頭が補助的に働く。伸展する筋はおもに**三角筋後部線維**、**大円筋**、**広背筋**である。

外転する筋はおもに**三角筋中部線維**や**棘上筋**で、棘上筋は三角筋の収縮を肩甲上腕関節での外転トルクに効率よく変換させる役割を担う。内転する筋はおもに**大円筋**、**広背筋**である。

外旋する筋はおもに**棘下筋**と**小円筋**で、内旋する筋はおもに**肩甲下筋**、**広背筋**、**大円筋**である。筋量、筋力ともに内旋筋群が外旋筋群より大きく、筋力で約1.75倍といわれる。

解説

筋肉詳細図

[前面] [後面]

肩甲上腕関節の筋

筋肉詳細図

各関節の動きにかかわる筋肉を精密イラストで再現。おもな名称は日本語と英語を併記し、読み方を表記。

もくじ

本書の特長・見方 …………………………………………… 2
はじめに ……………………………………………………… 8

第1章 部位別 筋肉・関節の構造と働き

① 肩関節の構成　肩関節のつくり ………………………… 10
② 肩甲上腕リズム　肩甲骨の動き ………………………… 12
③ 肩関節の安定化機構　肩関節の安定 …………………… 14
④ 肩の筋の種類　肩関節に作用する筋 …………………… 18
⑤ 挙上と肩の回旋　肩関節の回旋運動 …………………… 22
⑥ 肘関節と前腕の構造　肘関節・前腕の構成と運動 …… 24
⑦ 肘関節の安定化機構とアライメント　肘の靱帯による安定化 … 28
⑧ 肘関節と前腕の筋　肘関節に作用する筋 ……………… 30
⑨ 手関節と手指の構造　手関節・手指の構成と運動 …… 34
⑩ 手関節と手指の筋　手関節・手指に作用する筋 ……… 38
⑪ 骨盤と股関節の構造　骨盤を構成する骨 ……………… 44
⑫ 股関節の動き　股関節と骨盤の運動 …………………… 46
⑬ 股関節の筋　股・膝関節に作用する筋 ………………… 48
⑭ 膝関節の構造　膝関節を構成する骨 …………………… 52
⑮ 膝関節の動き　膝関節の基本的な運動 ………………… 54
⑯ 膝関節の伸筋　大腿四頭筋のしくみ …………………… 58
⑰ 膝関節の屈筋・回旋筋　ハムストリングスのしくみ … 60
⑱ 膝関節のアライメント　膝関節の骨の配列異常 ……… 62
⑲ 足関節と足部の構造　足部を構成する骨 ……………… 64
⑳ 足関節から足部の動き　足関節・足部の運動 ………… 66
㉑ 足関節から足部の筋　足部に作用する筋 ……………… 68
㉒ 足関節から足部のアライメント　足部のつくりと特徴 … 72

㉓	アーチの機能的役割	アーチのしくみと機能	74
㉔	脊椎の構造	脊柱(せきちゅう)のつくり	76
㉕	脊柱のアライメント	脊柱の骨の配列異常	78
㉖	脊柱の連結	脊柱(せきちゅう)の靭帯(じんたい)と椎間板(ついかんばん)	80
㉗	頸椎の構造	頸椎(けいつい)の動きと作用する筋	82
㉘	胸郭・腰椎の構造	胸郭(きょうかく)・腰椎(ようつい)のしくみ	86

第2章 筋肉・関節のしくみと役割

❶	「運動学」とは	2種類の運動学	94
❷	身体運動の基本	身体運動の表し方	96
❸	身体の中のテコ	運動にかかわる「テコの原理」	98
❹	身体の動きの表現法	「仕事」と「仕事率」	102
❺	骨の役割	骨の種類と機能	104
❻	骨の構造	骨の基本構造	106
❼	骨の成長	骨の新陳代謝(しんちんたいしゃ)(リモデリング)	108
❽	骨折の分類	骨折の3つの分類	110
❾	骨折の症状と診断	骨折の局所症状	112
❿	骨折の治癒	損傷を受けた骨の再生	114
⓫	関節の構造	関節の働きと構造	116
⓬	関節の分類と形状	関節の分類と働き	118
⓭	関節の運動	関節内での運動	122
⓮	筋の構造	筋の分類としくみ	124
⓯	筋の働き	筋の構造と収縮のしくみ	126
⓰	筋の特性	骨格筋(こっかくきん)の種類と特性	128
⓱	筋の収縮様式と筋力強化運動	筋の収縮様式	130
⓲	筋力トレーニング	トレーニングの7原則	132

5

第3章 動作別 筋肉・関節の動き

- ① 歩行の定義　「歩行」による移動様式 …… 134
- ② 歩行分析　歩行と重心移動の関係 …… 136
- ③ 歩行時の関節運動　歩行時の関節の動き …… 138
- ④ 歩行時の筋運動　歩行時の筋活動 …… 142
- ⑤ 特殊な歩行　高齢者・病的な歩行様式 …… 144
- ⑥ 走行の定義　走行と歩行の違い …… 146
- ⑦ 走行分析　走行時の関節の動きと筋活動 …… 148
- ⑧ 走行とスポーツ障害　ランニング障害の発症要因 …… 150
- ⑨ 跳躍動作　高く跳ぶための動作 …… 156
- ⑩ 跳躍後の着地動作　安全な着地動作 …… 158
- ⑪ 持ち上げ動作　前かがみ動作としゃがみ込み動作 …… 160
- ⑫ 投球相　野球の投球動作 …… 162
- ⑬ 投球動作の分析　投球動作の筋活動 …… 164
- ⑭ 投球時の肩への負担　投球動作ごとの問題点 …… 166
- ⑮ 蹴る動作　キックの動きとエネルギー …… 170
- ⑯ 振る動作　ゴルフスウィングの動きと筋活動 …… 172

第4章 運動で起こる障害と動作

- ① 肩こりの発生要因　肩こりを起こす不良姿勢 …… 176
- ② 肩こりの解消　肩こりに効くストレッチング …… 178
- ③ 肩関節周囲炎　四十肩・五十肩のリハビリテーション …… 180
- ④ 野球肩の発症要因　投球障害肩の発症要因 …… 182
- ⑤ 野球肩になるケース　肩の可動域と筋力チェック …… 184
- ⑥ 野球肩のリハビリテーション　ストレッチングと腱板訓練 …… 186

- ⑦ 上腕骨外側上顆炎　テニス肘の種類 ……………………… 188
- ⑧ テニス肘の発症要因　テニス肘の内的要因・外的要因 ……………… 190
- ⑨ テニス肘のリハビリテーション　フォームの修正と筋力強化運動 ………… 192
- ⑩ 野球肘の発症要因　野球肘の種類と肘への負担 ……………… 194
- ⑪ 野球肘のリハビリテーション　筋力強化とストレッチング ……………… 196
- ⑫ 変形性関節症の種類　一次性関節症・二次性関節症 ……………… 198
- ⑬ 変形性股関節症　中殿筋・大殿筋の筋力強化法 ……………… 200
- ⑭ 変形性膝関節症　大腿四頭筋・ハムストリングスの筋力強化法 ……… 202
- ⑮ 肉離れ　ハムストリングスの肉離れ ……………………………… 204
- ⑯ 膝前十字靭帯損傷　膝前十字靭帯の機能 ……………………… 206
- ⑰ 膝前十字靭帯損傷のリハビリテーション　再建術後の筋力強化法 ……… 208
- ⑱ 膝前十字靭帯損傷の予防　筋力強化法とバランストレーニング ……… 210
- ⑲ 膝内側側副靭帯損傷　靭帯損傷後の筋力強化法 ……………… 212
- ⑳ 膝蓋大腿関節を起因とする障害　その他の膝関節の痛み ……… 214
- ㉑ 膝伸展機構を起因とする障害　ジャンパー膝・オスグット病 ……… 216
- ㉒ 関節外の腱を起因とする障害　腸脛靭帯炎・鵞足炎 ……………… 218
- ㉓ 腸脛靭帯炎・鵞足炎のリハビリテーション　ストレッチングと筋力強化法 …… 220
- ㉔ 扁平足障害　扁平足の筋力強化トレーニング ……………… 222

さくいん ………………………………………………………………………… 224

はじめに

人が動くための筋・関節のしくみがわかる!!

　健康な人間は、自然に歩き、走り、スポーツを楽しんでいます。しかし、その運動は多くの筋肉が働き、多くの関節を動かし、微妙な調整が行われることで成り立っています。このような関節・筋肉などの運動器の基本的な構造や働きを学び、改めて人間の運動を観察すると、なにげなく行っている動作も非常に効率よく身体を使って行われていることが理解できると思います。運動器の働きを理解し、人の動きを知ることは健康な身体を維持するためにたいへん重要であり、それはスポーツやトレーニングに活かすことができ、ケガや慢性障害の予防にも役立ちます。また、不幸にも運動器に障害が発症した際には、その治療・リハビリテーションにも活かすことができるでしょう。

　本書は、部位別の筋肉・関節の構造と働きをメインに、筋肉・関節・骨のしくみと役割、動作別の筋肉・関節の働き、運動で起こる障害と動作で構成されています。

　1章では、身体の部位別にそれぞれの特徴的な機能を主体に解説しました。興味のある部位から読んでいただいても結構です。

　2章では、人間の動きを表現するために必要な知識や言葉の定義を解説し、また骨や筋、関節という器官の基本的な構造や役割を述べました。少し堅苦しい内容もありますが、他章の具体的な身体の動きを理解するうえで基本になる内容になっています。

　3章では、歩く、走る、投げるなどの基本的な運動がどのように行われているかを解説するとともに、その動作が身体に与える負担について述べました。

　4章では、おもにスポーツを行ううえで多くの人が遭遇する疾患について解説し、選択すべき治療・リハビリテーションについて述べました。

　全体的に平易な言葉を使い、図解することで、難しいと思われがちな解剖学や運動学をビジュアル的に理解できるように努めました。

　読んでいただくとわかるように、人間の身体（運動器）は非常に効率よく動くようにできています。しかし、その反面、その使い方を間違えると、いとも簡単にケガをしたり、慢性的な障害を発症したりしてしまいます。本書を読むことで人の動きを理解し、健康的な生活を送る一助としていければ幸いです。

川島 敏生

第1章
部位別筋肉・関節の構造と働き

＊本書では、外傷による傷害も「障害」と表記しています。

第1章❶ 肩関節の構成

肩関節のつくり

手の動きは、上肢と体幹をつなぐ肩関節によって生まれる。

肩関節のとらえ方

　上肢は身体区分の一つで、肩関節から末梢の**上腕**（上腕骨）、**前腕**（尺骨、橈骨）、**手・指**（手根骨、中手骨、指骨）で構成される。上肢と体幹は**上肢帯**（肩甲骨、鎖骨）によって連結され、上肢に大きな可動性を与えることで手による物の操作能力を飛躍的に高めているのが肩関節である。

　肩関節は、胸骨・鎖骨・肩甲骨・肋骨・上腕骨から構成される肩複合体を指す場合（**広義の肩関節**）と、その一部である肩甲骨と上腕骨の関節（肩甲上腕関節）を指す場合（**狭義の肩関節**）がある。

肩複合体の関節

　肩複合体を構成する骨は胸骨、鎖骨、肩甲骨、肋骨、上腕骨だが、関節は**3つの解剖学的関節**と**2つの機能的関節**から成る。

■解剖学的関節

肩甲上腕関節（狭義の肩関節）	肩甲骨関節窩と上腕骨頭の関節で可動性が最も大きい。
肩鎖関節	肩甲骨（肩峰）と鎖骨の関節で可動性は小さい。
胸鎖関節	胸骨と鎖骨の関節で可動性は小さい。

■機能的関節

肩峰下関節	上腕骨頭とその上の肩峰の間の滑動部。解剖学的には関節ではないが機能的には重要で、「第2肩関節」と呼ばれる。
肩甲胸郭関節	肩甲骨前面と胸郭後外側面との間の機能的関節で、肩甲骨が背部の筋の中にあって肋骨の上を活動する。肩甲上腕関節の次に可動性が大きい。

肩甲部の骨・関節

[人体前面]

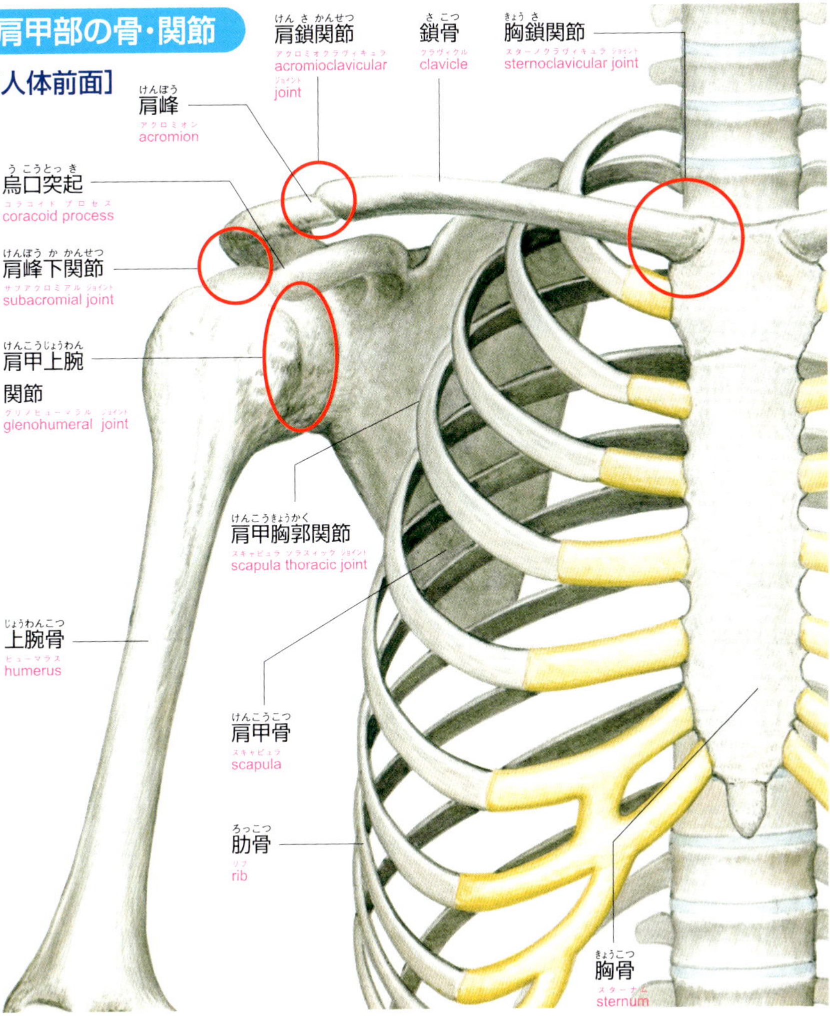

- 肩峰 acromion
- 烏口突起 coracoid process
- 肩峰下関節 subacromial joint
- 肩甲上腕関節 glenohumeral joint
- 肩鎖関節 acromioclavicular joint
- 鎖骨 clavicle
- 胸鎖関節 sternoclavicular joint
- 上腕骨 humerus
- 肩甲胸郭関節 scapula thoracic joint
- 肩甲骨 scapula
- 肋骨 rib
- 胸骨 sternum

第1章 部位別 筋肉・関節の構造と働き／肩関節

肩鎖関節脱臼

転倒して直接肩の外側を打った場合に生じやすく、スポーツでは柔道やラグビー、サッカーなどで発生します。患部の疼痛のほか、特徴的なのは[ballottement]と呼ばれる鎖骨末端の浮き上がり現象です。これは、肩鎖関節を支持している靱帯が損傷し、鎖骨末端の押さえがなくなった結果です。

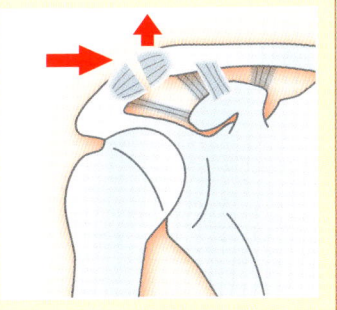

第1章❷　肩甲上腕リズム

肩甲骨の動き

上肢の挙上には、2つの関節の間にリズムが存在する。

肩甲骨の可動域

　肩甲骨は通常、第2肋骨と第7肋骨の間に位置し、前額面（→P97）に対して約35度前方に向いている。肩鎖関節や胸鎖関節の動きを伴いながら胸郭上を滑動し、基本肢位（→P96）を基準にすると上下方向に10〜12cm、内・外転15cm、回旋は約60度の可動域がある。
　挙上は肩をすぼめるように胸郭上を上方へ滑動する運動で、反対に**下制**は下方へ滑動する運動である。
　外転は肩甲骨の内側縁が胸郭上を身体の中心から離れるように前・外側方向へ滑動する運動をいい、**内転**は肩甲骨の内側縁が身体の中心に向かう運動をいう。
　また、下角（肩甲骨の最も下の角）が上外方へ回旋する運動を**上方回旋**、上方回旋から元の位置に戻る運動を**下方回旋**という。

肩甲骨の運動

挙上・下制

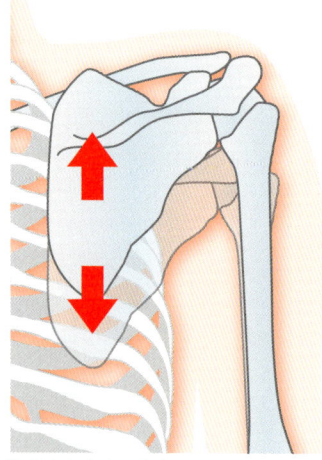

胸郭上を上方へ移動する運動が挙上、その反対の運動が下制。

内転・外転

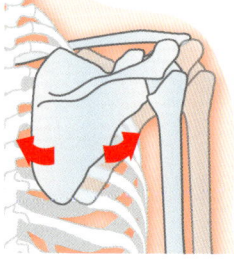

肩甲骨の内側縁が前・外側方向へ滑動する運動が外転、その反対側の運動が内転。

上方回旋・下方回旋

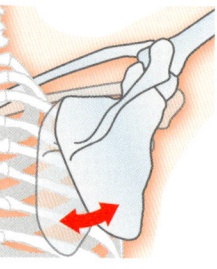

下角が上外方へ回旋する運動が上方回旋、その反対の運動が下方回旋。

肩甲骨の挙上のリズム

　上肢を挙上する動作は、肩甲胸郭関節と肩甲上腕関節の共同的な運動によって行われる。具体的には、肩甲上腕関節の外転と肩甲胸郭関節の上方回旋の間には自然な運動学的リズムが存在し、その比率は**2対1**といわれている。

　つまり、3度の外転運動は、2度の肩甲上腕関節の外転と1度の肩甲胸郭関節の上方回旋によって成されるのである。これを「**肩甲上腕リズム**」と呼び、180度の外転（最大挙上）運動は、肩甲上腕関節の外転120度と肩甲胸郭関節の上方回旋60度の合計となる。

　外転運動時の肩甲上腕関節では、同方向の転がり運動と反対方向の滑り運動という**関節包内運動**（→P122）が生じている。上腕骨頭関節面の縦径は関節窩の約2倍あるにもかかわらず、凹状の関節窩をはみ出ることなく外転運動ができるのも、関節包内運動のおかげである。

肩甲上腕リズム

上腕骨
肩甲胸郭関節
120°
肩甲骨
肩甲上腕関節
60°

上肢の180度の外転運動は、肩甲上腕関節の外転120度と、肩甲胸郭関節の上方回旋60度の合計。

重要な肩甲骨の可動性

投球動作では、肩甲骨の動きが大切です。肩甲骨の内転動作が不十分でボールを持って振りかぶると（トップポジション）、肩甲上腕関節では過剰な可動域が必要となり、投球障害肩を発症させる要因となります。そのため、投球障害肩の治療には肩甲骨を上手に使う練習も必要となるのです。

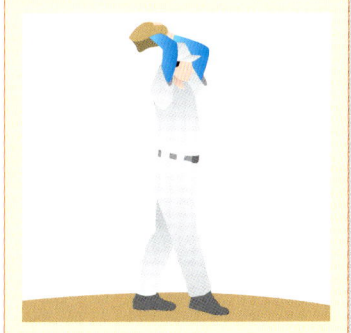

第1章❸ 肩関節の安定化機構

肩関節の安定

不安定な肩関節は、静的・動的機構によって安定する。

肩関節の特徴

　肩関節（肩甲上腕関節）は、上腕骨の大きな**凸状の骨頭**と浅い**凹状の関節窩**で形成されている。関節窩は上腕骨頭の約1/3を覆うだけの緩い適合となっているため、非常に広い可動性を有し、肩甲骨の動きと共同してさらに大きな運動を可能にしている。

　その反面、**不安定な関節**でもある。一度外傷性の脱臼を受傷すると、その後、軽度の外力でも脱臼を繰り返す「**反復性肩関節脱臼**」や、不安性が問題となる**投球障害肩（ルーズショルダー）**を発症することがある。

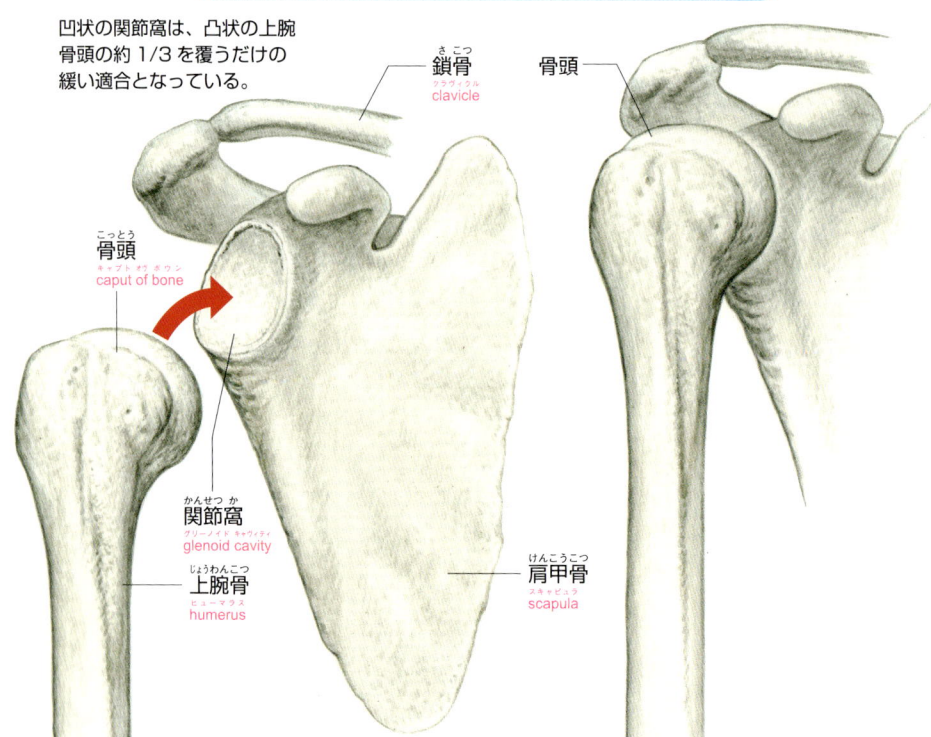

肩甲上腕関節を形成する上腕骨と関節窩

2つの安定化機構

　肩関節には2つの安定性に寄与する組織があり、「**静的安定化機構**」と「**動的安定化機構**」に分けられる。

　静的安定化機構には、**関節包（靭帯）や関節唇、関節窩の傾斜、関節腔の内圧**などがある。随意的には動かせないが、それ自体が関節窩に対して骨頭を一定の方向に制動する役割を担っている。

　動的安定化機構は、**肩甲上腕関節に作用する筋群**で、三角筋や上腕二頭筋（長頭）、回旋筋腱板を構成する棘上筋、棘下筋、肩甲下筋、小円筋などがある。それぞれの筋が収縮することで、関節窩に対して骨頭を一定の方向に制動する役割を担っている。

　なお、肩関節周囲の筋群で、浅層にあり比較的大きな筋力を有する筋群を「**アウターマッスル**」、深層にあり比較的小さな筋群を「**インナーマッスル**」と呼んで分類することがあるが、正式な解剖用語ではない。

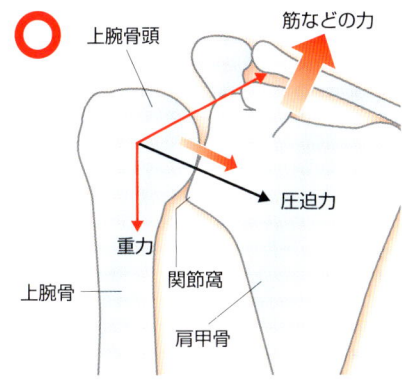

筋などの力で関節窩がやや傾斜することにより、上腕骨頭が関節窩に押しつけられ、関節がロックされる。

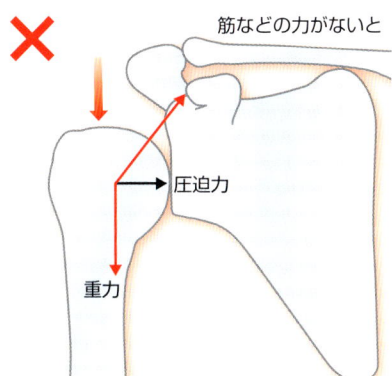

筋などの力が働かないと関節窩の傾斜がなくなり、圧迫力が弱いまま。その結果上腕骨頭は下方に滑る。

反復性肩関節脱臼

20歳以下で肩関節の外傷性脱臼を受傷すると、高い確率で反復性肩関節脱臼に移行します。治療には筋力強化などのリハビリテーションも行われますが、最終的には手術が必要になる場合が多くなります。高年齢で再発しにくいのは、脱臼時の損傷部位が若い人と違うためと考えられています。

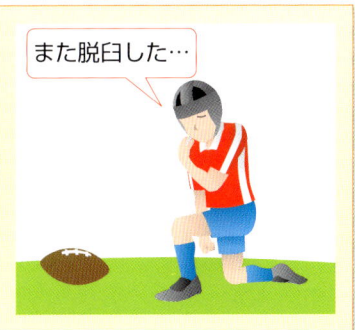

■静的安定化機構のしくみ

関節包(靱帯)	関節上腕靱帯は関節包が部分的に肥厚したもので、上方から下方に向かって**上関節上腕靱帯**（SGHL）、**中関節上腕靱帯**（MGHL）、**下関節上腕靱帯複合体**（IGHLC）に分けられる。おもな制動方向は、SGHLが骨頭の下方変位、MGHLは骨頭の前方変位、IGHLCの前部は外転・外旋、後部は屈曲・内旋となる。烏口上腕靱帯はSGHLとともに骨頭の下方変位を制動する。
関節唇	関節窩の周囲を取り巻く**線維軟骨性のリング**。関節窩の深さの50％は関節唇が担っており、関節窩のくぼみを深くすることで安定性を向上させている。
関節窩の傾斜	肩甲骨の関節窩は垂線に対して約5度上方へ傾斜しており、靱帯との共同作業により骨頭の下方変位を制動する。
関節腔の内圧	関節腔の内圧は陰圧であり、これが骨頭と関節窩の間の吸引力として働く。

■動的安定化機構のしくみ

回旋筋腱板の筋群	棘上筋、棘下筋、小円筋、肩甲下筋の腱は板状となり関節包を構造的に補強し、回旋筋腱板と呼ばれる。棘上筋は上方、棘下筋と小円筋は後方、肩甲下筋は前方から関節包を覆う。回旋筋腱板により生じる筋力は上腕骨の運動（内・外旋や外転）に作用するだけでなく、上腕骨頭を中心に向け、関節窩に安定させるように働く。
その他の筋	上腕二頭筋の長頭は外転・外旋位での前方安定性に寄与し、投球動作で重要な役割を担う。三角筋は強大な筋であり、動的制動因子として各方向の安定性に寄与している。

雨の日に関節が痛むのはなぜ？

関節に疾患を持つ人は、雨の日に関節の痛みが強くなることがあります。その原因は、関節腔の内圧が関係しているといわれています。つまり、雨の日は気圧が低くなるため、外圧に対して相対的に関節腔の内圧が高まり、関節が通常より腫れたようになるからです。

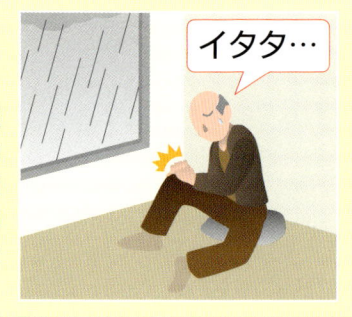

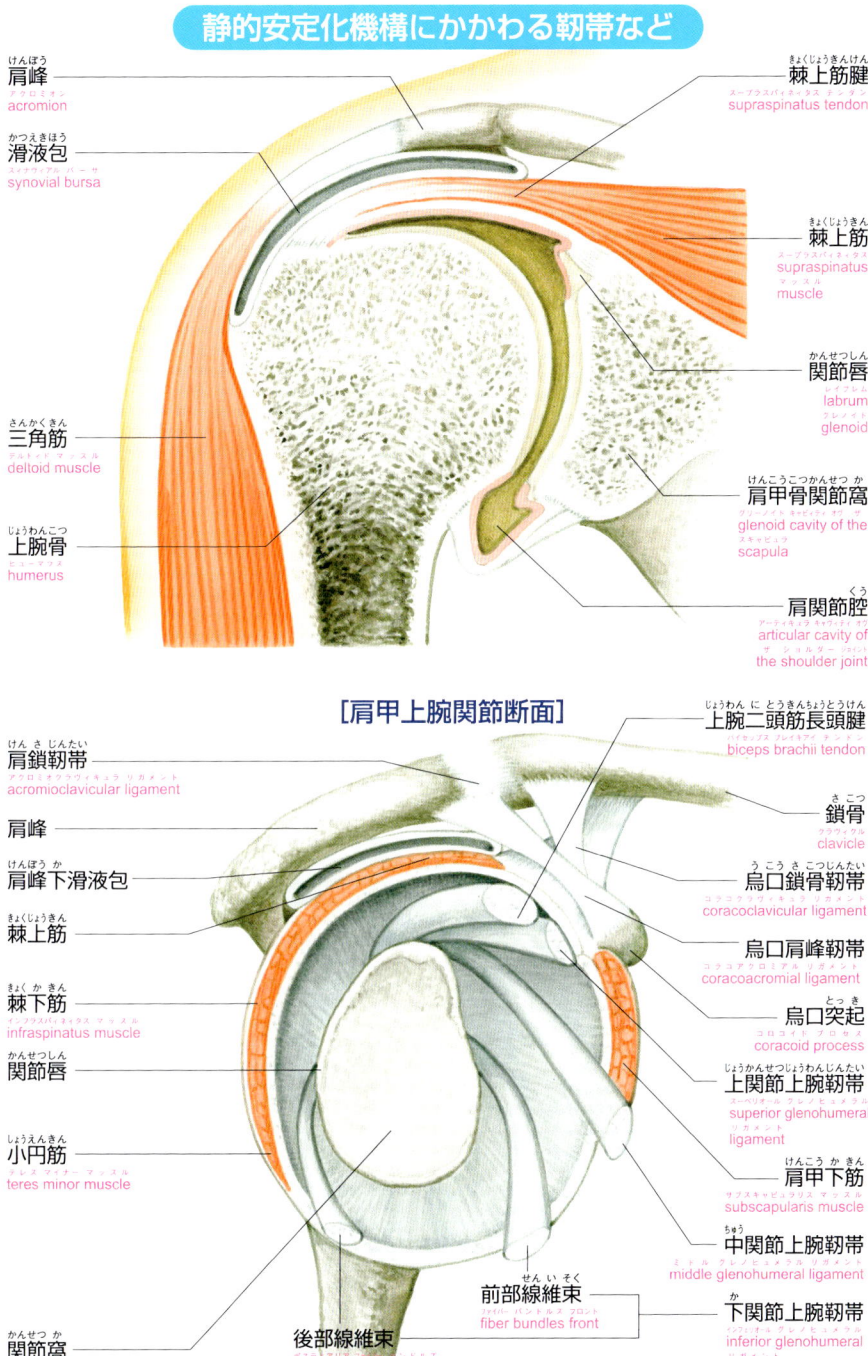

肩関節に作用する筋

肩複合体には、肩甲胸郭関節の筋と肩甲上腕関節の筋がある。

肩甲胸郭関節の筋

肩甲胸郭の筋は、肩甲骨をしっかりと胸郭に固定し、肩甲上腕関節に作用する筋の機能を効果的に発揮させる役割を担っている。

肩甲骨を挙上する筋は、おもに**僧帽筋上部線維**と**肩甲挙筋**である。これらの筋

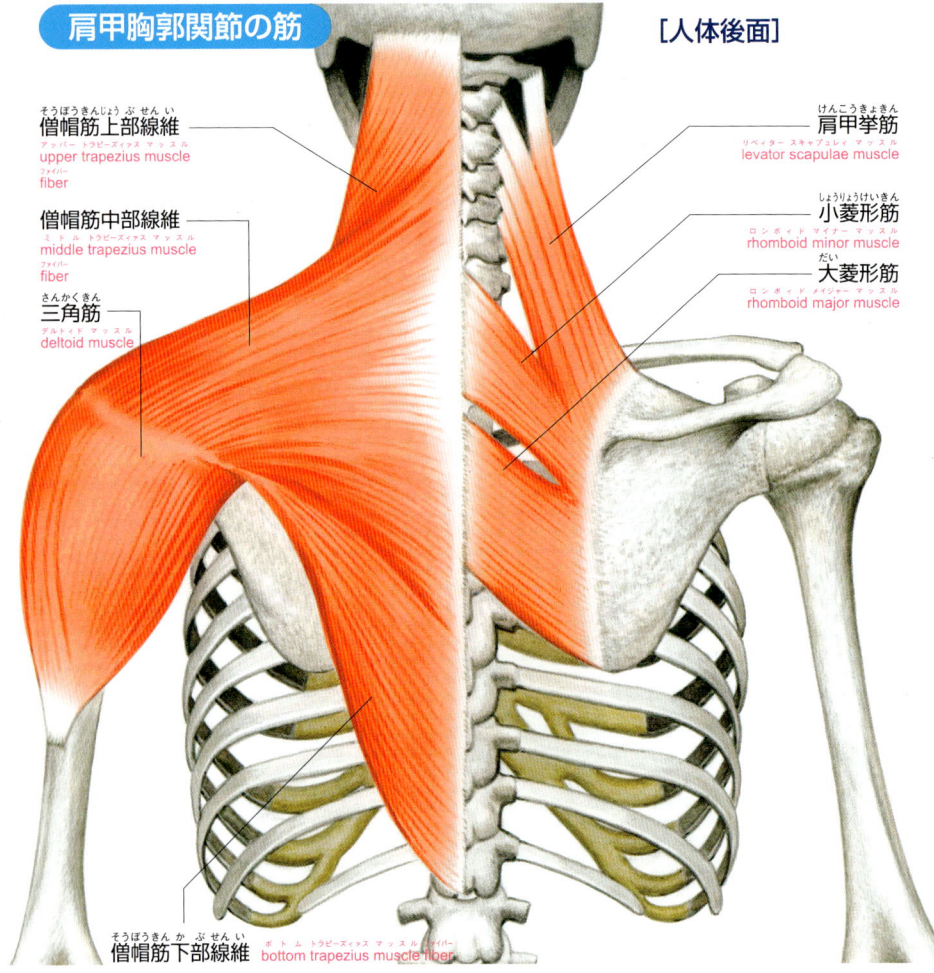

肩甲胸郭関節の筋　　［人体後面］

- 僧帽筋上部線維　upper trapezius muscle fiber
- 僧帽筋中部線維　middle trapezius muscle fiber
- 三角筋　deltoid muscle
- 肩甲挙筋　levator scapulae muscle
- 小菱形筋　rhomboid minor muscle
- 大菱形筋　rhomboid major muscle
- 僧帽筋下部線維　bottom trapezius muscle fiber

が働くことで、肩甲骨は関節窩が上方を向くような至適位置に固定される。下制させる筋は、おもに**僧帽筋下部線維**で、椅子に座ってアームレストを両手で押して殿部を持ち上げる動作に働く。

　肩甲骨を外転する筋はおもに**前鋸筋**で、遠くの物を取ろうとして前方へ手を伸ばすような動作、内転する筋はおもに**僧帽筋中部線維と菱形筋**で、オールでボートをこぐような動作に働く。

　肩甲骨を上方回旋する筋はおもに**僧帽筋全体**で、肩甲上腕関節の外転時に協調して働く。下方回旋する筋はおもに**菱形筋**である。

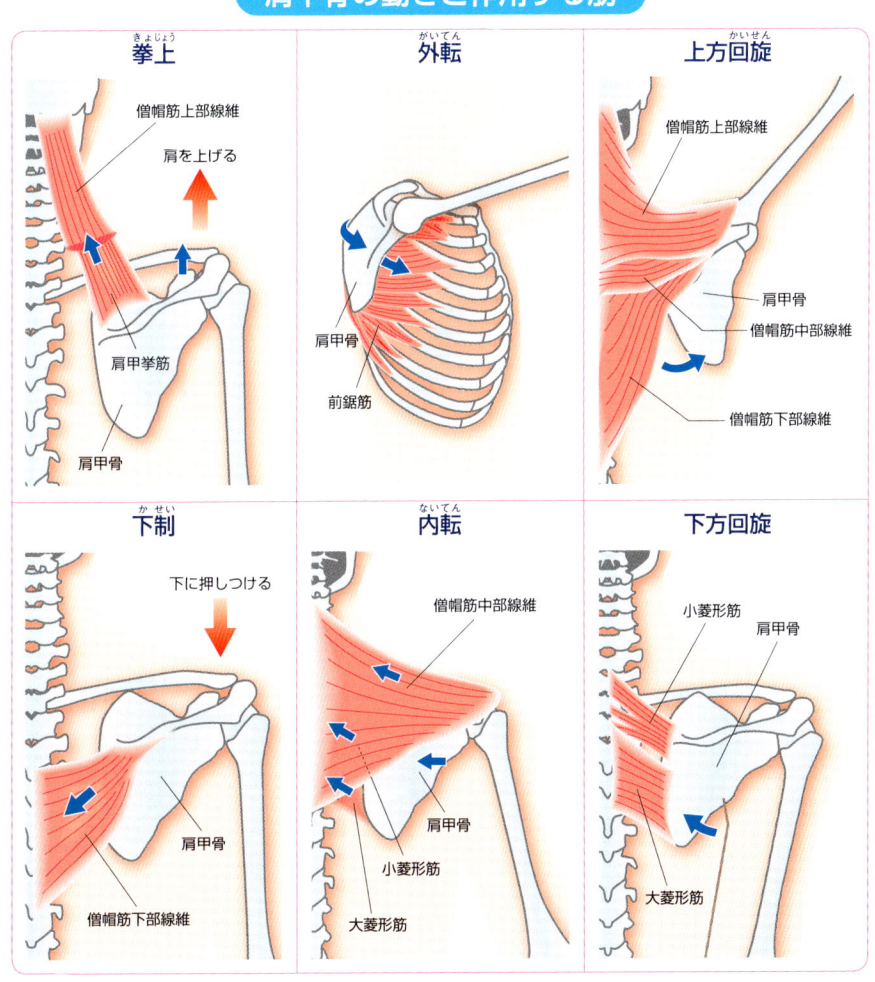

肩甲骨の動きと作用する筋

肩甲上腕関節の筋

　肩甲上腕関節を屈曲する筋はおもに**三角筋前部線維**で、烏口腕筋や上腕二頭筋長頭が補助的に働く。伸展する筋はおもに**三角筋後部線維**、**大円筋**、**広背筋**である。

　外転する筋はおもに**三角筋中部線維**や**棘上筋**で、棘上筋は三角筋の収縮を肩甲上腕関節での外転トルクに効率よく変換させる役割を担う。内転する筋はおもに**大円筋**、**広背筋**である。

　外旋する筋はおもに**棘下筋**と**小円筋**で、内旋する筋はおもに**肩甲下筋**、**広背筋**、**大円筋**である。筋量、筋力ともに内旋筋群が外旋筋群より大きく、筋力で約 1.75 倍といわれる。

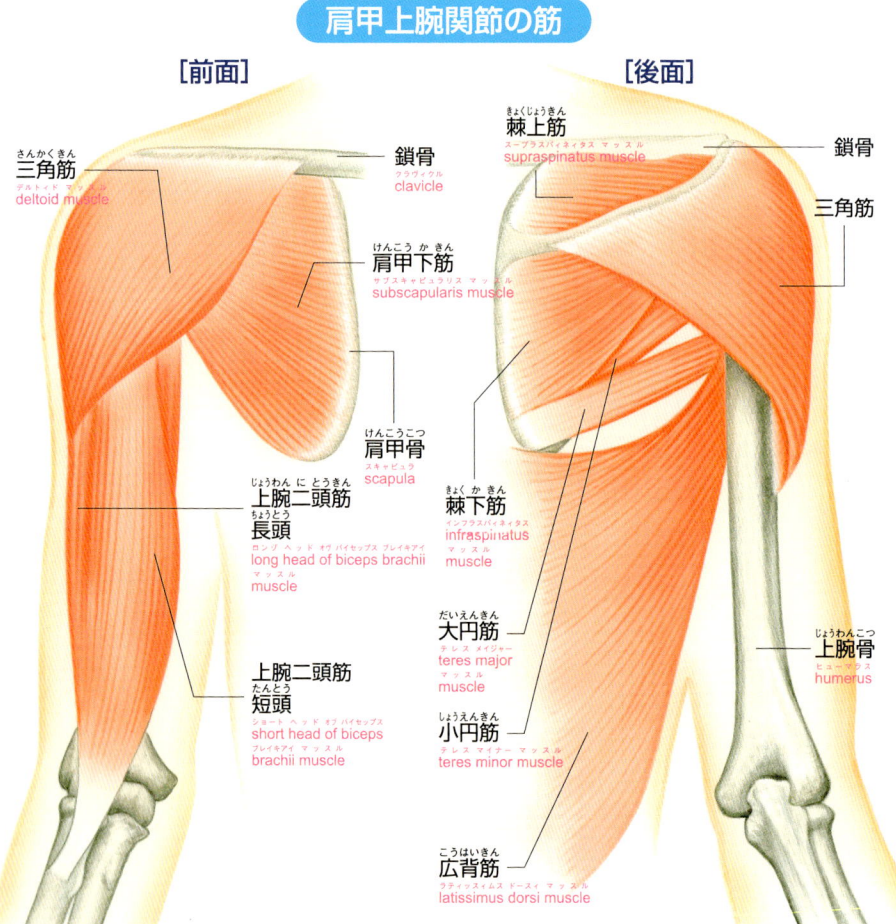

肩甲上腕関節の筋

肩甲上腕関節の動きと作用する筋

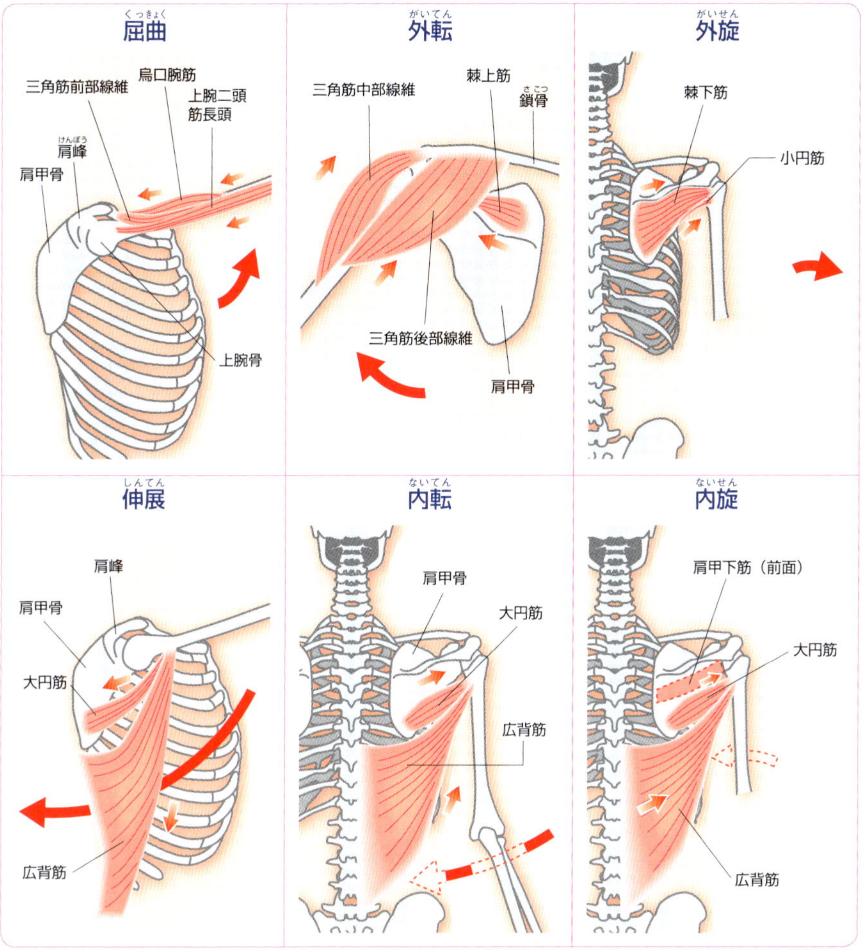

屈曲
- 三角筋前部線維
- 烏口腕筋
- 上腕二頭筋長頭
- 肩峰
- 肩甲骨
- 上腕骨

外転
- 三角筋中部線維
- 棘上筋
- 鎖骨
- 三角筋後部線維
- 肩甲骨

外旋
- 棘下筋
- 小円筋

伸展
- 肩峰
- 肩甲骨
- 大円筋
- 広背筋

内転
- 肩甲骨
- 大円筋
- 広背筋

内旋
- 肩甲下筋（前面）
- 大円筋
- 広背筋

腱板断裂

中高年の人が転倒して手をついたあとに腕が挙がらなくなった場合、棘上筋腱の断裂が疑われます。三角筋に問題がなくても、大きな力を有する三角筋だけが収縮すると骨頭を上方へ引き上げてしまい、外転トルクに変換されずに腕が挙がらないのです。小さな棘上筋の大きな役割がわかります。

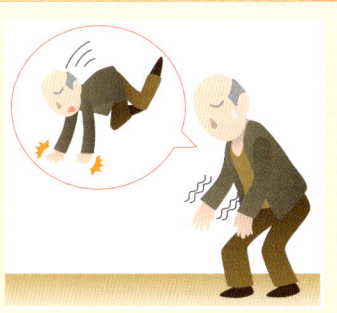

第1章❺ 挙上と肩の回旋

肩関節の回旋運動

肩甲上腕関節の回旋運動は、挙上のルートによって変化する。

挙上時の回旋運動

上肢を下垂位から前額面上で挙上（外転）しても、矢状面上で挙上（屈曲）しても**出発点と終着点は同じ**になる。

しかし、どのルートで挙上するかにより、**肩甲上腕関節での回旋運動に変化**が出る。たとえば、肩甲上腕関節を内旋位のまま（親指を下に向けたまま）で上肢を前額面上で挙上（肩関節の外転運動）すると、多くの人は90度付近で止まってしまい、それ以上、上肢を挙げることができない。

その原因は、関節包がねじれて余裕がなくなることや、この向きでは上腕骨の大結節（大きな隆起部）が烏口肩峰アーチ（腱板の上層にある骨と靭帯）にぶつかるからである。自然に外転運動で上肢を挙上できるのは、**肩甲上腕関節で同時に外旋運動が生じている**からである。

肩甲平面とゼロポジション

肩関節では下垂位から最大挙上位に達するまで、外転運動では約90度の外旋運動、屈曲運動では約20度の内旋運動が生じる。ほとんど回旋運動が生じずに最大挙上位に達する挙上面は、前額面から60～75度前方といわれる。

また、肩甲骨の方向（→P12）である前額面からおおよそ35度前方を**肩甲平面**といい、関節包や腱板にねじれや歪みを発生せずに挙上できる位置といわれる。さらに、上腕骨軸が肩甲棘（肩甲骨後面の隆起）と一致する挙上位を「**ゼロポジション**」といい、能動的な回旋運動が最小となる肢位といわれる。

肩甲平面やゼロポジションは、**投球障害肩のリハビリテーションで重要な位置**である。

バンザイでわかる肩甲平面の位置

肩甲平面は、人が自然に上肢を挙上する際に使用しているルートです。たとえば、バンザイをする際に純粋な外転運動で行ったり、屈曲運動で行ったりする人はいないでしょう。自然にバンザイをする際は、おそらく前額面より少し前方の位置で上肢を挙上するはずで、この面が肩甲平面です。

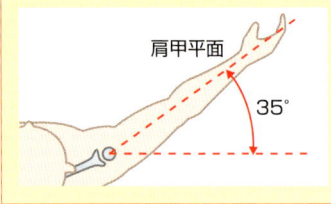

肩甲骨の向きとゼロポジション

[肩甲平面]

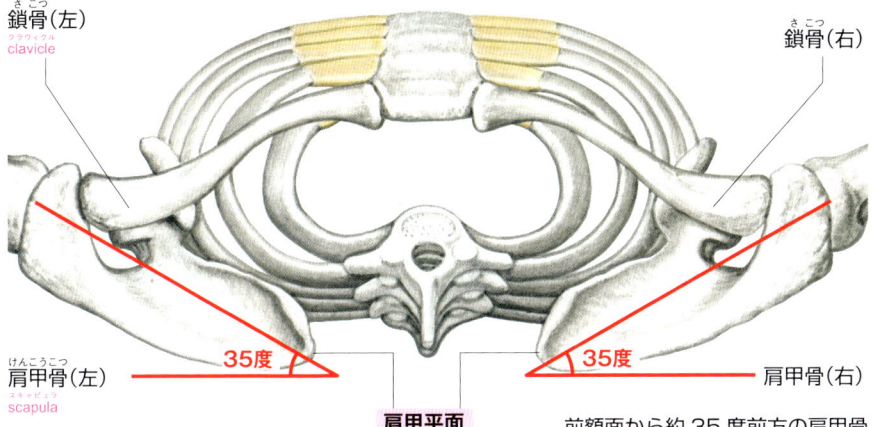

前額面から約35度前方の肩甲骨の位置が肩甲平面。

[ゼロポジション]

上腕骨軸と肩甲棘が一直線になる肩甲平面上の位置がゼロポジション。

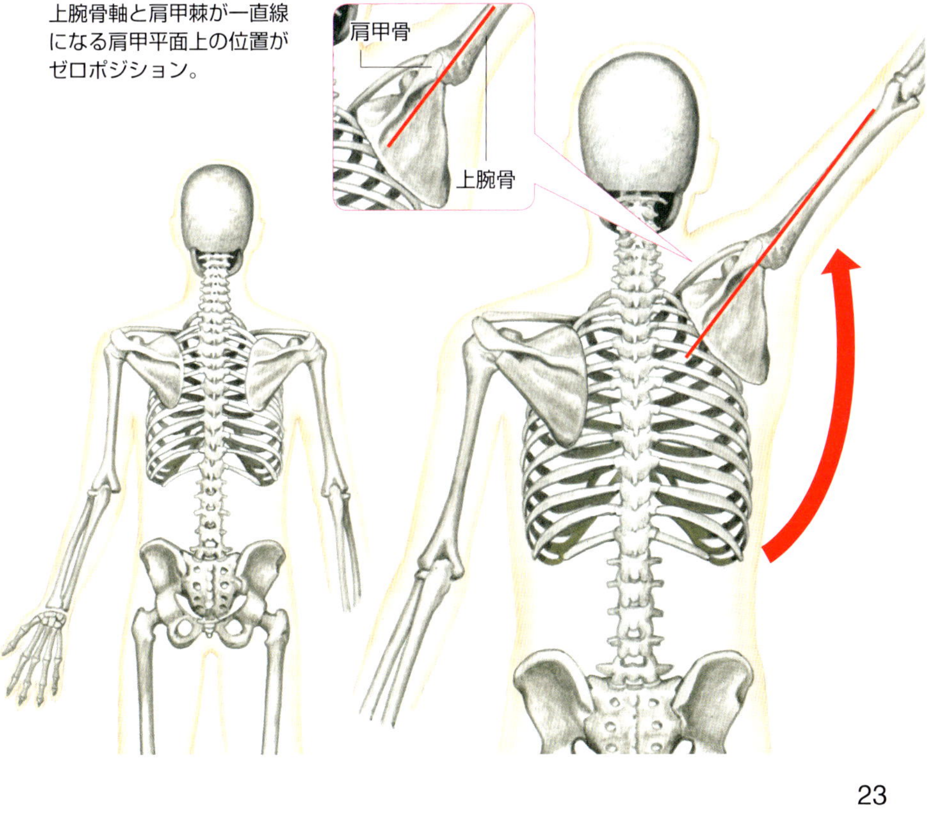

肘関節・前腕の構成と運動

腕尺関節と腕橈関節で構成される肘関節は伸展と屈曲が可能。

肘関節の種類

　肘関節から前腕を構成する骨は、**上腕骨**、**尺骨**、**橈骨**である。肘関節は上腕骨と尺骨の関節である**腕尺関節**と、上腕骨と橈骨の関節である**腕橈関節**で構成される。腕尺関節は、上腕骨の滑車と尺骨の滑車切痕（尺骨上部のくぼみ）が骨性に適合する安定性の高い関節である。

　腕橈関節は、上腕骨の遠位端外側にある丸みのある**小頭**と橈骨の近位端にある

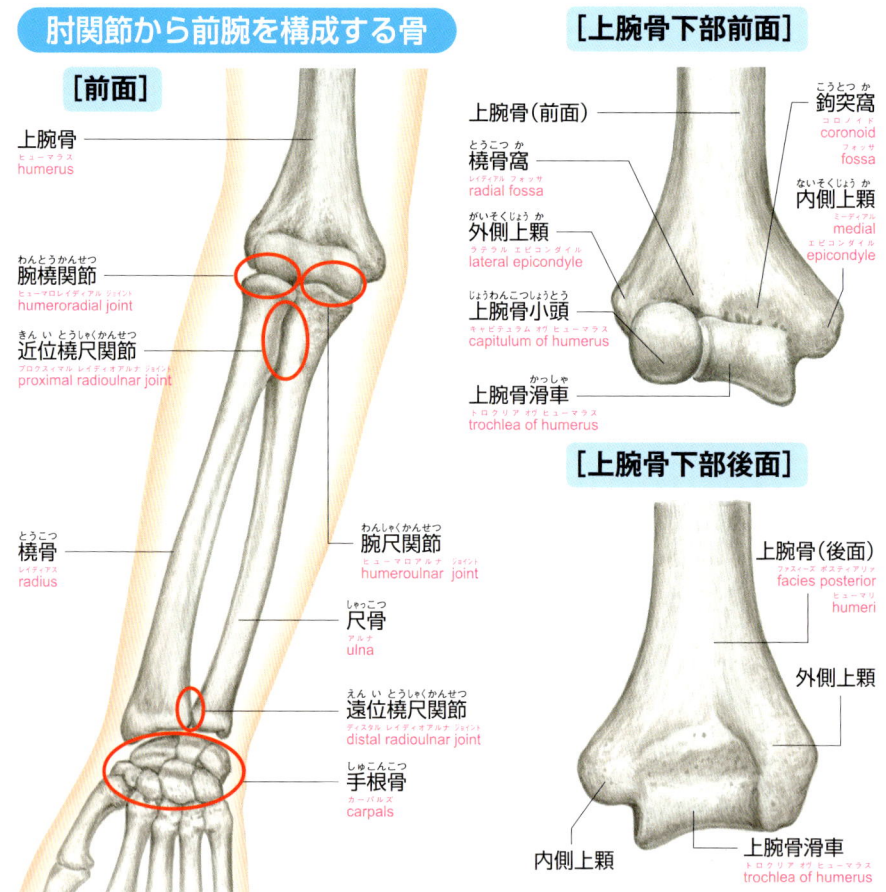

カップ状の**橈骨頭窩**が適合する関節で、肘関節が伸展している状態ではほとんど接触しない。

前腕は**尺骨**と**橈骨**で構成され、**近位橈尺関節**と**遠位橈尺関節**で連結される。

前腕と肩の連動

通常の運動時には、前腕の回内動作と肩関節の内旋、回外動作と外旋が同時に起こることが多くなります。そのため、回内・回外動作のみでは約180度の可動域ですが、肘を伸展した状態では肩の内旋・外旋と前腕の回内・回外が合算されるため、手ではほぼ360度回旋することが可能となるのです。

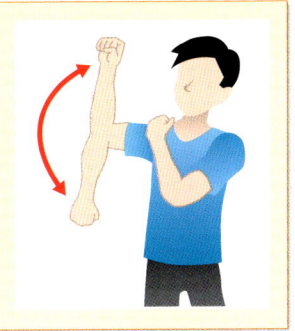

[橈骨・尺骨前面]

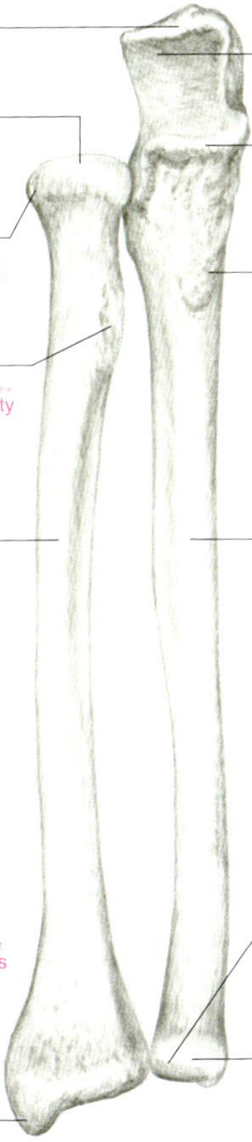

- 肘頭 olecranon
- 橈骨頭窩 radial fossa
- 橈骨頭 head of radius
- 橈骨粗面 radial tuberosity
- 橈骨 radius
- 茎状突起 styloid process
- 滑車切痕 trochlear notch
- 鉤状突起 coronoid process
- 尺骨粗面 tuberosity of ulna
- 尺骨 ulna
- 尺骨頭 head of ulna
- 茎状突起

[橈骨・尺骨後面]

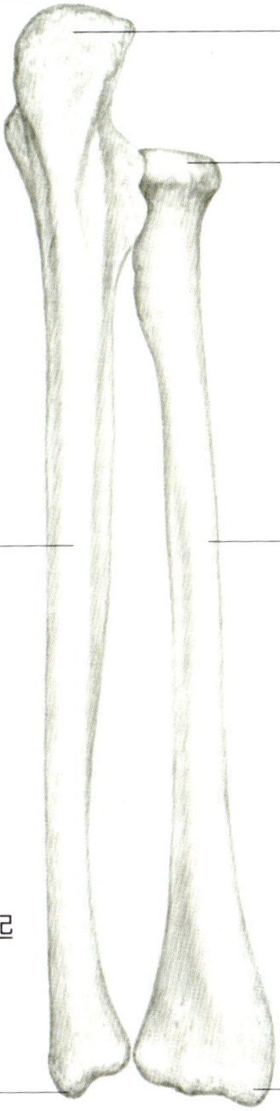

- 肘頭
- 橈骨頭
- 尺骨
- 橈骨
- 茎状突起
- 茎状突起

肘関節と前腕の運動

　肘関節のうち、腕尺関節は**蝶番関節**（→P118）、腕橈関節は**球関節**（→P119）だが、肘関節では基本的に矢状面上の伸展・屈曲運動のみが可能で、伸展では約5度、屈曲では約145度の可動域を有する。

　肘関節の屈曲動作は物を持ち上げたり、食べ物を口に運んだりする際に重要な役割を担い、伸展動作は物を押したり、投げたりする際に重要な役割を担う。

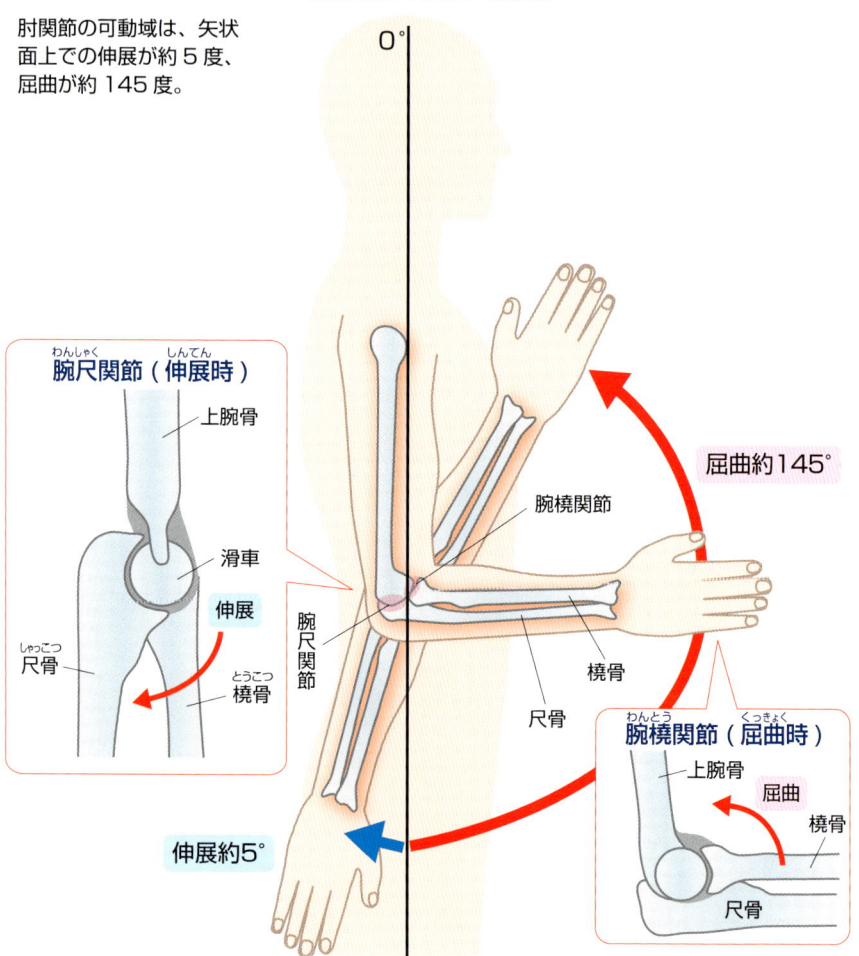

肘関節の運動
[肘関節の屈曲・伸展]

肘関節の可動域は、矢状面上での伸展が約5度、屈曲が約145度。

前腕の運動は、手掌を下に向ける動作が回内、手掌を上に向ける動作が回外となる。
　肘関節90度屈曲位で母指を真上に向けた位置を中間位として、回内・回外ともにほぼ90度の可動域を有する。
　手掌を前面に向けた解剖学的基本肢位（→P96）では、前腕は回外位で尺骨と橈骨は平行になっている。そこから回内する際には、腕尺関節で上腕骨に固定されている尺骨はほとんど動かず、その周りを橈骨が回旋し、手掌は後面を向く。このとき、母指は橈骨と同じ方向を向いている。

前腕の運動
［前腕の回内・回外］

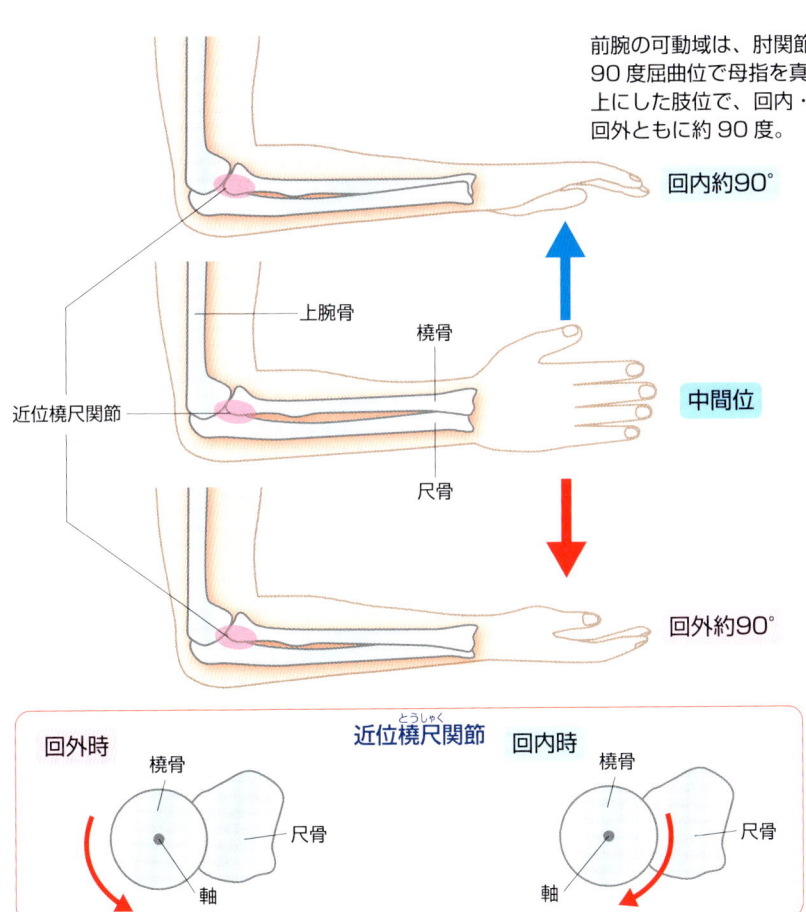

前腕の可動域は、肘関節90度屈曲位で母指を真上にした肢位で、回内・回外ともに約90度。

第1章❼ 肘関節の安定化機構とアライメント

肘の靭帯による安定化

▶ 肘関節の安定は、内側・外側側副靭帯によって保たれる。

肘関節の靭帯

　肘関節の関節包は、**腕尺関節**、**腕橈関節**、**近位橈尺関節**の3つの関節を包んでいる。腕尺関節は骨性の支持性の高い関節だが、内外の両側からの側副靭帯によって、さらなる安定性を与えられている。
　内側側副靭帯は上腕骨の内側上顆から尺骨に付着し、**外反運動**（肘が伸展位で外側に向く動作）を制動する。外側側副靭帯は上腕骨の外側上顆から橈骨と尺骨に付着し、**内反運動**（外反と反対動作）を制動する。
　近位橈尺関節には**輪状靭帯**があり、橈骨頭を輪状に包み込み、橈骨近位を尺骨に保持する。前腕の回内・回外運動時には、輪状靭帯の中で橈骨頭が**軸回旋運動**（→P123）を起こしている。

肘の靭帯

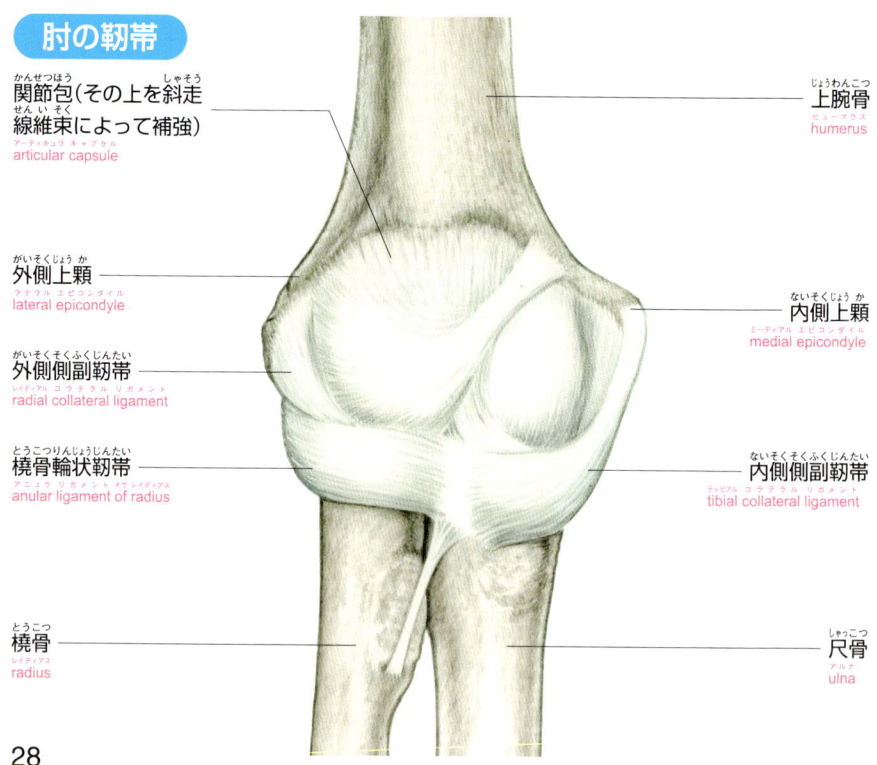

- 関節包（その上を斜走線維束によって補強）articular capsule
- 上腕骨 humerus
- 外側上顆 lateral epicondyle
- 内側上顆 medial epicondyle
- 外側側副靭帯 radial collateral ligament
- 内側側副靭帯 tibial collateral ligament
- 橈骨輪状靭帯 anular ligament of radius
- 橈骨 radius
- 尺骨 ulna

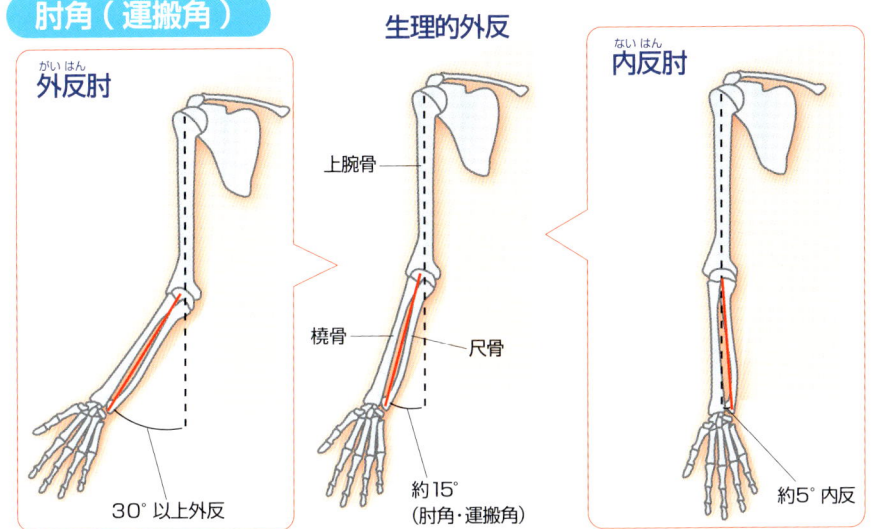

肘関節のアライメント

　肘関節は、伸展位で回外すると前額面上で約15度外反している（**生理的外反**）が、これを「**肘角**」と呼ぶ。肘関節を伸展した状態で物を運ぶとき、肘角のおかげで物が大腿部に当たらなくてすむので、「**運搬角**」とも呼ばれる。このアライメントが乱れ、外反角が過剰になった肘を**外反肘**、反対に外反角が大きく減少した肘を**内反肘**と呼ぶ。

　投球動作やスパイク動作（体幹から腕に伝わる動作）により、肘関節に繰り返し外反強制が加わり内側側副靱帯が損傷されると、**外反動揺**（外側へのぐらつき）が認められることがある。また、転倒して肘関節伸展位で手をつき、強い外反力が肘関節に加わると、内側側副靱帯を断裂することもある。

肘内障

親子で手をつないで歩いているとき、子供がつまずいて親が転ばないように手を引っ張った際に、子供が肘を痛がり上肢を動かさなくなることがあります。輪状靱帯からの橈骨頭の亜脱臼が考えられ、肘内障と呼ばれますが、通常、簡単に整復され、障害を残すこともほとんどありません。

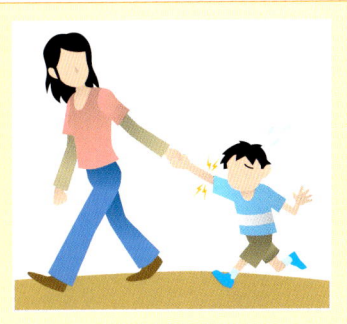

第1章❽ 肘関節と前腕の筋

肘関節に作用する筋

▶ 肘関節には屈曲筋と伸展筋、前腕には回外筋と回内筋がある。

肘関節を構成する筋

肘関節を屈曲する筋は、おもに**上腕二頭筋**、**上腕筋**、**腕橈骨筋**である。

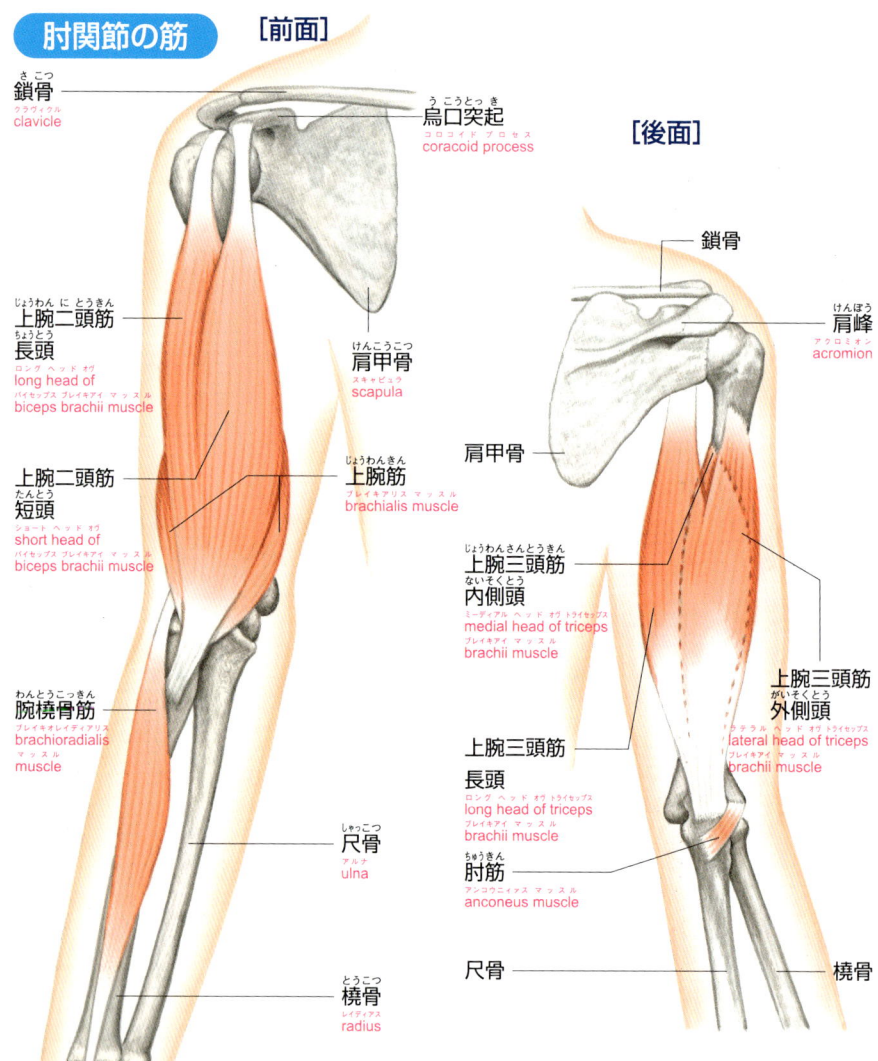

上腕二頭筋は肩甲骨を起始として橈骨の近位に停止し、前腕を回外する作用も併せ持つ。上腕筋は上腕二頭筋の深部にある筋で、純粋な肘関節の屈筋である。腕橈骨筋は上腕骨の外側上顆を起始として橈骨の遠位端外側に停止し、肘関節の屈曲とともに、前腕を回内・回外中間位に持ってくる作用がある。
　肘関節を伸展する筋は**上腕三頭筋**と**肘筋**で、ともに尺骨の肘頭に停止する。
　上腕三頭筋長頭は肩甲骨を起始とする**二関節筋**（２つの関節をまたぐ筋）だが、上腕三頭筋外側頭・内側頭と肘筋は上腕骨を起始とする**単関節筋**である。

肘関節の動きと作用する筋

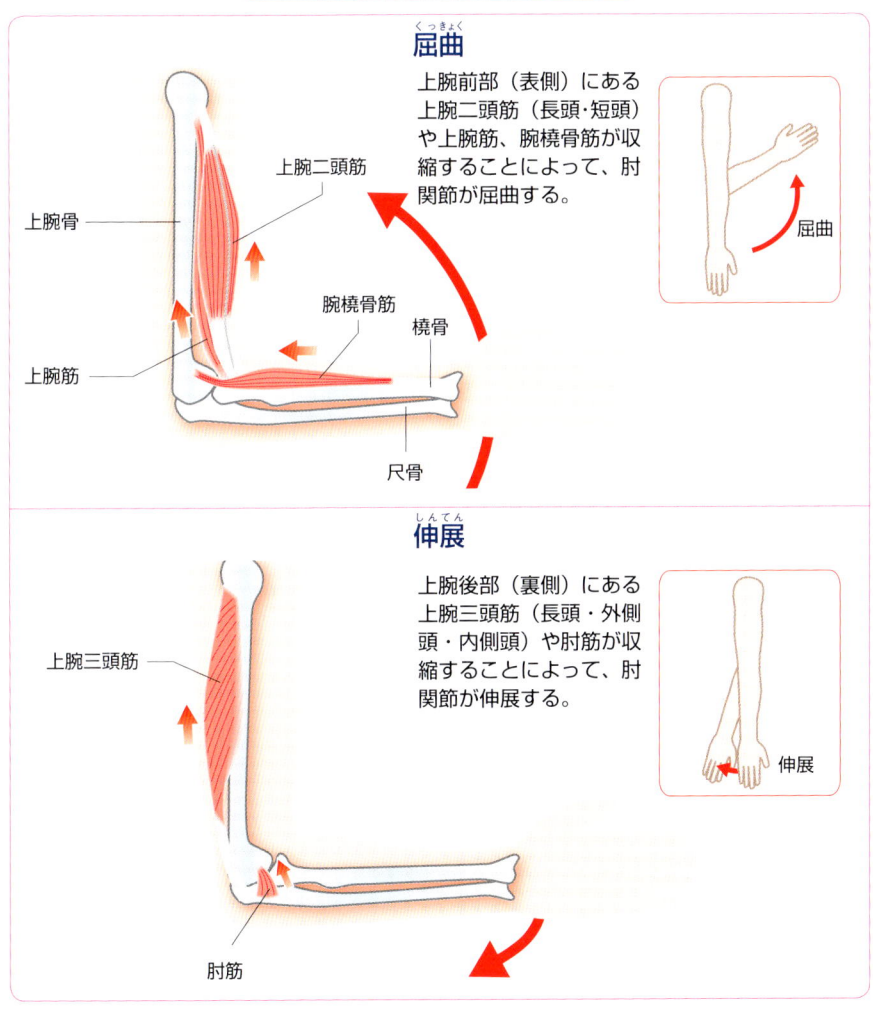

屈曲
上腕前部（表側）にある上腕二頭筋（長頭・短頭）や上腕筋、腕橈骨筋が収縮することによって、肘関節が屈曲する。

伸展
上腕後部（裏側）にある上腕三頭筋（長頭・外側頭・内側頭）や肘筋が収縮することによって、肘関節が伸展する。

前腕を構成する筋

前腕を回外する筋は、おもに**回外筋**と**上腕二頭筋**である。

回外筋は上腕骨外側上顆や尺骨の回外筋稜などを起始として、橈骨近位の前面に停止する。上腕二頭筋は肘関節の屈筋であるとともに、前腕を強力に回外する作用を持つ。その作用効率は、肘関節の屈曲90度で最も強くなるが、これは上腕二頭筋収縮のベクトルが肘関節の角度によって変化するからである。

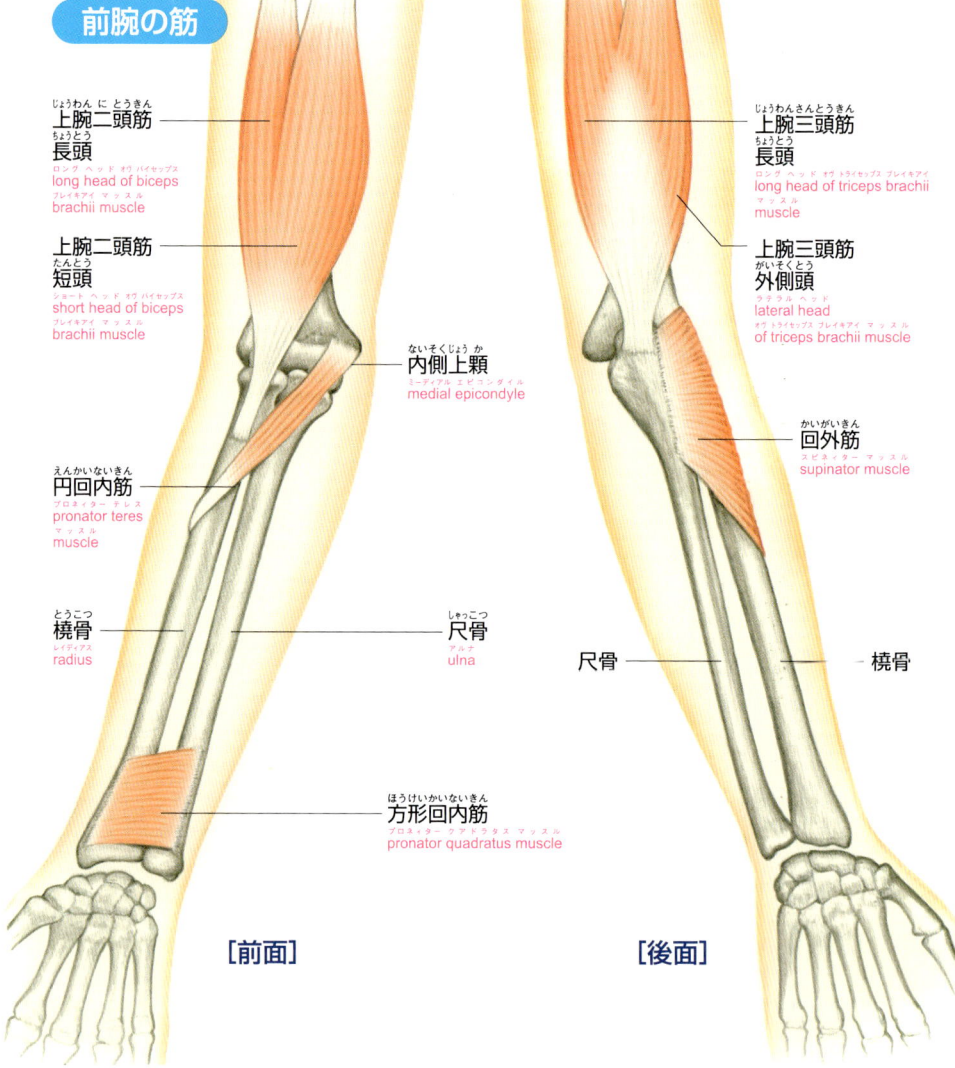

前腕を回内する筋は、おもに**方形回内筋**と**円回内筋**である。

方形回内筋は尺骨遠位前面を起始として、橈骨遠位前面に停止する深層部にある筋である。円回内筋は上腕骨内側上顆と尺骨近位前面を起始として、橈骨外側面に停止する。

前腕に作用する筋

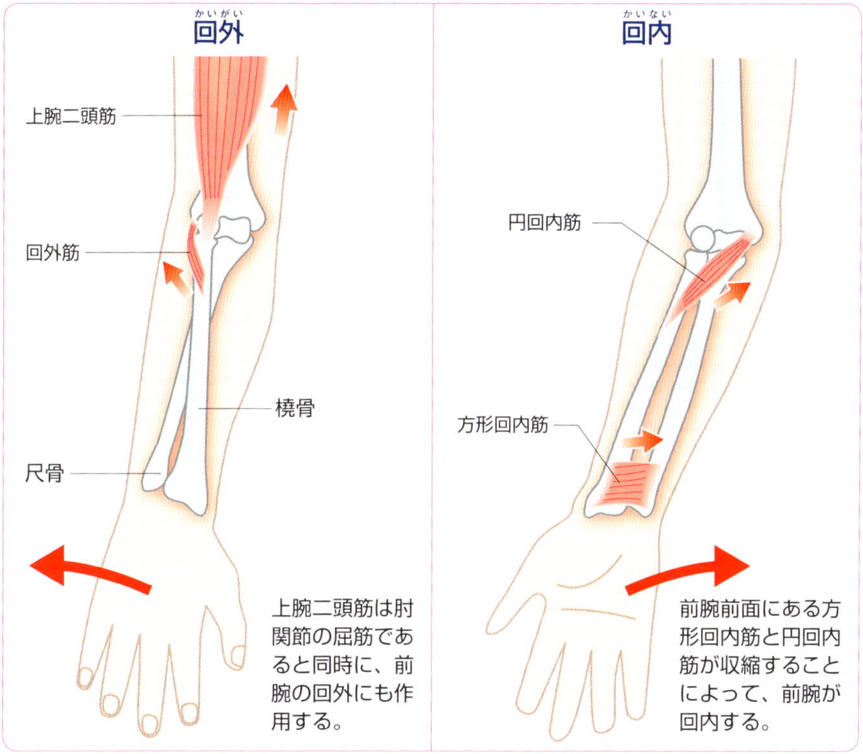

回外

- 上腕二頭筋
- 回外筋
- 橈骨
- 尺骨

上腕二頭筋は肘関節の屈筋であると同時に、前腕の回外にも作用する。

回内

- 円回内筋
- 方形回内筋

前腕前面にある方形回内筋と円回内筋が収縮することによって、前腕が回内する。

ネジを締める力と緩める力

前腕を回内または回外する筋力を比較すると、回外する筋力が20％以上強いといわれます。右利きの場合、ネジを締めるのは回外動作で、緩めるのは回内動作ですが、たしかにネジを締める動作のほうが、より力が必要となります。ネジにも人間工学が取り入れられているということでしょう。

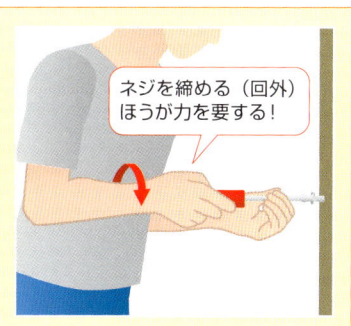

ネジを締める（回外）ほうが力を要する！

第1章⑨ 手関節と手指の構造

手関節・手指の構成と運動

> 手関節は、手根骨をはじめとする多くの骨で構成されている。

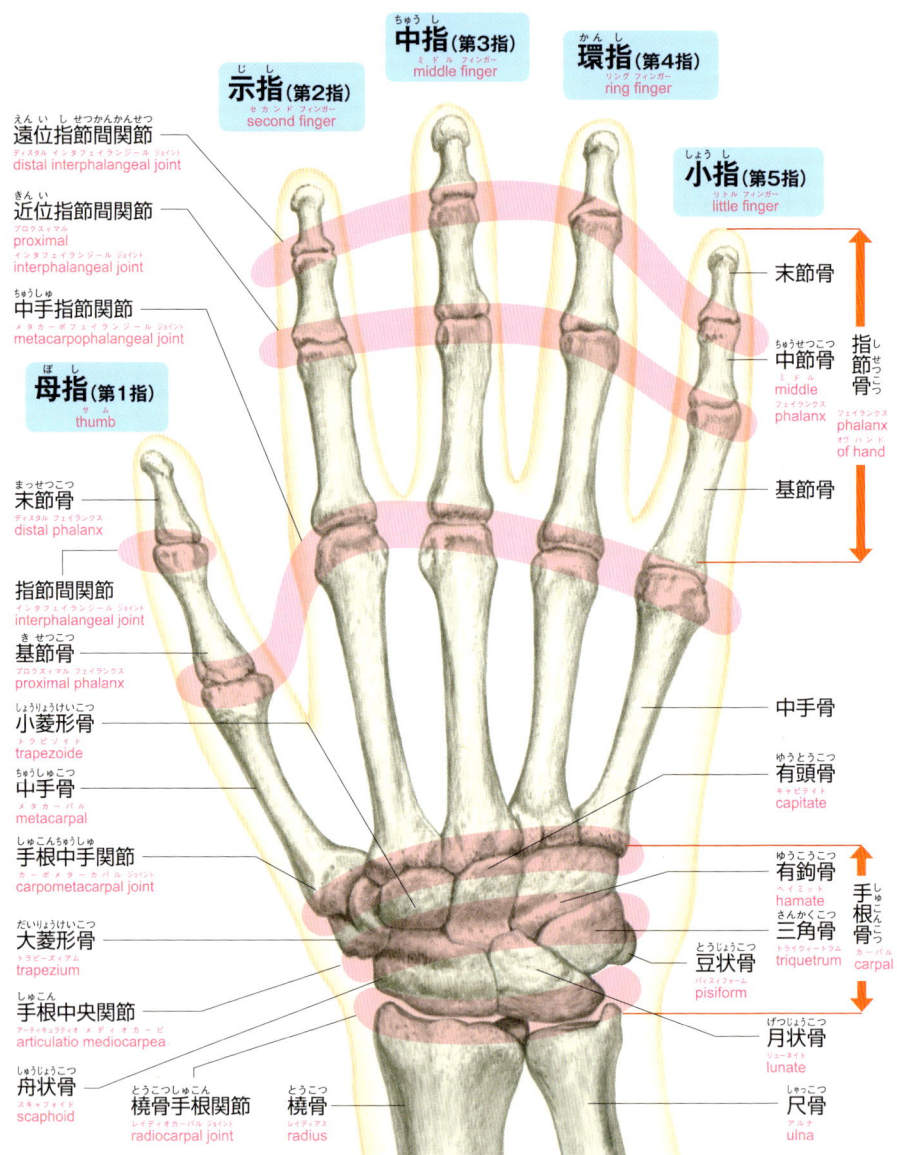

手関節から手指の構造（背面）

手関節と手指の骨・関節

手には8個の手根骨、5個の中手骨、14個の指節骨があり、多くの関節を構成している。

手関節は、**橈骨手根関節**と**手根中央関節**で構成される。手根骨は近位に舟状骨、月状骨、三角骨、豆状骨が並び、遠位に大菱形骨、小菱形骨、有頭骨、有鈎骨が並ぶ。

橈骨手根関節は豆状骨以外の近位の手根骨と橈骨で、手根中央関節は豆状骨以外の近位と遠位の手根骨で構成される。手根骨より遠位には5個の中手骨、さらに遠位に5個の基節骨、4個の中節骨（母指以外）、5個の末節骨が母指から小指の5本の指の骨を構成し、それらが5個の**手根中手関節**、5個の**中手指節関節**、9個の**指節間関節**を構成する。

手関節から手根中手関節の運動

2つの関節から成る手関節は、**掌屈**（屈曲）・**背屈**（伸展）、**尺屈**（内転）・**橈屈**（外転）という2軸性の運動が可能。自動運動（外力の抵抗のない運動）としては掌屈が80度程度、背屈が70度程度、尺屈が50度程度、橈屈が20度程度の可動域を有する。

第1手根中手関節は、矢状面と前額面状の**二次元での運動が可能**だが、第2・3手根中手関節はほとんど動きがなく、第4・5手根中手関節はわずかな可動域しかない。

母指の手根中手関節は**二方向の運動が可能**で、その可動域も広いことから、母指の指腹は他の四指の指先と接触ができ、球状や筒状の物を握る動作を確実にしている。

対立運動

母指が他の指の指先と対面して接触していく運動が対立運動で、手指の運動だけに用いられる用語です。具体的には、矢状面上を前方に動きながら（掌側外転）、前額面状を小指の方向へ動く運動（尺側内転）です。わずかな内旋運動を伴いますが、これにより親指の指腹は他の指と向かい合います。

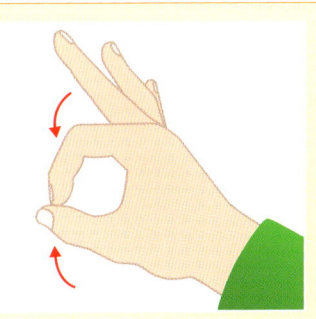

手指の運動

　中手骨と基節骨の関節を**中手指節関節**と呼び、母指から小指に向かい第1から第5中手指節関節とする。第2〜5中手指節関節は屈曲・伸展、内転・外転の二方向の運動が可能だが、第1中手指節関節は屈曲・伸展運動のみが可能、また第2〜5中手指節関節では他動的な回旋が可能となる。自動的には困難だが、他動的回旋運動により、把持する物の形態に手を合わせることができる。

　第2〜5指の基節骨と中節骨は**近位指節間関節**を、中節骨と末節骨は**遠位指節間関節**を形成する。母指は基節骨と末節骨で**指節間関節**を形成し、屈曲・伸展運動が可能となる。

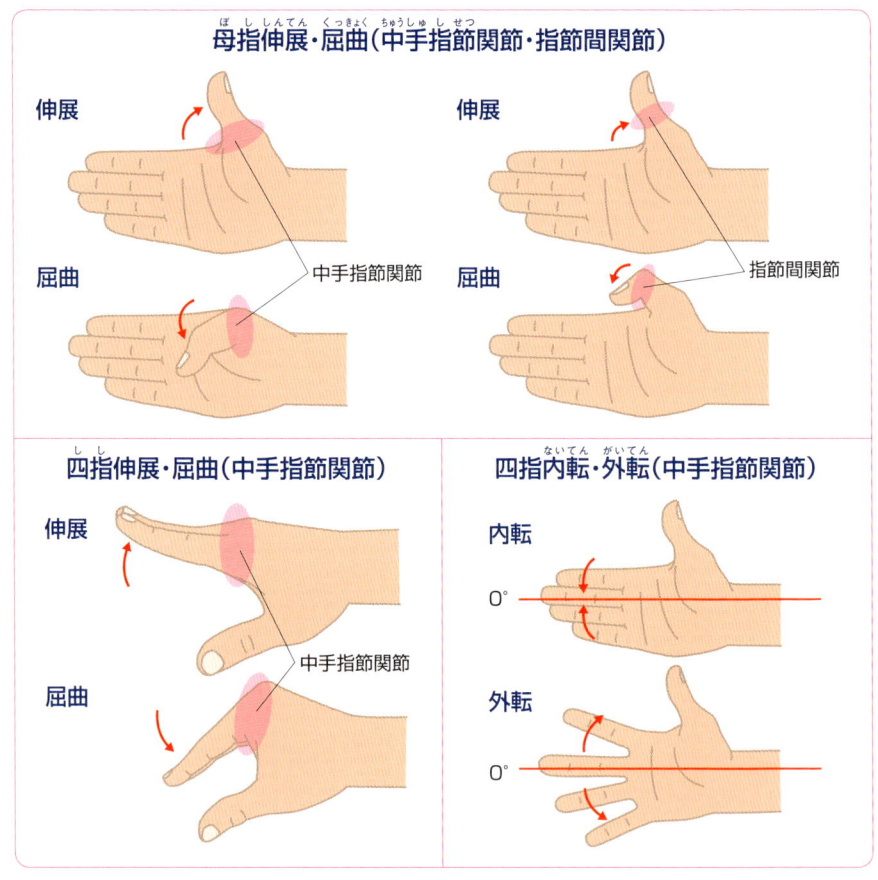

母指と四指の運動

手のアーチ

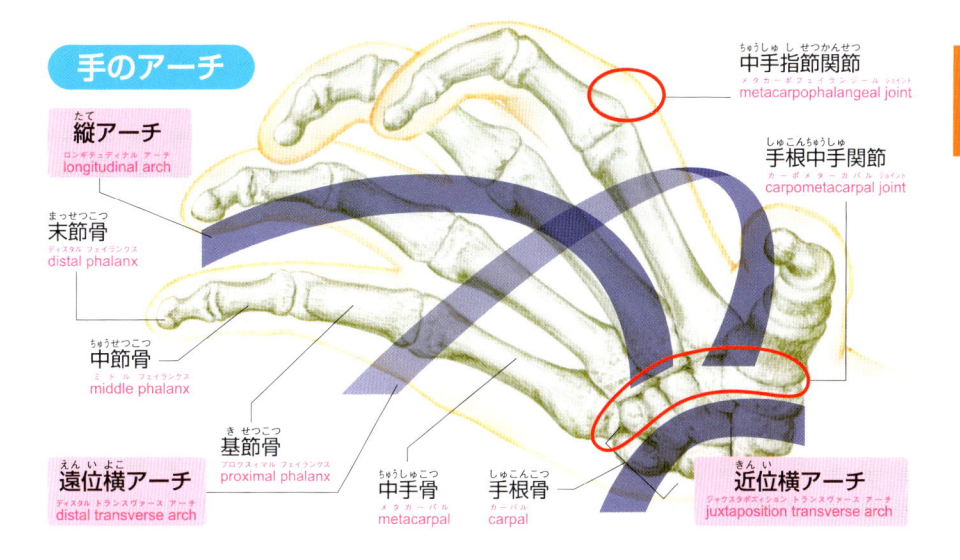

縦アーチ longitudinal arch
末節骨 distal phalanx
中節骨 middle phalanx
遠位横アーチ distal transverse arch
基節骨 proximal phalanx
中手骨 metacarpal
手根骨 carpal
中手指節関節 metacarpophalangeal joint
手根中手関節 carpometacarpal joint
近位横アーチ juxtaposition transverse arch

手の凹みをつくる3つのアーチ

　自然な状態での手の形は全体が凹形であり、手指は軽く屈曲している。この手掌の凹形は、**3つのアーチ**から成り立っている。

　近位横アーチは静的かつ強固で、遠位の手根骨の並びで構成される。

　遠位横アーチは第1から第5中手指節関節の並びで構成され、近位アーチに比べて可動性がある。固定された第2・3中手骨を中心に、可動性のある第1と第4・5中手骨が包み込むような形状となっている。

　縦アーチは第2・3の手根中手関節から中手指節関節を通り、指先までの並びで構成される。遠位の手指は、可動性が高いという特徴がある。

　3つのアーチは互いに連結して手の形状をつくり、これにより人間は多様な形状や大きさの物に対応し、把持することができるのである。

機能的肢位

手の機能的肢位は、ボールを軽く握ったような手の状態で、具体的には手関節中等度背屈・軽度尺屈位、母指は掌側外転・屈曲位、第2〜5指は軽度屈曲位です。わずかな指の運動でつまみ動作が可能であり、手の機能が著しく制限されることが危惧される場合にとらせる肢位といえます。

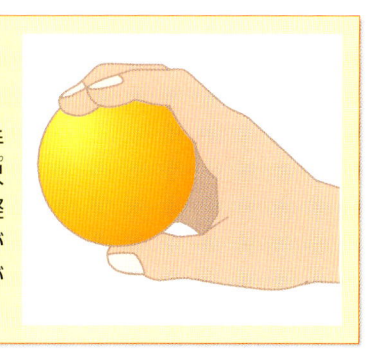

手関節・手指に作用する筋

第1章⑩ 手関節と手指の筋

▶ 手指の筋はとくに多く、外在筋と内在筋に分類される。

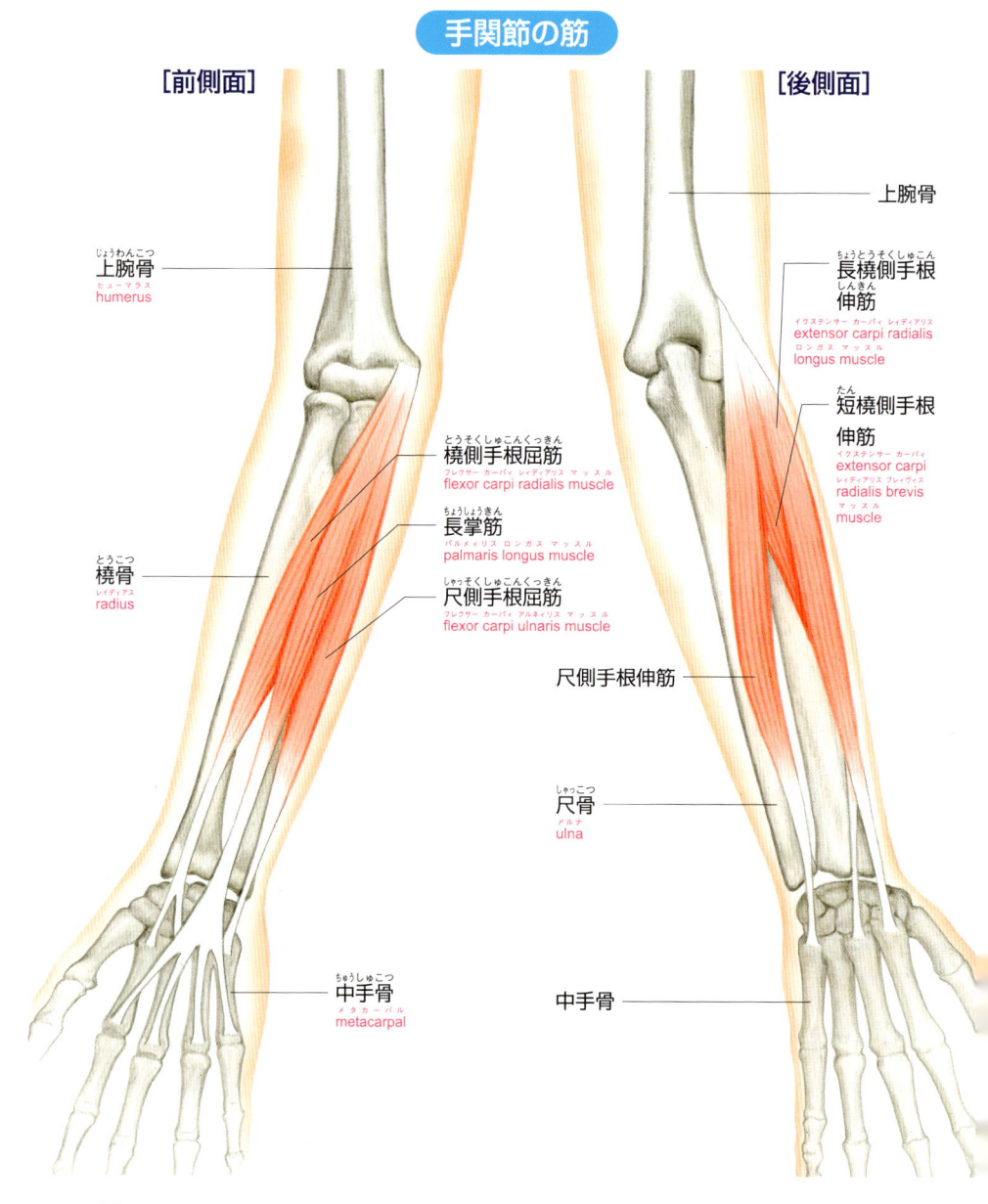

手関節の筋

[前側面]

- 上腕骨 (じょうわんこつ / humerus)
- 橈骨 (とうこつ / radius)
- 橈側手根屈筋 (とうそくしゅこんくっきん / flexor carpi radialis muscle)
- 長掌筋 (ちょうしょうきん / palmaris longus muscle)
- 尺側手根屈筋 (しゃくそくしゅこんくっきん / flexor carpi ulnaris muscle)
- 中手骨 (ちゅうしゅこつ / metacarpal)

[後側面]

- 上腕骨
- 長橈側手根伸筋 (ちょうとうそくしゅこんしんきん / extensor carpi radialis longus muscle)
- 短橈側手根伸筋 (たんとうそくしゅこんしんきん / extensor carpi radialis brevis muscle)
- 尺側手根伸筋
- 尺骨 (しゃっこつ / ulna)
- 中手骨

手関節に作用する筋

　手関節を掌屈する筋は、おもに橈側手根屈筋、尺側手根屈筋、長掌筋で、おもに上腕骨内側上顆を起始とする。

　手関節を背屈する筋は、おもに長橈側手根伸筋、短橈側手根伸筋、尺側手根伸筋で、おもに上腕骨外側上顆を起始とする。尺側にある屈筋・伸筋は手関節を尺屈する作用もあり、橈側にある屈筋・伸筋は手関節を橈屈する作用もある。

手関節の動きと作用する筋

掌屈（屈曲）

上腕骨内側上顆を起始とする屈筋群が収縮することによって、手関節が掌屈する。

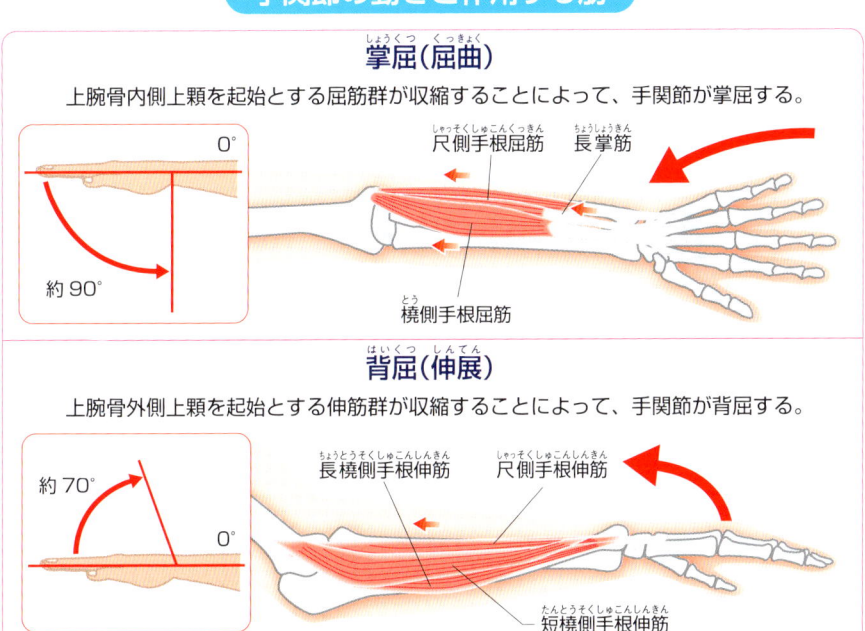

約90°　0°

尺側手根屈筋　長掌筋　橈側手根屈筋

背屈（伸展）

上腕骨外側上顆を起始とする伸筋群が収縮することによって、手関節が背屈する。

約70°　0°

長橈側手根伸筋　尺側手根伸筋　短橈側手根伸筋

握り動作に重要な手根伸筋

物を握る動作は手指屈筋群（深指屈筋、浅指屈筋など）が行っていますが、その際に重要な役割を担うのが手根伸筋です。同時に働くことで手関節を軽度背屈位に保ち、手指屈筋群の張力効率を最適にしています。掌屈位で強く握ろうとしても力がうまく入らないのは、そのためです。

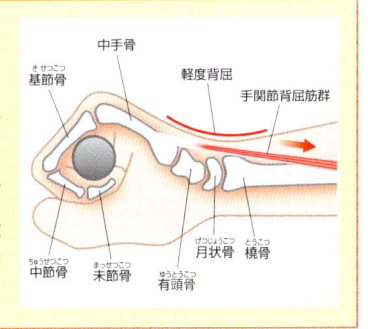

中手骨　基節骨　軽度背屈　手関節背屈筋群　中節骨　末節骨　月状骨　橈骨　有頭骨

手指に作用する筋

　手指の巧緻性に富んだ複雑な運動を行う筋は非常に多く、起始を上腕骨や尺骨、橈骨に持つ**外在筋**と、起始・停止ともに手の骨に持つ**内在筋**とに分類される。

　外在筋で手指を屈曲させる筋には、深指屈筋、浅指屈筋、長母指屈筋があり、手指を伸展させる筋には、指伸筋、示指伸筋、小指伸筋、長母指伸筋、短母指伸筋、長母指外転筋がある。

　内在筋は、力強い筋力の外在筋と協調して手の複雑で精巧な機能を発揮させる

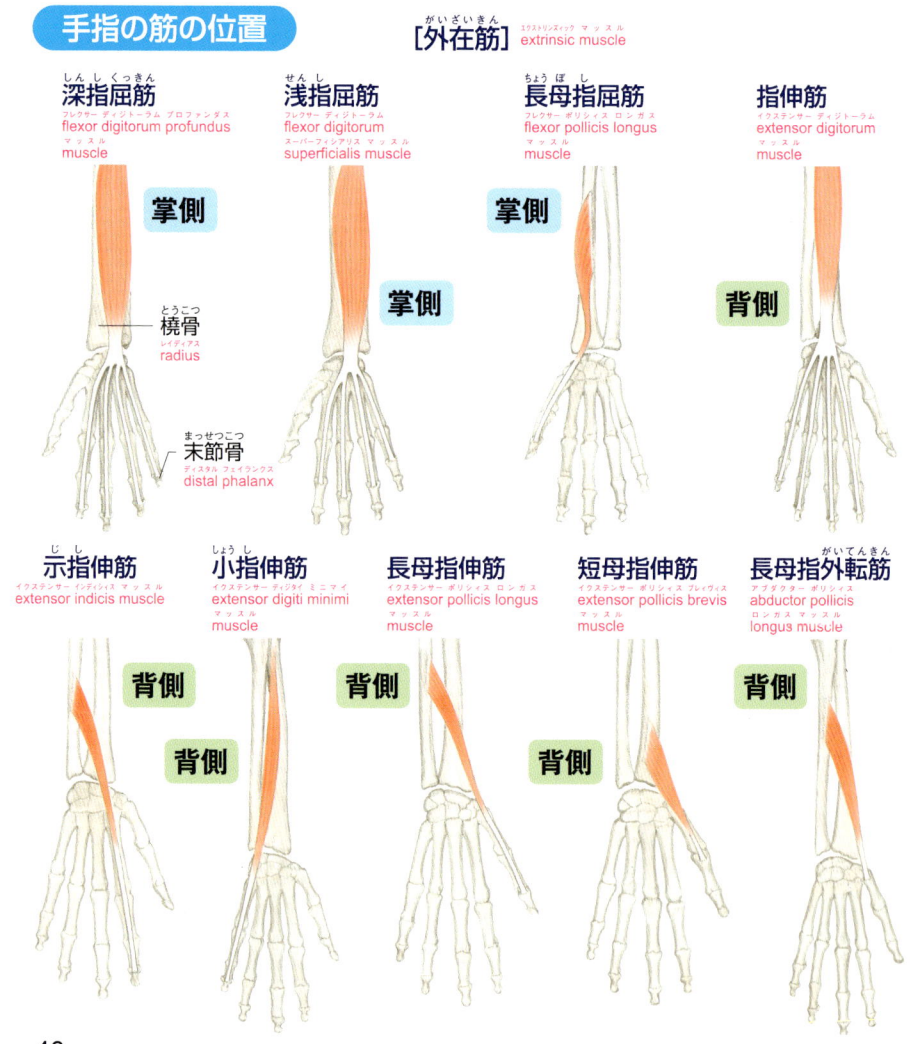

手指の筋の位置

[外在筋] extrinsic muscle

深指屈筋 flexor digitorum profundus muscle — 掌側（橈骨 radius／末節骨 distal phalanx）

浅指屈筋 flexor digitorum superficialis muscle — 掌側

長母指屈筋 flexor pollicis longus muscle — 掌側

指伸筋 extensor digitorum muscle — 背側

示指伸筋 extensor indicis muscle — 背側

小指伸筋 extensor digiti minimi muscle — 背側

長母指伸筋 extensor pollicis longus muscle — 背側

短母指伸筋 extensor pollicis brevis muscle — 背側

長母指外転筋 abductor pollicis longus muscle — 背側

ように働く。小さいが数は多く、掌側の内在筋は母指球（母指の掌側の膨らみ）を形成する母指球筋、小指球（小指の掌側の膨らみ）を形成する小指球筋、この間にある中手筋に分類される。

　母指球筋は短母指外転筋、短母指屈筋、母指対立筋から成り、小指球筋は短小指屈筋、小指外転筋、小指対立筋、短掌筋から成る。母指球筋は物をつかむために、母指の対立運動（→ P35）を行わせる重要な役割を担い、小指球筋が働くと遠位の横アーチが深くなる。中手筋は掌側骨間筋と虫様筋で、手背の内在筋は背側骨間筋だけである。

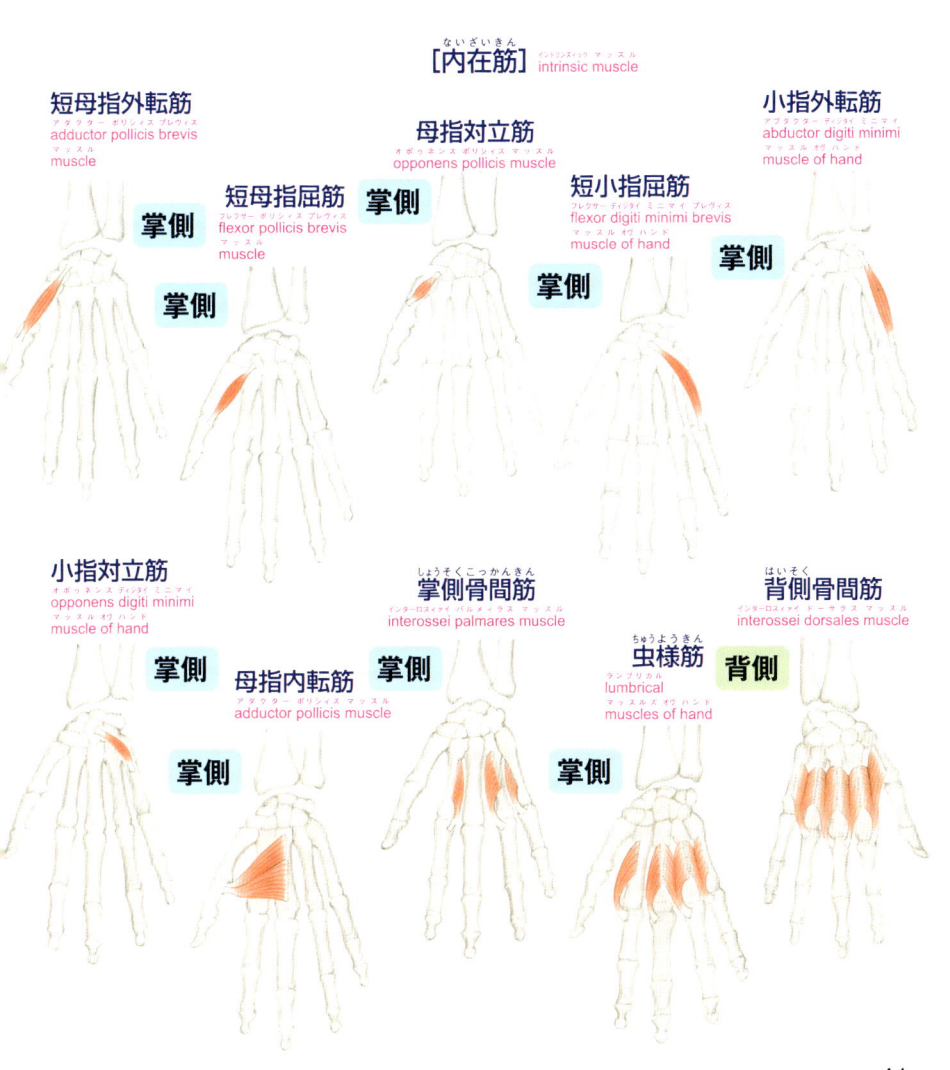

[内在筋] intrinsic muscle

短母指外転筋 adductor pollicis brevis muscle — 掌側

短母指屈筋 flexor pollicis brevis muscle — 掌側

母指対立筋 opponens pollicis muscle — 掌側

短小指屈筋 flexor digiti minimi brevis muscle of hand — 掌側

小指外転筋 abductor digiti minimi muscle of hand — 掌側

小指対立筋 opponens digiti minimi muscle of hand — 掌側

母指内転筋 adductor pollicis muscle — 掌側

掌側骨間筋 interossei palmares muscle — 掌側

虫様筋 lumbrical muscles of hand — 掌側

背側骨間筋 interossei dorsales muscle — 背側

母指の動きと作用する筋

運動方向	基本軸と角度	作用する筋
橈側外転	外転 約60°	長母指伸筋 短母指伸筋 長母指外転筋
尺側内転	内転 0°	短母指屈筋 母指内転筋
掌側外転	外転 90°	長母指外転筋 短母指外転筋
掌側内転	内転 0°	母指内転筋 短母指屈筋
中手指節（MP）関節の屈曲	伸展 約10°／屈曲 約60°	長母指屈筋 短母指屈筋
中手指節（MP）関節の伸展		長母指伸筋 短母指伸筋
指節間（IP）関節の屈曲	伸展 約10°／屈曲 約80°	長母指屈筋
指節間（IP）関節の伸展		長母指伸筋 短母指外転筋

指の動きと作用する筋

運動方向	基本軸と角度	作用する筋
外転	外転/軸	背側骨間筋
内転	内転	掌側骨間筋
中手指節（MP）関節の屈曲	伸展 約45°／軸／MP関節／屈曲 約90°	浅指屈筋　深指屈筋 背側骨間筋 掌側骨間筋 虫様筋
中手指節（MP）関節の伸展		指伸筋 示指伸筋 小指伸筋
近位指節間（PIP）関節の屈曲	PIP関節／軸／伸展 0°／屈曲 約100°	浅指屈筋 深指屈筋
近位指節間（PIP）関節の伸展		指伸筋 背側骨間筋 掌側骨間筋 虫様筋 示指伸筋　小指伸筋
遠位指節間（DIP）関節の屈曲	軸／DIP関節／伸展 0°／屈曲 約80°	深指屈筋
遠位指節間（DIP）関節の伸展		指伸筋 背側骨間筋 掌側骨間筋 虫様筋 示指伸筋

第1章⓫ 骨盤と股関節の構造

骨盤を構成する骨

骨盤は、寛骨・仙骨・尾骨の3つの骨で構成される盤状の骨。

骨盤の構造

　腸骨、坐骨、恥骨の3つの骨が結合したものを**寛骨**といい、左右の寛骨と仙骨、尾骨で構成される盤状の骨が**骨盤**である。

　左右の寛骨は前方で恥骨結合（軟骨の結合部分）、後方では仙腸関節で連結する。恥骨結合には線維軟骨性の関節円板が存在し、わずかながら可動性があるが、仙腸関節は可動性がほとんどない。

　骨盤の形状は男女で異なり、男性は幅が狭く縦長であるのに対し、女性は幅が広くなっている。

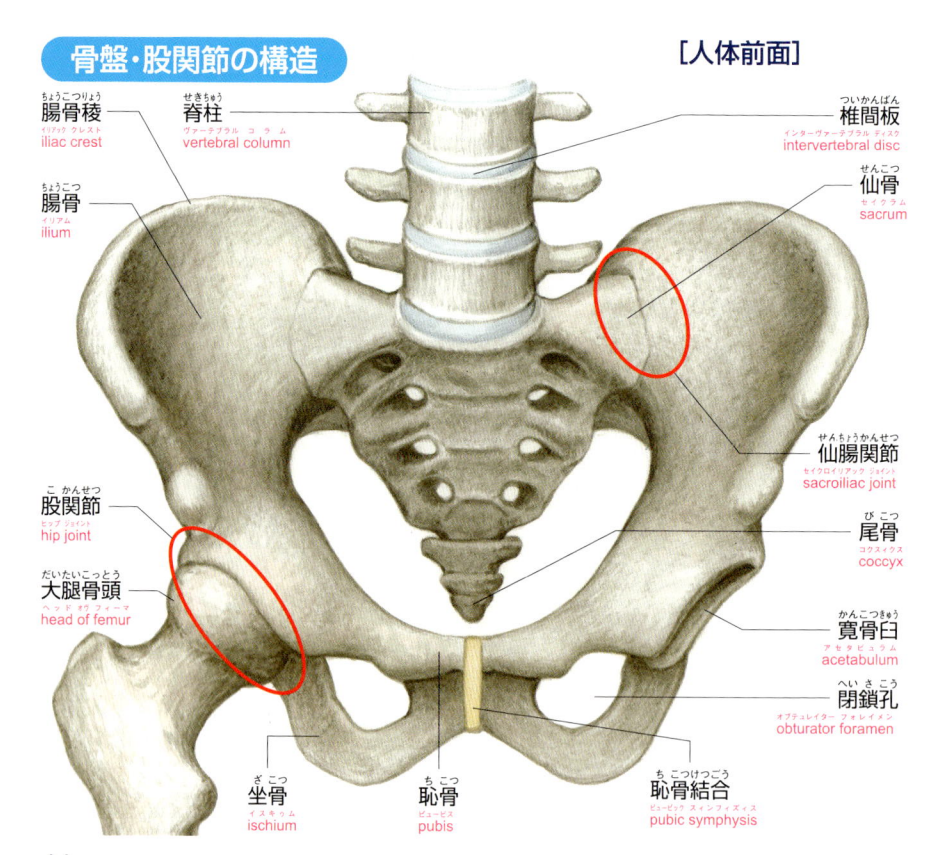

骨盤・股関節の構造　　　　　　　　　　　　　　　　　　　　　［人体前面］

- 腸骨稜 iliac crest
- 脊柱 vertebral column
- 椎間板 intervertebral disc
- 腸骨 ilium
- 仙骨 sacrum
- 仙腸関節 sacroiliac joint
- 股関節 hip joint
- 尾骨 coccyx
- 大腿骨頭 head of femur
- 寛骨臼 acetabulum
- 閉鎖孔 obturator foramen
- 坐骨 ischium
- 恥骨 pubis
- 恥骨結合 pubic symphysis

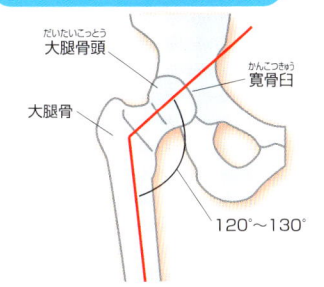

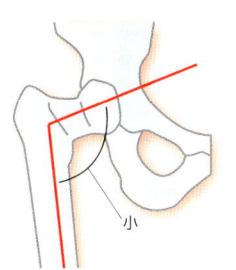

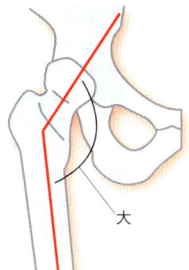

股関節の構造

股関節は、大きなカップ状の**寛骨臼**と**大腿骨骨頭**で構成される球関節の一つである臼状関節である。

寛骨臼は腸骨、坐骨、恥骨で形成され、股関節のソケットの役割を担う。

大腿骨は人体の中で最も長い骨で、近位端は大腿骨骨頭と呼ばれ、内側に突出して大腿骨頸部によって大腿骨骨幹部につながる。

大腿骨頸部は骨幹部に対して前額面上で120～130度の角度を有し、「**頸体角**」と呼ばれる。頸体角が小さい場合を**内反股**、大きい場合を**外反股**といい、このような角度の異常は股関節でのアライメント（→P123）を不良にし、結果的に股関節での磨耗や脱臼を起こすことがある。水平面上から見ると、骨頭はやや前方を向いていて、この大腿骨頸部のねじれを「**前捻角**」と呼ぶ。正常では10～30度だが、小児期ではこの角度より大きくなる。

大腿骨骨頭は寛骨臼で覆われるが、この部分の形成不全は関節面の接触面積を減少させ、結果的に単位面積当たりの接触圧が増加し、**変形性股関節症**（→P200）の原因となる。

骨盤の隆起はランドマーク

左右の腸骨稜の最高点を結んだ線を「ヤコビー線」と呼び、第4腰椎か第5腰椎、またはその間を通過します。また、正常では股関節45度屈曲位で上前腸骨棘（腸骨の最前方の隆起部）と坐骨結節（座る際に当たる箇所の骨）を結んだ線の間に大転子（大腿骨近位に外方への突出部分）が位置します。

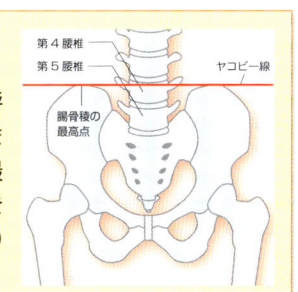

第1章⓬　股関節の動き

股関節と骨盤の運動

▶股関節は、多軸性の臼状関節で3方向の運動が可能。

股関節の運動方向と骨盤の運動

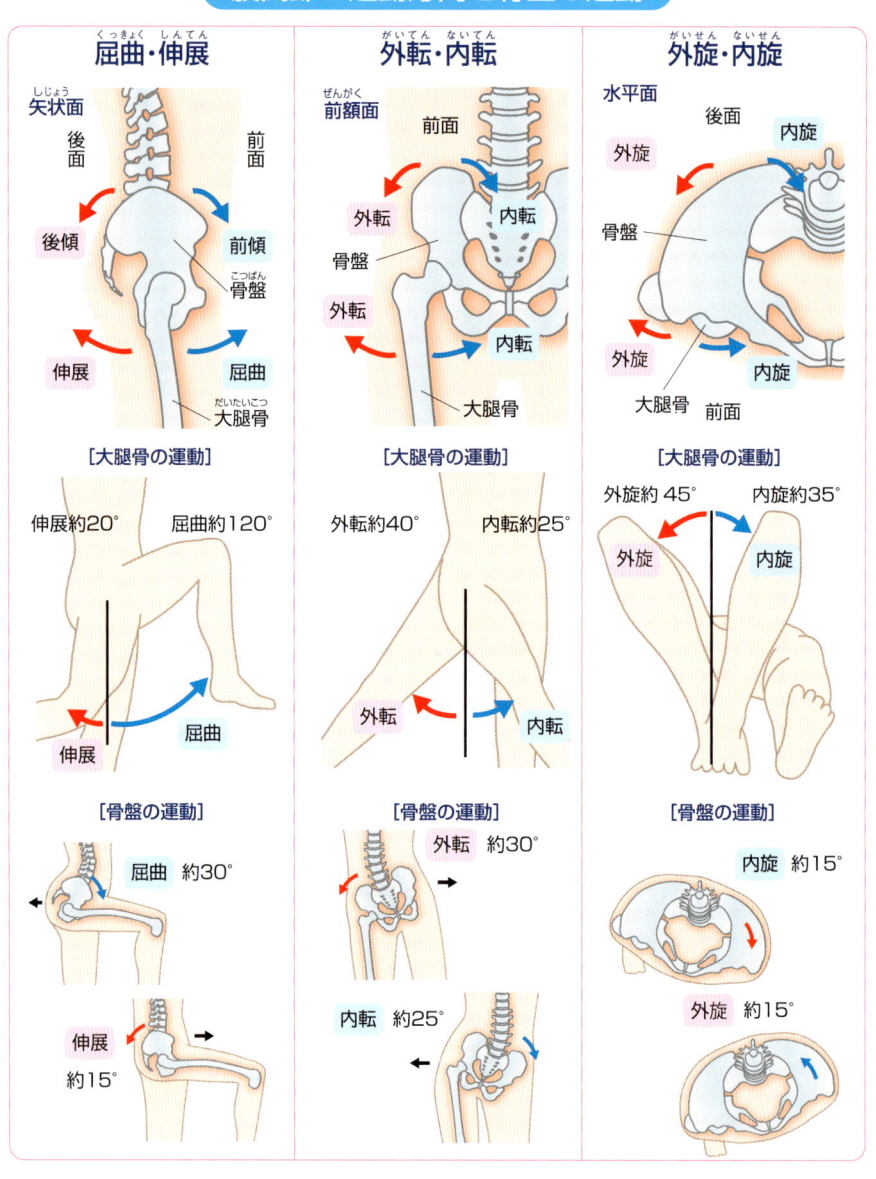

屈曲・伸展

矢状面
後面／前面
後傾／前傾
骨盤
伸展／屈曲
大腿骨

[大腿骨の運動]
伸展約20°　屈曲約120°
伸展／屈曲

[骨盤の運動]
屈曲　約30°
伸展　約15°

外転・内転

前額面
前面
外転／内転
骨盤
外転／内転
大腿骨

[大腿骨の運動]
外転約40°　内転約25°
外転／内転

[骨盤の運動]
外転　約30°
内転　約25°

外旋・内旋

水平面
後面／内旋
外旋
骨盤
外旋／内旋
大腿骨　前面

[大腿骨の運動]
外旋約45°　内旋約35°
外旋／内旋

[骨盤の運動]
内旋　約15°
外旋　約15°

股関節の運動方向

　股関節は多軸性の臼状関節で、屈曲・伸展、外転・内転、外旋・内旋の3方向の運動が可能。約120度の屈曲が可能だが、膝関節が伸展しているとハムストリングス（→P60）が緊張するために制限され、90度程度になる。

　伸展は約20度可能だが、膝関節が屈曲していると**大腿直筋**（→P48）が緊張するために制限される。

　外転は約40度可能で、内転は反対側の下肢を避けるようにすれば約25度可能。片脚を大きく外転しようとすると、骨盤の傾斜も加わるのでさらに大きく脚が開く。このとき、反対側の股関節も外転している。

　外旋は約45度可能で、内旋は約35度可能だが、個人差が大きい運動である。

肩関節と股関節

　股関節は肩関節と同じ球関節ですが、肩関節が浅いソケットの関節窩であるのに対し、股関節の関節窩である寛骨臼は大腿骨頭を深く包み込む臼状になっています。そのため、肩関節は上肢を大きく動かすのに適しており、股関節は荷重に耐える安定性を得るのに適しています。

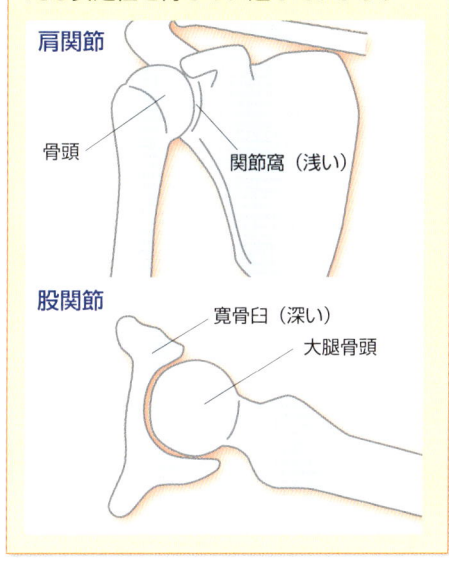

肩関節
- 骨頭
- 関節窩（浅い）

股関節
- 寛骨臼（深い）
- 大腿骨頭

大腿骨に対する骨盤の運動

　矢状面上で骨盤の上部が前方へ傾斜する運動を**前傾**といい、反対方向の運動を**後傾**という。大腿骨軸が固定された状態では前傾は股関節の屈曲であり、後傾は伸展となる。立位で骨盤が前傾して腰椎が屈曲（→P90）すると体幹は大きく前方へ動くが、骨盤が前傾した際に腰椎が伸展すると体幹の上部の動きは少なくなる。

　片脚立位での支持脚の股関節外転運動は、反対側の**寛骨の挙上運動**として起こり、反対に内転運動は反対側の**寛骨の下制運動**として起こる。片脚立位での支持脚の股関節外旋運動は、反対側の**寛骨の後方への回転運動**として起こり、反対に内旋運動は反対側の**寛骨の前方への回転運動**として起こる（左ページ図参照）。

第1章⓭　股関節の筋

股・膝関節に作用する筋

二関節筋の作用により、股関節と膝関節は密接な関係にある。

二関節筋の作用

1つの関節のみを走行する筋を「**単関節筋**」と呼ぶのに対し、2つの関節にまたがって走行する筋を「**二関節筋**」と呼び、その収縮は2つの関節に作用する。

股関節に作用する二関節筋は、**大腿直筋**、**ハムストリングス**、**縫工筋**などで、膝関節の運動にも作用する。そのため、膝関節の角度や運動パターンの違いにより、股関節で作用する効率が変化する。

たとえば、大腿直筋は股関節で屈曲、膝関節で伸展に作用するが、膝関節屈曲位のほうが股関節の屈曲に効率よく筋力を発揮させることができる。

単関節筋と二関節筋

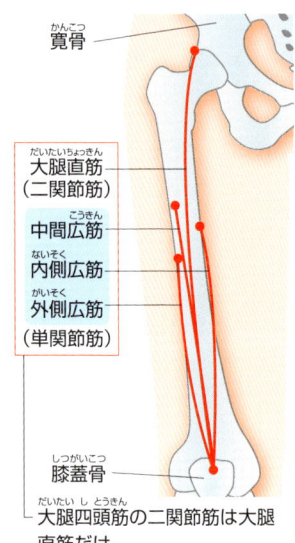

寛骨
大腿直筋（二関節筋）
中間広筋
内側広筋
外側広筋（単関節筋）
膝蓋骨

大腿四頭筋の二関節筋は大腿直筋だけ。

股関節に作用する筋

股関節の屈曲筋は、おもに**腸腰筋**（大腰筋・腸骨筋）、二関節筋の**縫工筋**と**大腿直筋**で、縫工筋は膝関節の屈筋でもある。

股関節を伸展する筋は、おもに**大殿筋**と**ハムストリングス**（大腿二頭筋・半腱様筋・半膜様筋）。二関節筋のハムストリングスは膝関節の屈筋でもあるため、膝関節伸展位のほうが股関節の伸筋としての効率はよくなる。

股関節を外転する筋はおもに**中殿筋**、**大腿筋膜張筋**で、内転する筋はおもに**大内転筋、長内転筋、短内転筋、薄筋、恥骨筋**である。外転筋群は歩行時に一方の脚を振り出す際に、反対側の支持脚の骨盤を安定化させるために重要な作用がある。また、内転筋群は股関節の屈曲位では伸筋として作用し、伸展位では屈筋として作用する。

股関節を外旋する筋はおもに**深層外旋6筋**（梨状筋・上双子筋・下双子筋・内閉鎖筋・外閉鎖筋・大腿方形筋）と**大殿筋**、内旋する筋はおもに**小殿筋**である。

股関節に作用する筋（前面）

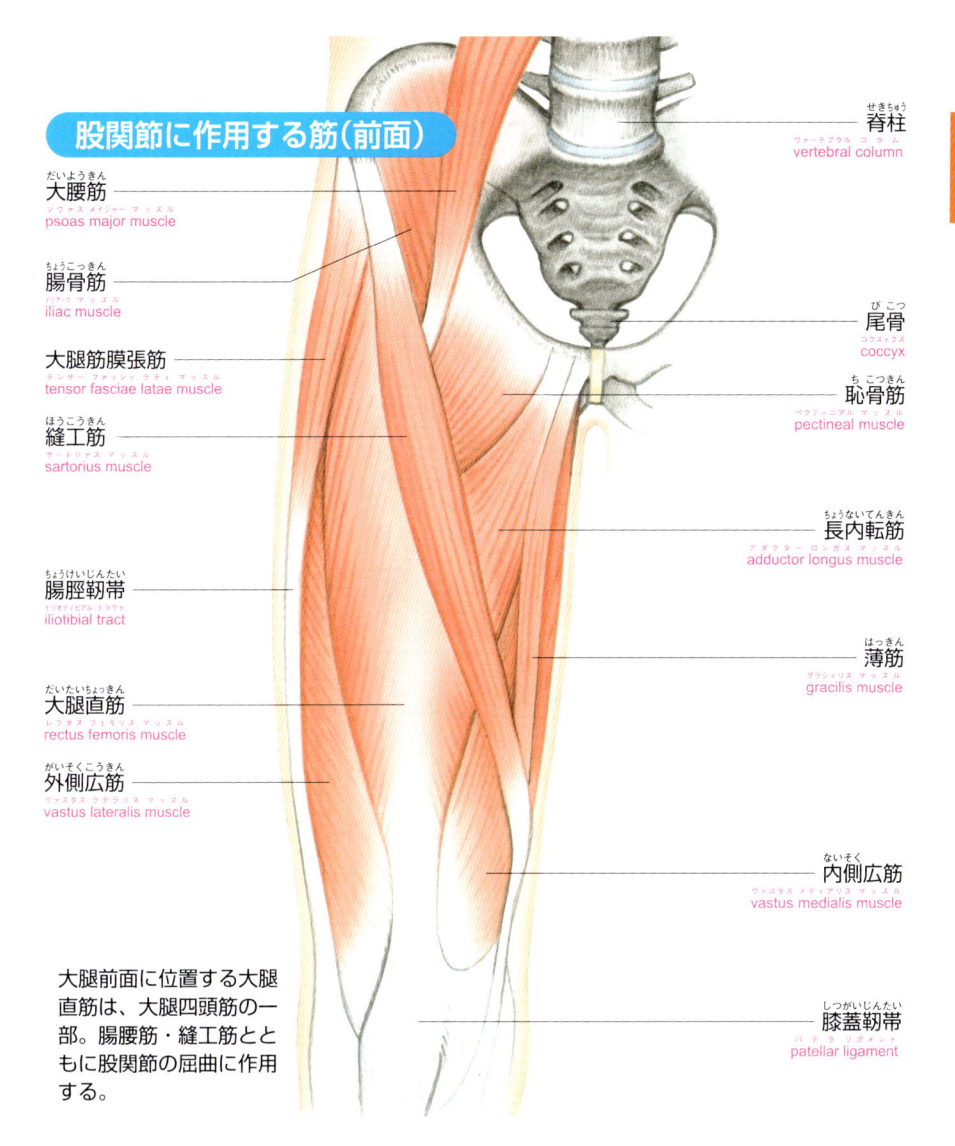

- 大腰筋 psoas major muscle
- 腸骨筋 iliac muscle
- 大腿筋膜張筋 tensor fasciae latae muscle
- 縫工筋 sartorius muscle
- 腸脛靭帯 iliotibial tract
- 大腿直筋 rectus femoris muscle
- 外側広筋 vastus lateralis muscle

- 脊柱 vertebral column
- 尾骨 coccyx
- 恥骨筋 pectineal muscle
- 長内転筋 adductor longus muscle
- 薄筋 gracilis muscle
- 内側広筋 vastus medialis muscle
- 膝蓋靭帯 patellar ligament

大腿前面に位置する大腿直筋は、大腿四頭筋の一部。腸腰筋・縫工筋とともに股関節の屈曲に作用する。

第1章 部位別 筋肉・関節の構造と働き／骨盤・股関節

中殿筋が弱いと"モンローウォーク"に

中殿筋（外転筋）が弱いと、歩行時に反対側の脚を振り出す際に股関節が内転してしまい、結果的に骨盤は前額面上で反対側へ傾斜します。これは「トレンデレンブルグ徴候」と呼ばれますが、両側の中殿筋が弱い場合は、後ろからお尻を左右に振って歩く"モンローウォーク"のように見えます。

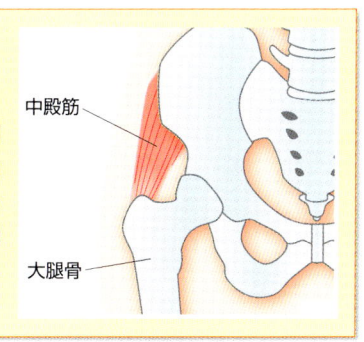

- 中殿筋
- 大腿骨

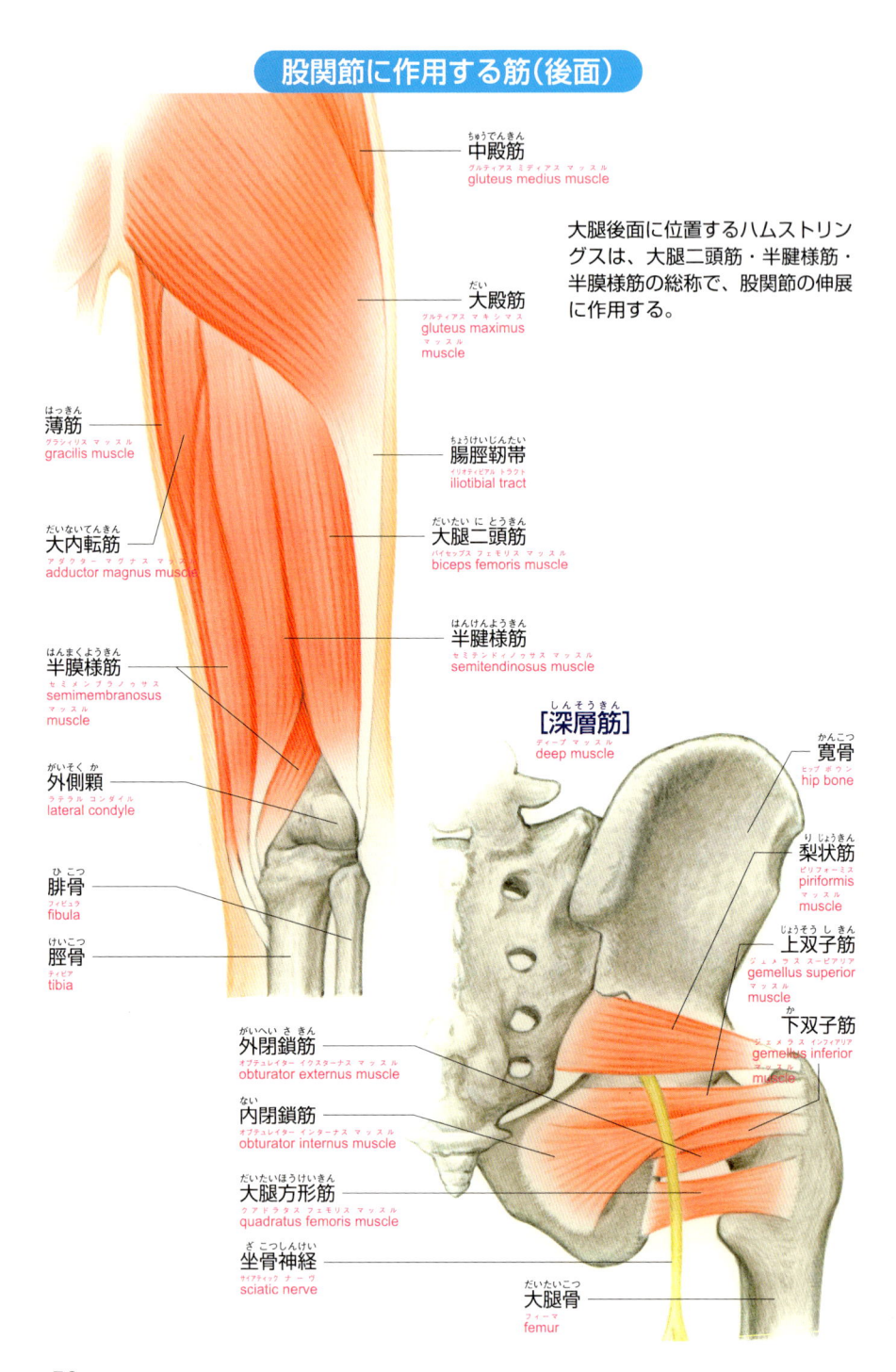

股関節に作用する筋（後面）

大腿後面に位置するハムストリングスは、大腿二頭筋・半腱様筋・半膜様筋の総称で、股関節の伸展に作用する。

- 中殿筋 gluteus medius muscle
- 大殿筋 gluteus maximus muscle
- 薄筋 gracilis muscle
- 腸脛靭帯 iliotibial tract
- 大内転筋 adductor magnus muscle
- 大腿二頭筋 biceps femoris muscle
- 半腱様筋 semitendinosus muscle
- 半膜様筋 semimembranosus muscle
- 外側顆 lateral condyle
- 腓骨 fibula
- 脛骨 tibia

[深層筋] deep muscle

- 寛骨 hip bone
- 梨状筋 piriformis muscle
- 上双子筋 gemellus superior muscle
- 下双子筋 gemellus inferior muscle
- 外閉鎖筋 obturator externus muscle
- 内閉鎖筋 obturator internus muscle
- 大腿方形筋 quadratus femoris muscle
- 坐骨神経 sciatic nerve
- 大腿骨 femur

股関節の屈曲・伸展、外転・内転（大腿骨）に作用する筋

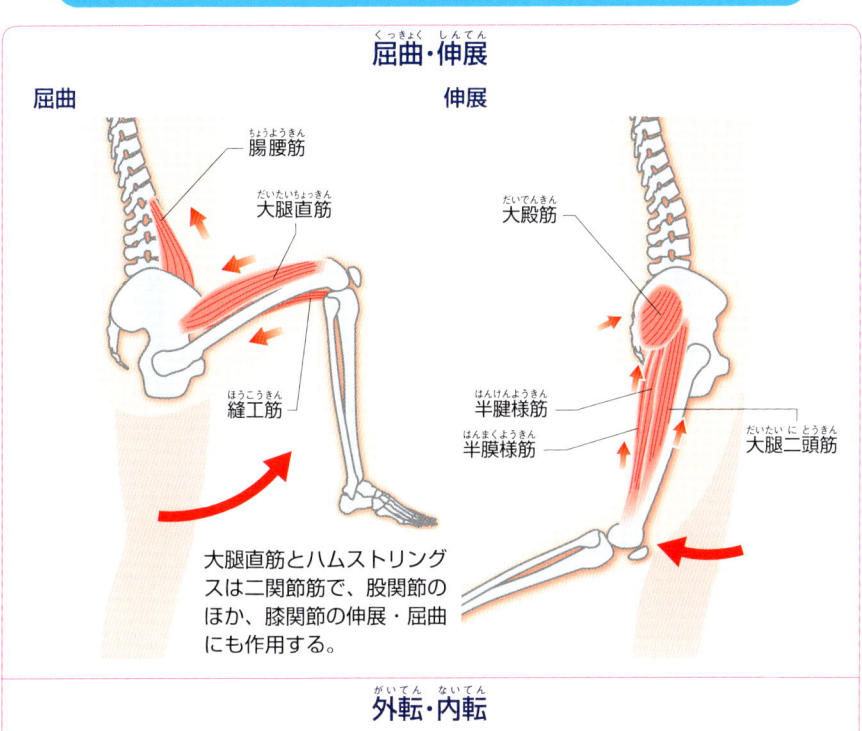

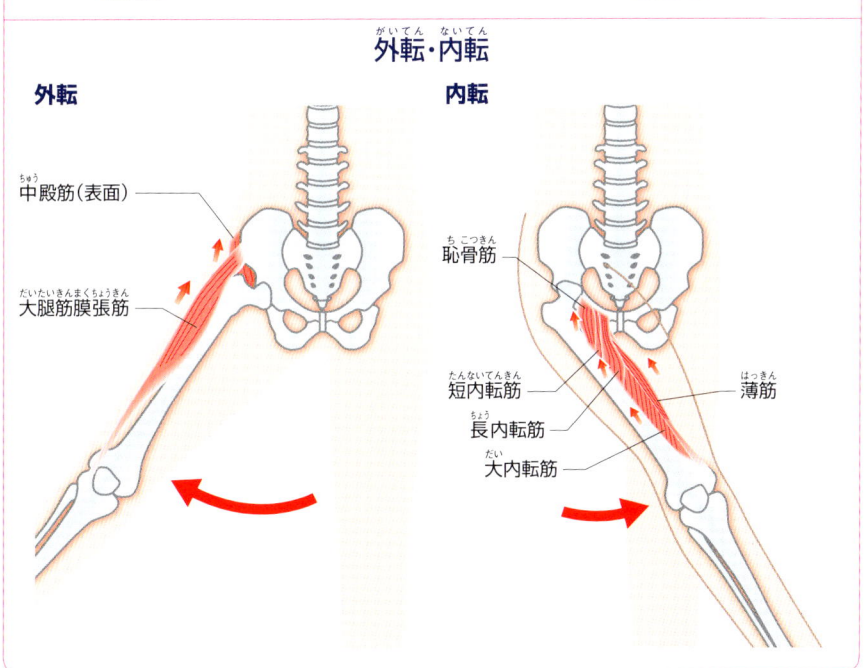

屈曲・伸展

屈曲
- 腸腰筋
- 大腿直筋
- 縫工筋

伸展
- 大殿筋
- 半腱様筋
- 半膜様筋
- 大腿二頭筋

大腿直筋とハムストリングスは二関節筋で、股関節のほか、膝関節の伸展・屈曲にも作用する。

外転・内転

外転
- 中殿筋（表面）
- 大腿筋膜張筋

内転
- 恥骨筋
- 短内転筋
- 長内転筋
- 大内転筋
- 薄筋

第1章　部位別 筋肉・関節の構造と働き／骨盤・股関節

第1章⓮ 膝関節の構造

膝関節を構成する骨

▶支持性が低い膝関節は、靱帯などの組織によって安定が保たれる。

膝関節の骨と関節

　膝関節は、大腿骨と脛骨で構成される**脛骨大腿関節**と、膝蓋骨と大腿骨で構成される**膝蓋大腿関節**の2つの関節から成る。

　骨性の支持は低く、**靱帯**や**半月板**、**筋**や**腱**などの組織が安定性に大きく寄与している。運動時には、大きな可動性とともに安定性が要求されるが、力学的ストレスにさらされる関節で、スポーツ障害も多く発生する。

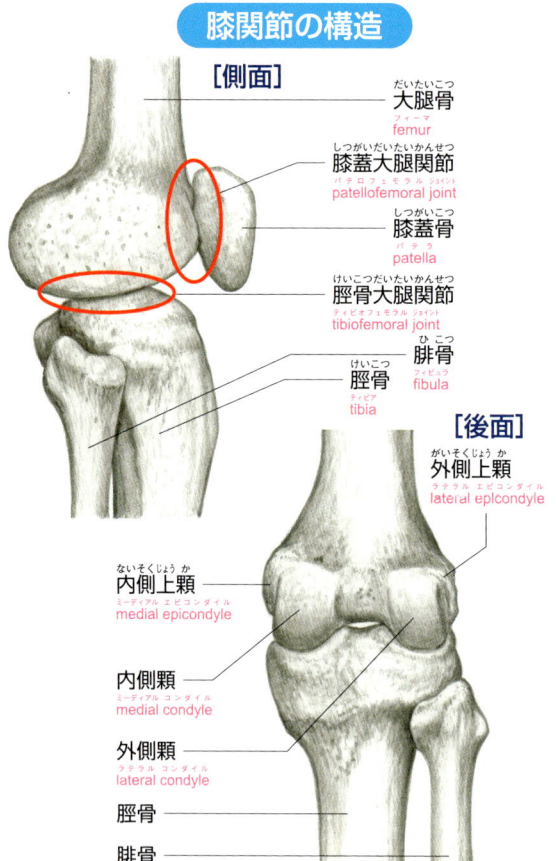

膝関節の構造

[側面]
- 大腿骨 femur
- 膝蓋大腿関節 patellofemoral joint
- 膝蓋骨 patella
- 脛骨大腿関節 tibiofemoral joint
- 腓骨 fibula
- 脛骨 tibia

[後面]
- 外側上顆 lateral epicondyle
- 内側上顆 medial epicondyle
- 内側顆 medial condyle
- 外側顆 lateral condyle
- 脛骨
- 腓骨

半月板と靱帯の作用

　脛骨大腿関節は外側と内側に分けられ、凸状の**大腿骨顆**と平坦な**脛骨顆**で構成される。

　この関節の間には、内側と外側に**半月板**と呼ばれる線維性の軟骨組織が存在し、脛骨大腿関節の接触面積を増大させることによって荷重分散と安定性の向上を図る"ショックアブソーバー"の役割を担っている。水平面上から見ると内側はC字型、外側は冠状に近い形体で、前額面・矢状面上から見ると外側が厚い楔状（くさび形）になっている。

　脛骨大腿関節を支持する靱帯は、おもに内側と外側の**側副靱帯**と関節内にある前後の**十字靱帯**である。内側側副靱帯は外反（前額面上で下腿が外に動く）運動を、

膝関節の靱帯・半月板

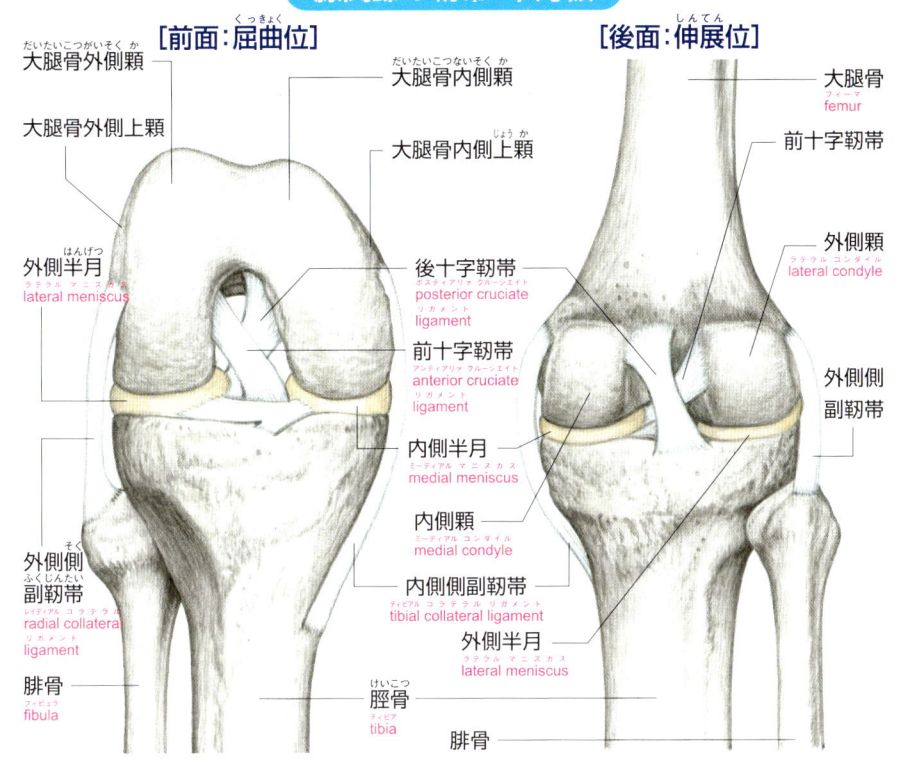

[前面：屈曲位]

- 大腿骨外側顆（だいたいこつがいそくか）
- 大腿骨外側上顆
- 外側半月 lateral meniscus
- 外側側副靱帯 radial collateral ligament
- 腓骨 fibula
- 大腿骨内側顆（だいたいこつないそくか）
- 大腿骨内側上顆
- 後十字靱帯 posterior cruciate ligament
- 前十字靱帯 anterior cruciate ligament
- 内側半月 medial meniscus
- 内側顆 medial condyle
- 内側側副靱帯 tibial collateral ligament
- 外側半月 lateral meniscus
- 脛骨 tibia

[後面：伸展位]

- 大腿骨 femur
- 前十字靱帯
- 外側顆 lateral condyle
- 外側側副靱帯
- 腓骨

外側側副靱帯は内反運動を制動している。十字靱帯は関節包内でクロスするように存在し、前十字靱帯は下腿の前方への動きの制動、後十字靱帯は下腿が後方への動くのを制動する。

　靱帯を損傷すると、損傷した靱帯によりそれぞれ特有な方向への不安定性が現れ、スポーツ動作を困難にする場合が多くなる。

半月板がなかったら

歩行中、脛骨大腿関節には体重の2倍以上の圧迫力がかかります。半月板がないと脛骨と大腿骨の接触面積が著しく小さくなり、その接触圧が増大してしまいます。また、軟骨様組織による衝撃緩衝作用もなくなり、その結果、関節軟骨の損傷や関節炎などを発生させるリスクが高まります。

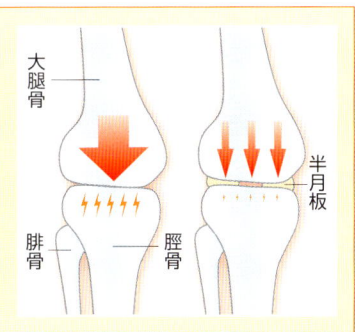

第1章　部位別　筋肉・関節の構造と働き／膝関節

膝関節の基本的な運動

第1章⓯ 膝関節の動き

> 大腿骨と脛骨から構成される脛骨大腿関節は、二方向の運動が可能。

脛骨大腿関節（けいこつだいたい）の動き

脛骨大腿関節は、**矢状面上の屈曲・伸展運動**と、**水平面上の内旋・外旋運動**の二方向の運動が可能となる。

通常、伸展の可動域は5～10度、屈曲の可動域は130～140度程度だが、伸展の可動域は性別や年齢によって差が大きく、正座のように股関節屈曲位で体重をかけるように強制すれば、さらに大きな屈曲が可能となる。

回旋運動の可動域は、膝関節90度屈曲位で内旋が10～20度、外旋が20～30度だが、完全伸展位では靭帯の緊張や骨の適合から回旋運動は困難である。

膝関節の方向（脛骨・大腿骨）

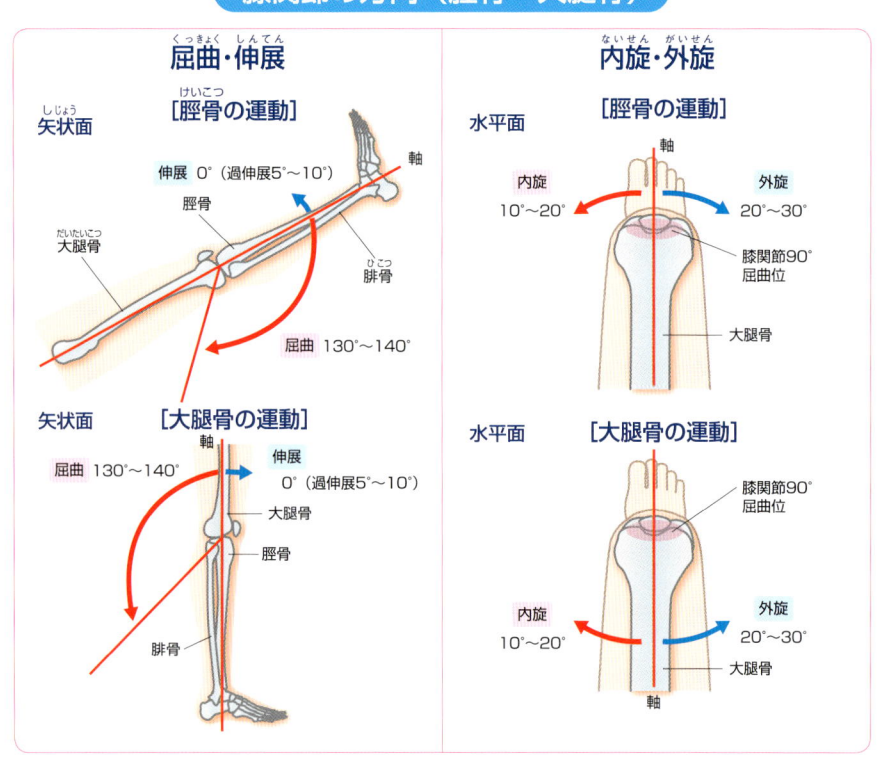

屈曲・伸展

[脛骨の運動]
- 矢状面
- 伸展 0°（過伸展5°～10°）
- 脛骨
- 大腿骨
- 腓骨
- 軸
- 屈曲 130°～140°

[大腿骨の運動]
- 矢状面
- 屈曲 130°～140°
- 伸展 0°（過伸展5°～10°）
- 軸
- 大腿骨
- 脛骨
- 腓骨

内旋・外旋

[脛骨の運動]
- 水平面
- 軸
- 内旋 10°～20°
- 外旋 20°～30°
- 膝関節90°屈曲位
- 大腿骨

[大腿骨の運動]
- 水平面
- 膝関節90°屈曲位
- 内旋 10°～20°
- 外旋 20°～30°
- 大腿骨
- 軸

ロッキングメカニズム

関節包内運動（→P122）は、伸展位からの屈曲動作では、脛骨に対して大腿骨は屈曲初期には転がり運動だけだが、徐々に転がり方向とは反対方向の滑り運動が加わり、最終的には滑り運動だけとなる。

前後方向で見ると、大腿骨の関節面は脛骨の関節面の約2倍の長さで、関節包内運動によってうまく適合している。

膝関節を伸展すると、最終伸展の少し手前から最終伸展位までの間に脛骨は大腿骨に対して約10度外旋する。いわゆる「膝をしめる運動」で、**ロッキングメカニズム**、あるいは**スクリューホームムーブメント**と呼ばれる。

この運動は自動的に起こる不随意運動で、大腿骨内側顆の形状、前十字靭帯の緊張、大腿四頭筋の牽引方向などの力学的要因によって生じる。反対に、完全伸展した膝関節のロッキングを緩める動きには、屈曲開始当初に脛骨の内旋運動が加わっている。

滑り・転がり運動

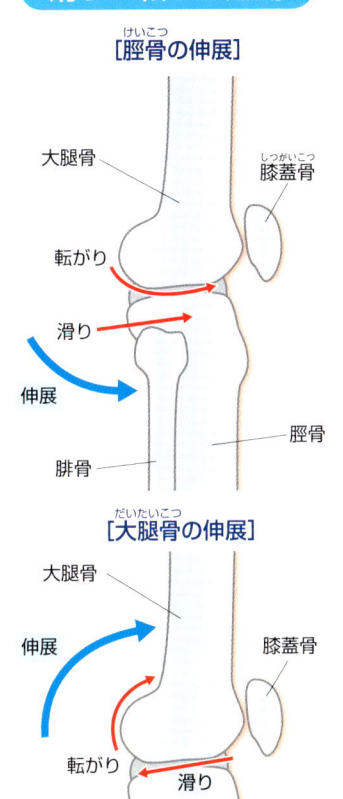

[脛骨の伸展]

[大腿骨の伸展]

膝関節の前額面での動き

膝関節は矢状面（屈曲・伸展）と水平面（内旋・外旋）での自動運動が可能ですが、前額面上では自動的に困難で、他動的には6〜7度の動きが認められます。内反・外反と呼ばれる運動ですが、外反が明らかに認められる場合は、内側側副靭帯損傷（→P212）が疑われます。

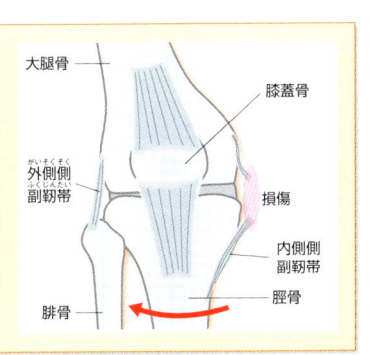

膝蓋大腿関節の動き

　膝蓋大腿関節は、**膝蓋骨関節面**と**大腿骨顆間窩**で構成される関節で、近位から遠位に向かう膝伸展機構と呼ばれる「大腿四頭筋－膝蓋骨－膝蓋靱帯－脛骨粗面」の一部分となっている。

　膝蓋骨は膝関節屈曲位から伸展するに従い、大腿骨顆間窩を上方へ移動し、このときの膝蓋骨関節面の大腿骨に対する接触部位は内外側から上面、そして下面へと移動する。膝関節屈曲位では、膝蓋骨は大腿骨顆間窩に挟まり固定されるが、完全伸展位で大腿四頭筋を弛緩させると、膝蓋骨は大腿骨顆間窩より浮き、他動的に動かすことができる。

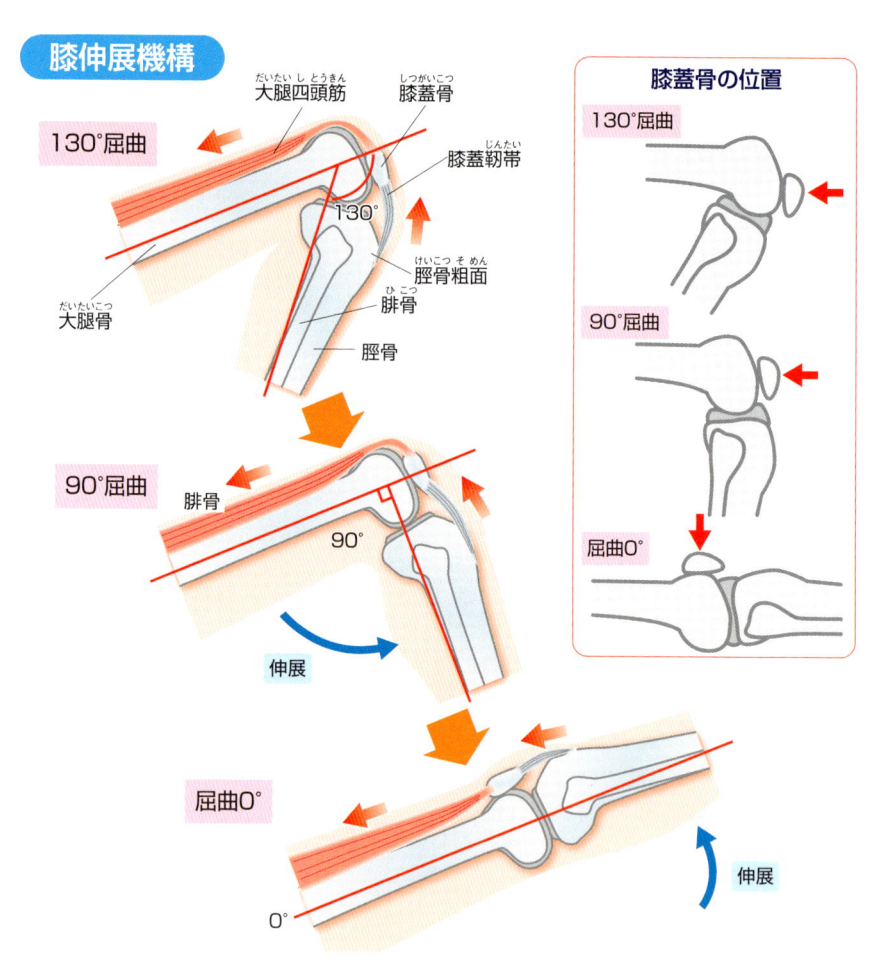

膝蓋骨の構造

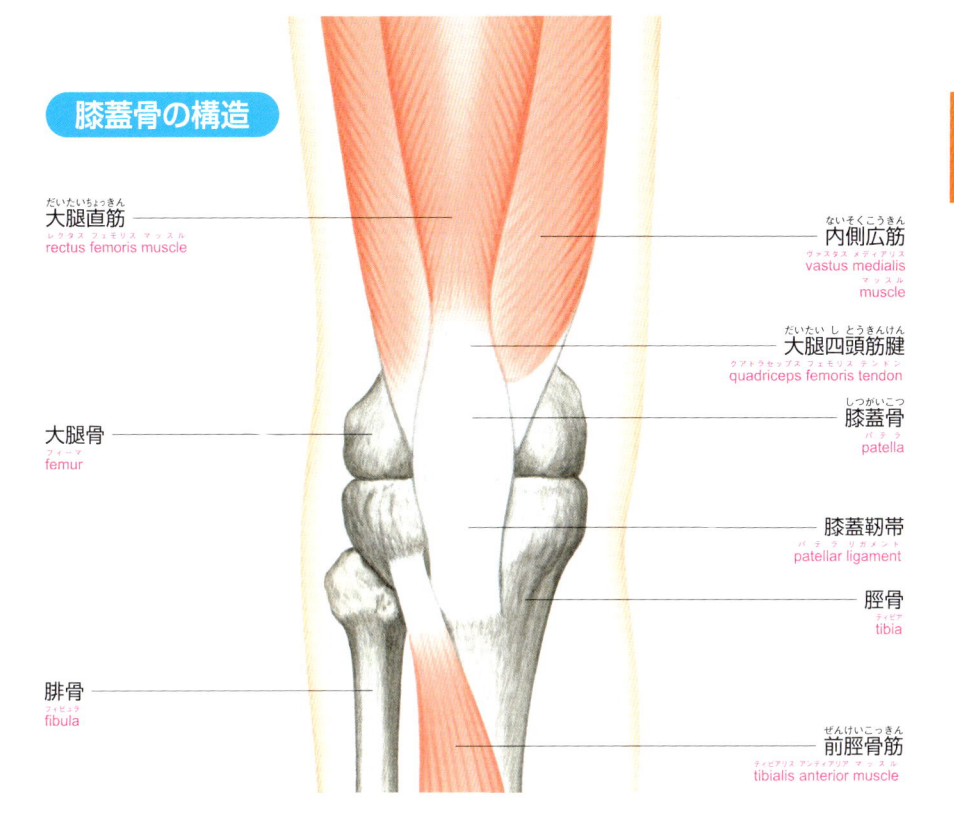

- 大腿直筋 rectus femoris muscle
- 内側広筋 vastus medialis muscle
- 大腿四頭筋腱 quadriceps femoris tendon
- 大腿骨 femur
- 膝蓋骨 patella
- 膝蓋靭帯 patellar ligament
- 脛骨 tibia
- 腓骨 fibula
- 前脛骨筋 tibialis anterior muscle

膝蓋骨の機能

　膝蓋骨は、人体で**最大の種子骨**である。上方の膝蓋骨底には大腿四頭筋腱が付着し、下方の膝蓋骨尖には膝蓋靭帯が付着し、膝蓋靭帯は脛骨粗面へと続く。大腿四頭筋の収縮は膝蓋骨を引き上げ、膝蓋靭帯を牽引し、最終的に膝関節を伸展させる。

　膝関節の伸展は**第三のテコ**（→P101）の作用だが、膝蓋骨は大腿四頭筋の収縮を膝関節の伸展モーメントに効率よく変換させる役割を担っている。膝蓋骨があることで大腿四頭筋腱が前方へ移動するため、膝蓋靭帯が脛骨を牽引する力の方向をより伸展方向へと変化させるのである。かりに膝蓋骨が存在しない場合、同じ伸展トルクを発生させるには20％以上強い収縮が必要であると考えられ、筋力が20％以上低下してしまったのと同じことになる。

　また、膝蓋骨がないと、同じ伸展筋力を発揮させるために膝蓋靭帯が脛骨を牽引する力の方向が脛骨大腿関節の圧迫力を高める方向へ変位することから、**脛骨大腿関節を障害する危険性**も高まる。

第1章⓰ 膝関節の伸筋

大腿四頭筋のしくみ

▶大腿四頭筋を構成する4つの筋は、膝関節の伸展にかかわる伸筋。

大腿四頭筋は大きな筋

　膝関節に作用する筋には、伸展に作用する**伸筋**と屈曲・回旋に作用する**屈筋**がある。

　膝関節の伸筋は、大腿前面に位置する**大腿直筋・中間広筋・内側広筋・外側広筋**の4つから成る大腿四頭筋で、非常に大きく力強い筋である。大腿直筋は股関節の屈曲作用も有する**二関節筋**（→P48）だが、他の3つの筋は膝関節の伸展にのみ作用する**単関節筋**である。

　この4つの筋は、1つの**大腿四頭筋腱**となって膝蓋骨底に停止し、膝蓋骨・膝蓋靭帯を介して膝関節を伸展させる。

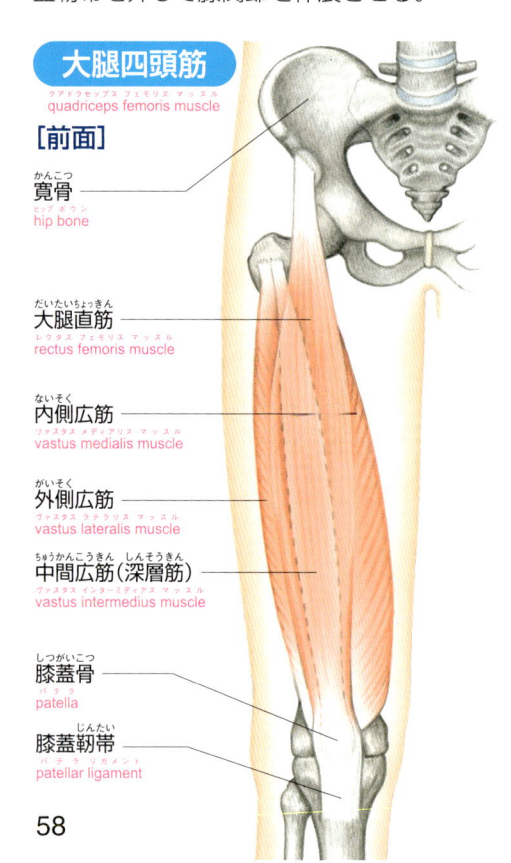

大腿四頭筋
quadriceps femoris muscle
[前面]

- 寛骨 hip bone
- 大腿直筋 rectus femoris muscle
- 内側広筋 vastus medialis muscle
- 外側広筋 vastus lateralis muscle
- 中間広筋（深層筋）vastus intermedius muscle
- 膝蓋骨 patella
- 膝蓋靭帯 patellar ligament

大腿直筋と広筋群の違い

大腿直筋は二関節筋のため、股関節の運動に影響を受けます。ボールを蹴るような股関節の屈曲、膝関節の伸展動作では強く収縮しますが、椅子から立ち上がるような股関節の伸展、膝関節の伸展動作では収縮は抑制されます。それに対して広筋群は、どちらの動作でも同じように収縮します。

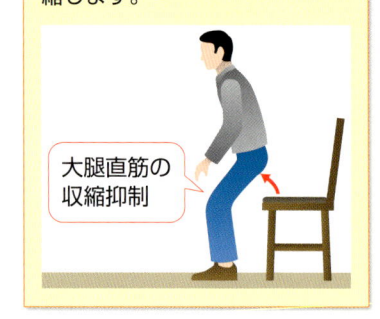

大腿直筋の収縮抑制

深いスクワット動作

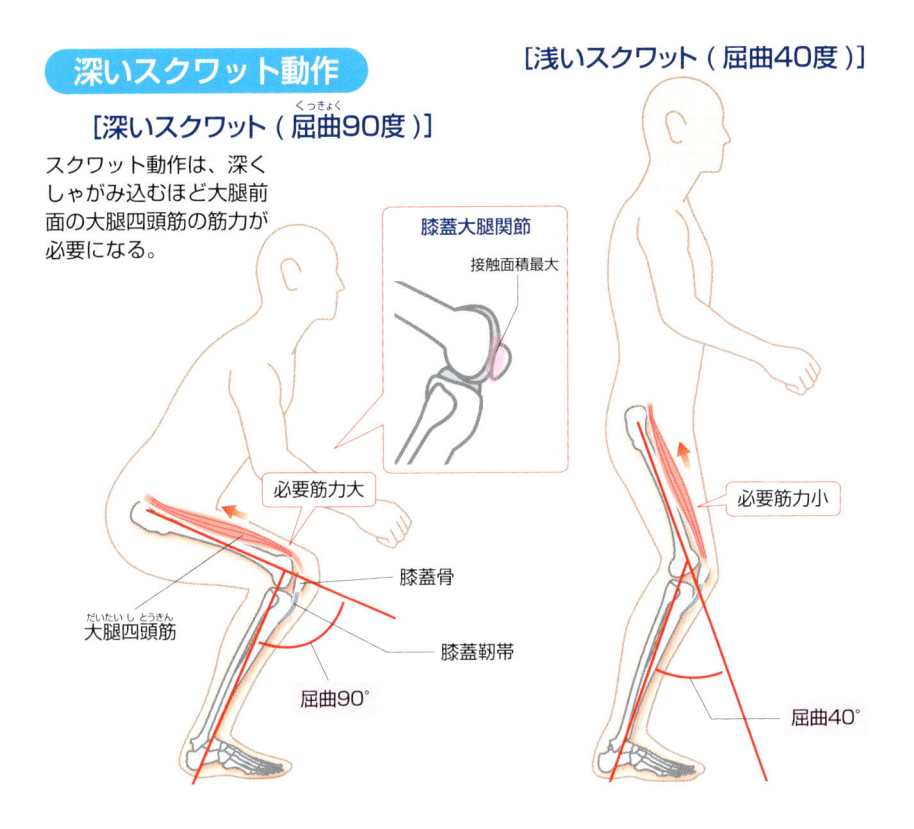

[深いスクワット (屈曲90度)]

スクワット動作は、深くしゃがみ込むほど大腿前面の大腿四頭筋の筋力が必要になる。

[浅いスクワット (屈曲40度)]

膝蓋大腿関節
接触面積最大

必要筋力大
大腿四頭筋
膝蓋骨
膝蓋靭帯
屈曲90°

必要筋力小
屈曲40°

大腿四頭筋の機能

　日常の動作で大腿四頭筋の役割を体感できるのは、体重を支えながら膝関節を安定させる場面である。たとえば、椅子に座ったり、しゃがみ込んだりするときに、膝関節が適度な速度で屈曲するように**遠心性収縮**を行っている。また、ジャンプの着地動作では、遠心性収縮で**衝撃を緩衝する**ように働く。

　大腿四頭筋の伸展筋力は膝関節屈曲50度付近で最も強く発揮され、伸展域では低下するが、屈曲域での伸展筋力は比較的保たれる。スクワット動作では、深くしゃがみ込むほど大腿四頭筋の筋力が必要となるが、その姿勢を保つことも可能となる。

　深くしゃがみ込む動作では、膝蓋大腿関節の圧迫力（膝蓋骨関節面と大腿骨顆間窩の接触圧）が最大となるが、この角度での膝蓋大腿関節の接触面積が大きくなることで接触圧を分散させ、**単位面積当たりの接触圧の過剰な上昇を防ぐこと**ができる。

第1章⓱ 膝関節の屈筋・回旋筋

ハムストリングスのしくみ

▶ ハムストリングスは3つの筋の総称で、膝関節では屈曲に作用する。

膝関節の屈曲に作用する筋

ハムストリングスは、腿肉や膝窩（膝の裏側にできる菱形のくぼみ）の[ham]と弦や腱[string]の合成語で**膝窩腱の総称**だが、通常は**半腱様筋、半膜様筋、大腿二頭筋3筋の総称**[hamstring muscle]として用いられる。

ハムストリングスは、膝関節の屈曲・回旋作用を有し、大腿二頭筋の短頭以外は股関節の伸展作用も有する**二関節筋**である。

縫工筋や膝窩筋も膝関節の屈曲作用を有するが、膝関節屈曲の主動作筋はハムストリングスである。

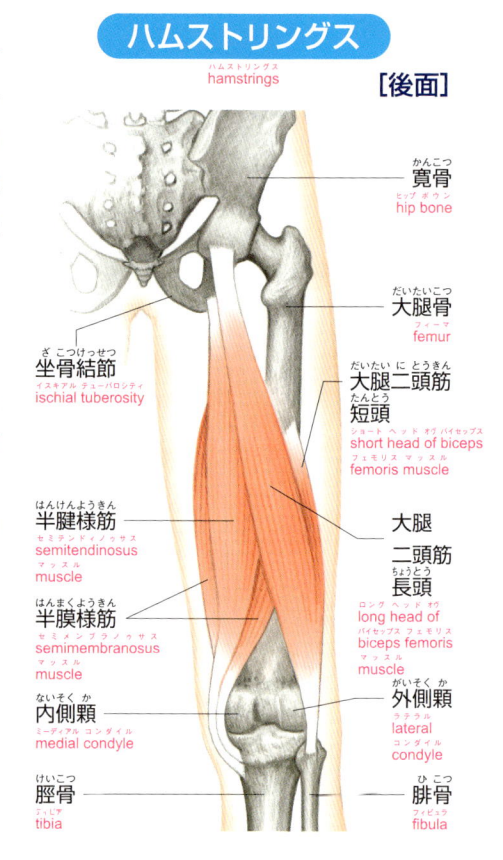

ハムストリングス [後面]

- ハムストリングス hamstrings
- 寛骨 ヒップ ボウン hip bone
- 大腿骨 フィーマ femur
- 坐骨結節 イスキアル テューバロシティ ischial tuberosity
- 大腿二頭筋短頭 ショート ヘッド オブ バイセップス フェモリス マッスル short head of biceps femoris muscle
- 半腱様筋 セミテンディノウサス マッスル semitendinosus muscle
- 大腿二頭筋長頭 ロング ヘッド オブ バイセップス フェモリス マッスル long head of biceps femoris muscle
- 半膜様筋 セミメンブラノウサス マッスル semimembranosus muscle
- 内側顆 ミーディアル コンダイル medial condyle
- 外側顆 ラテラル コンダイル lateral condyle
- 脛骨 ティビア tibia
- 腓骨 フィビュラ fibula

ハムストリングスの柔軟性

体力テストで、立位体前屈を計測することがあります。膝を伸ばしたまま前方の床面に手を着く動作で、これは脊椎の柔軟性も関係しますが、じつはハムストリングスの柔軟性が最もよくわかるテストでもあるのです。医学的にはその距離を、[finger-floor-distance]（FFD）と表現しています。

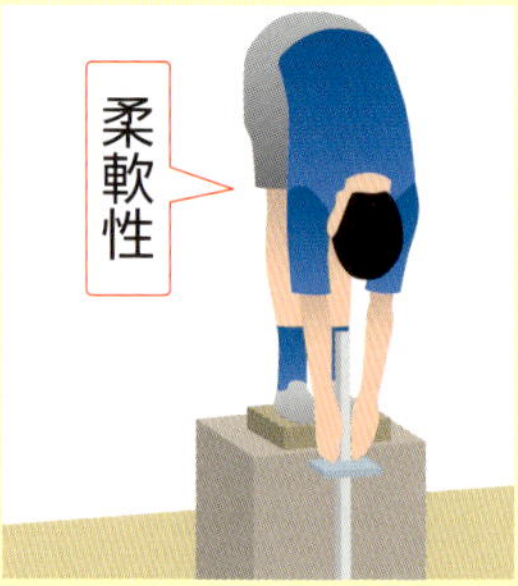

柔軟性

ハムストリングスの作用

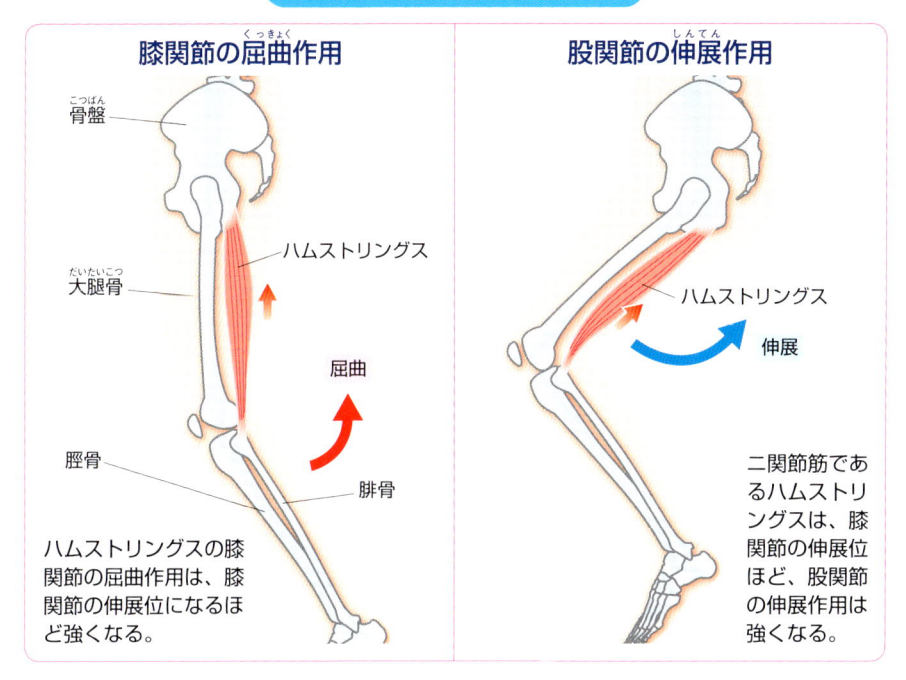

膝関節の屈曲作用

骨盤
ハムストリングス
大腿骨
屈曲
脛骨
腓骨

ハムストリングスの膝関節の屈曲作用は、膝関節の伸展位になるほど強くなる。

股関節の伸展作用

ハムストリングス
伸展

二関節筋であるハムストリングスは、膝関節の伸展位ほど、股関節の伸展作用は強くなる。

ハムストリングスの機能

　半腱様筋と半膜様筋は大腿後側の内側に位置し、膝関節屈曲位では**内旋作用**も有する。反対に、大腿二頭筋は大腿後側の外側に位置し、膝関節屈曲位では**外旋作用**も有する。

　ハムストリングスは歩行や走行時に、足が地面に着く直前に遠心性に収縮し、膝関節の伸展をコントロールするように働く。椅子から立ち上がったり、地面を蹴ってジャンプしたりする際には股関節の伸筋として作用するが、これは膝関節では伸展動作となり、二関節筋であるハムストリングスは反対の作用を有するため、その収縮は抑制される。

　ハムストリングスの屈曲筋力は、**膝関節完全伸展位付近で最も強く発揮**され、屈曲するに従って低下する。これは、膝関節伸展位ではハムストリングスが伸長され、筋の収縮が効率よく筋力として発揮されるためと考えられている。さらに股関節を屈曲すればハムストリングスはさらに伸長されるため、**より強く膝関節の屈曲に作用**する。

第1章⓲ 膝関節のアライメント

膝関節の骨の配列異常

▶膝関節のアライメント異常には、O脚やX脚がある。

前額面上のアライメント（骨の配列）

　脛骨大腿関節は、自然立位の前額面上で外側に175度程度の角度を成し、これを**大腿脛骨角**[femorotibial angle]（FTA）と呼ぶ。つまり、正常の膝関節は前額面上でまっすぐではなく、**5度程度の外反**があるわけである。

　FTAが大きくなった状態の膝を**内反膝**といい、両膝の場合、前方から見て立位で両膝の間にすき間ができる（**O脚**）。反対にFTAが小さくなった状態の膝が**外反膝**で、両脚の場合、前方から見て両足の内果（内くるぶし）の間にすき間ができる（**X脚**）。

　静的アライメント（→P123）は正常でも、ジャンプの着地動作のような動的アライメント時に外反膝を呈する場合もある。

　また、上前腸骨棘（→P45）と膝蓋骨中央・脛骨粗面を結ぶ線が成す角を**Q角**[Qangle]という。通常は10〜15度だが、大腿四頭筋の収縮が膝蓋骨を外側へ牽引する角度であり、Q角が大きいと膝蓋骨は外側に強く牽引され、**膝蓋大腿関節症**の誘因になると考えられている。

　これらの膝関節のアライメントは、股関節の大腿骨の頸体角（→P45）の異常や、足部のアライメント異常（扁平足など）が原因となって、膝関節に現れることが多くなる。

静的・動的アライメントは違う

自然立位でO脚の場合、歩行、走行、ジャンプ着地動作などの動的アライメントでも膝が外向きになると考えがちです。しかし、実際は膝が内側に入ることも多く、それが膝関節のスポーツ障害に結びつくケースもあります。立ち姿勢だけでなく、いろいろな動作をチェックすることが重要です。

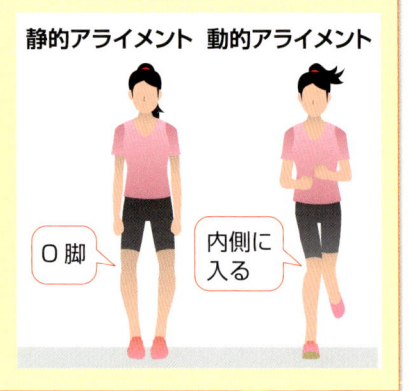

矢状面上のアライメント

矢状面から見て、膝関節が 10 度以上伸展するような場合を**反張膝**と呼び、若い女性に多く見られる。伸展が強いと大腿骨顆間窩と膝蓋骨のかみ合わせが悪くなるため、**膝蓋大腿関節症の誘因**になると考えられている。

膝関節のアライメント異常

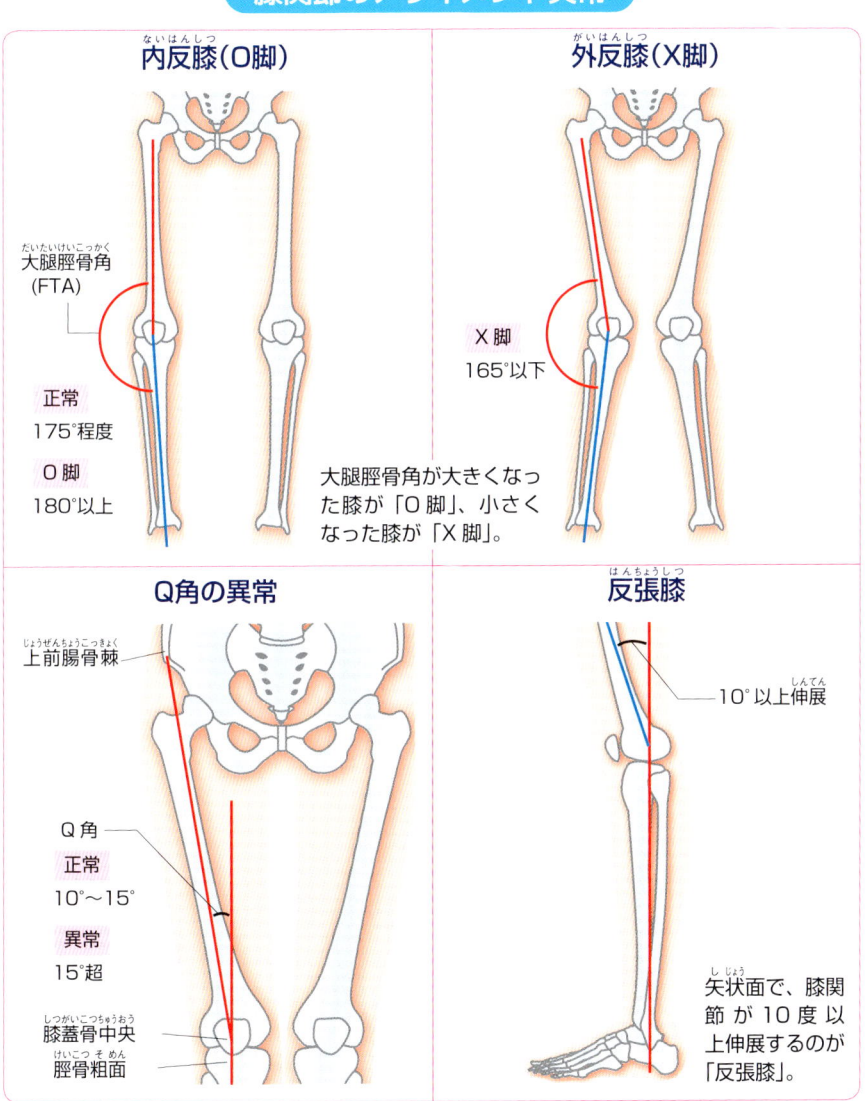

内反膝（O脚）

大腿脛骨角（FTA）

正常　175°程度
O脚　180°以上

外反膝（X脚）

X脚　165°以下

大腿脛骨角が大きくなった膝が「O脚」、小さくなった膝が「X脚」。

Q角の異常

上前腸骨棘

Q角
正常　10°〜15°
異常　15°超

膝蓋骨中央
脛骨粗面

反張膝

10°以上伸展

矢状面で、膝関節が 10 度以上伸展するのが「反張膝」。

第1章⑲ 足関節と足部の構造

足部を構成する骨

足部には足首の足関節のほか、指先に向かって多くの関節が存在する。

足関節と足部の骨

脛骨と腓骨より遠位の足部には、7個の**足根骨**、5個の**中足骨**、14個の**指節骨**があり、多くの関節が構成されている。

足根骨は、近位から距骨、踵骨、舟状骨、内側・中間・外側楔状骨、立方骨があり、その遠位の5個の中足骨、5個の基節骨、4個の中節骨（母指以外）、5個の末節骨が5本の足指を構成する。

足関節と足部の関節

足関節（いわゆる足首）は**距腿関節**のことを指すが、機能的にはその遠位にある**距骨下関節**や**横足根関節と連動**している。距腿関節は、脛骨の下関節面と内果および腓骨の外果を関節窩とし、距骨上面の滑車を関節頭とする関節で、材木をつなぎ合わせる際の「**ほぞ穴とほぞ**」のような構造になっている。

内側には**三角靭帯**と呼ばれる強力な靭帯があり、外側には**外側側副靭帯**が存在する。外側側副靭帯は3つの部分から成り、足首の捻挫の際には、この外側の前方部分が損傷されることが多くなる。

距骨下関節は距骨の下面と踵骨の上前面の関節で、前・中・後関節面の3つの部分で接合する。

足部の構造（上面）

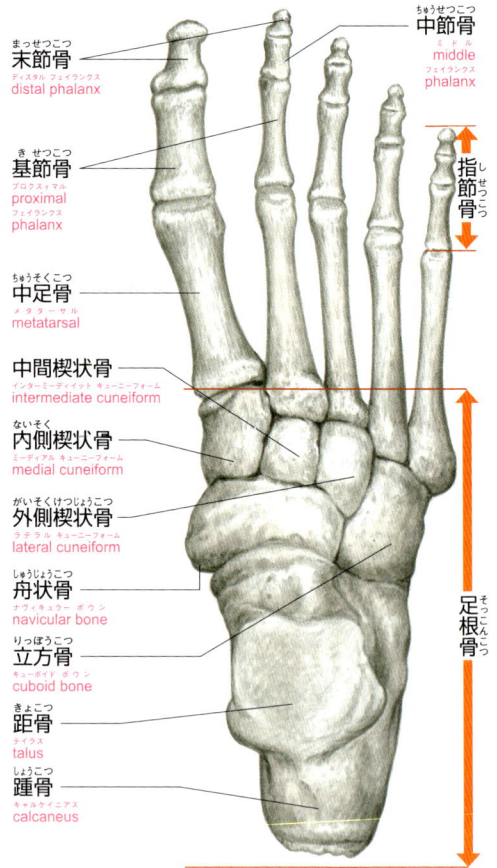

- 末節骨 distal phalanx
- 中節骨 middle phalanx
- 基節骨 proximal phalanx
- 中足骨 metatarsal
- 中間楔状骨 intermediate cuneiform
- 内側楔状骨 medial cuneiform
- 外側楔状骨 lateral cuneiform
- 舟状骨 navicular bone
- 立方骨 cuboid bone
- 距骨 talus
- 踵骨 calcaneus

指節骨／足根骨

足部の構造（側面）

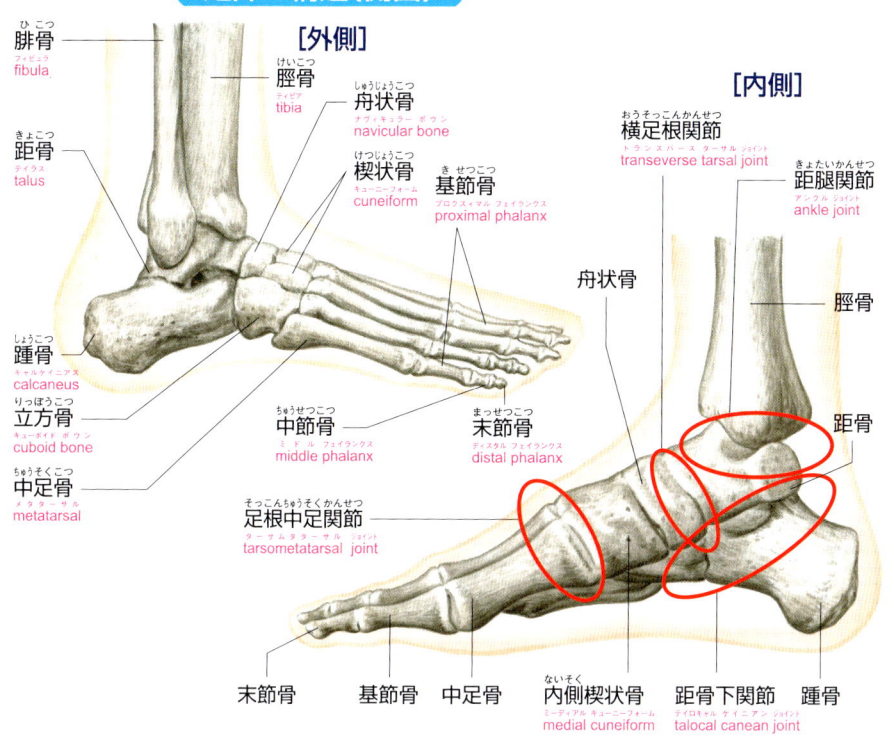

[外側]

- 腓骨 fibula
- 脛骨 tibia
- 距骨 talus
- 舟状骨 navicular bone
- 楔状骨 cuneiform
- 基節骨 proximal phalanx
- 踵骨 calcaneus
- 立方骨 cuboid bone
- 中足骨 metatarsal
- 中節骨 middle phalanx
- 末節骨 distal phalanx

[内側]

- 横足根関節 transeverse tarsal joint
- 距腿関節 ankle joint
- 舟状骨
- 脛骨
- 距骨
- 足根中足関節 tarsometatarsal joint
- 末節骨
- 基節骨
- 中足骨
- 内側楔状骨 medial cuneiform
- 距骨下関節 talocal canean joint
- 踵骨

横足根関節は、外側の踵立方関節（踵骨と立方骨の関節）と内側の距舟関節（距骨と舟状骨の関節）から成る。遠位には、内側楔状骨と第1中足骨、中間楔状骨と第2中足骨、外側楔状骨と第3中足骨、立方骨と第4ならびに第5中足骨との関節があり、**足根中足関節**と呼ばれる。さらに遠位には、中足間関節、中足指節関節、指節間関節がある。

手と足は構造が似ているが…

手根骨は8個ですが、豆状骨を種子骨と考えれば手根骨は7個で、足部の構造は、手根から手指の構造と酷似しています。しかし、手指では母指が四指に対して機能に分化し、手指全体で巧緻性に富んだ動作を可能にしていますが、足の母指はそのように発達していません。

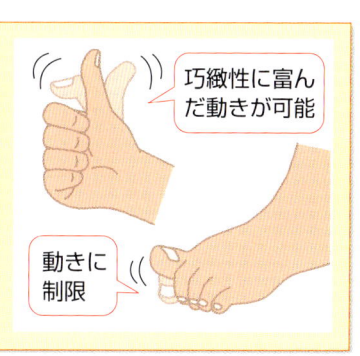

- 巧緻性に富んだ動きが可能
- 動きに制限

第1章⑳ 足関節から足部の動き

足関節・足部の運動

「内返し・外返し」は、足関節から足部にかけての運動表現。

「内返し」と「外返し」

　足関節から足部で可能な運動方向は、矢状面上の背屈（伸展）・底屈（屈曲）、前額面上の回内・回外、水平面上の内転・外転である。

　しかし、足関節から足部で実際に起こる運動は、運動学的に規定した三次元の運動軸ではなく、斜走軸に対して起こる。そのため、足関節から足部では、内返し・外返しという特殊な用語で運動を表す。内返しは底屈・回外・内転運動、外返しは背屈・回内・外転運動が複合した運動である。

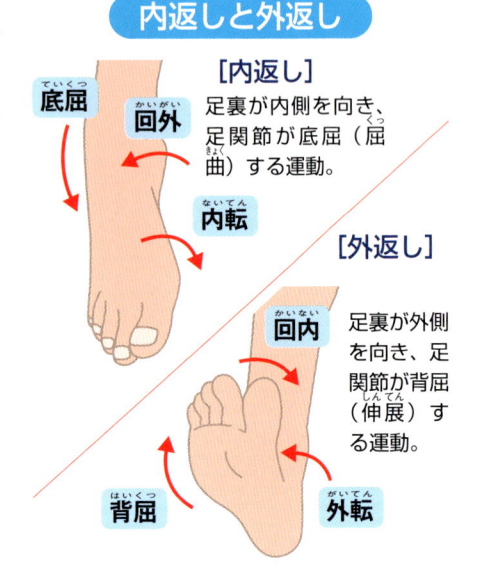

内返しと外返し

[内返し] 足裏が内側を向き、足関節が底屈（屈曲）する運動。

底屈／回外／内転

[外返し] 足裏が外側を向き、足関節が背屈（伸展）する運動。

回内／背屈／外転

各関節の動き

　距腿関節は**背屈（伸展）・底屈（屈曲）のみが可能な関節**だが、その運動軸はわずかだが前額面上では外下方へ、水平面上では前内側へ傾斜している。そのため、背屈運動ではわずかに外転と回内、底屈運動では内転と回外を伴う。その可動域は、背屈で約25度、底屈で約50度といわれる。

　距骨下関節で可能なおもな運動は、**回内・回外、内転・外転運動で、外返しと内返し運動**のおもな要素となる。その可動域は年齢によって差があるが、回外が回内より、外転が内転より大きくなる。

　横足根関節は**内返しと外返しの運動が可能**だが、単独ではその可動域は小さく、通常、距骨下関節などの関節と連動して動く。

　足根中足関節と中足間関節の動きはわずかだが、凸凹の地面に対して足底部を適応させるためには重要である。中足指節関節は**背屈・底屈、内転・外転運動が可能**だが、指節間関節は**屈曲・伸展運動のみが可能**である。

距腿関節・距骨下関節の運動

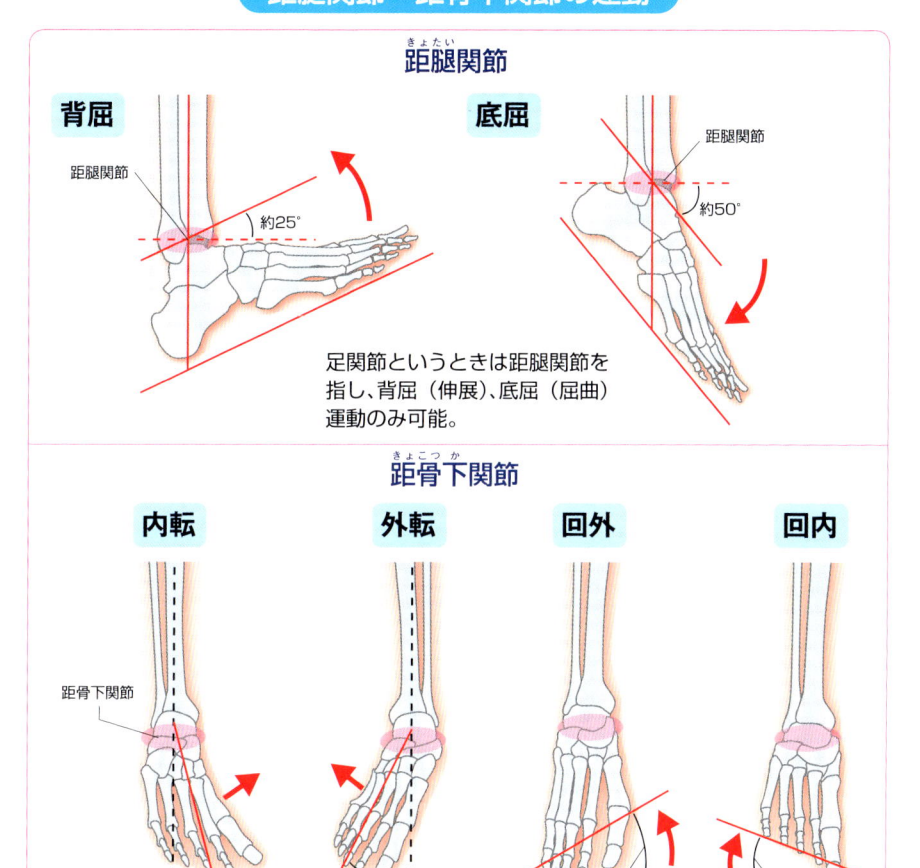

距腿関節

背屈 距腿関節 約25°

底屈 距腿関節 約50°

足関節というときは距腿関節を指し、背屈（伸展）、底屈（屈曲）運動のみ可能。

距骨下関節

内転 距骨下関節 約10°

外転 約20°

回外 約30°

回内 約20°

距骨下関節は距骨下面と踵骨上面の関節で、内転・外転、回外・回内運動が可能。

背屈運動と膝関節の角度

距腿関節の背屈可動域は、膝関節の屈曲位では大きく、伸展位では小さくなります。これは、膝関節の伸展で二関節筋の腓腹筋（ふくらはぎの筋）が緊張し、足関節では底屈へ作用するからです。逆に考えると、腓腹筋のストレッチでは、膝関節の伸展位で足関節を背屈する必要があるわけです。

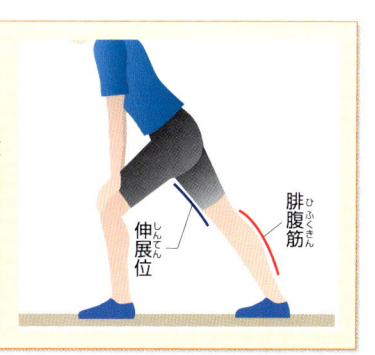

伸展位／腓腹筋

第1章㉑ 足関節から足部の筋

足部に作用する筋

足部の筋は起始の違いにより、外在筋と内在筋に分けられる。

外在筋は足関節より近位に起始を持つ筋

　足関節から足部の関節に作用する筋のうち、足関節より近位に起始を持つ筋を**外在筋**と呼ぶ。
　足関節の背屈方向へ作用するおもな筋は、**前脛骨筋**、**長指伸筋**、**第3腓骨筋**である。前脛骨筋が単独で作用すると、距骨下関節では回外・内転に、また長指伸筋は第2～第5指の背屈に作用する。底屈方向へ作用するおもな筋は、**腓腹筋**、**ヒラメ筋**、**足底筋**である。

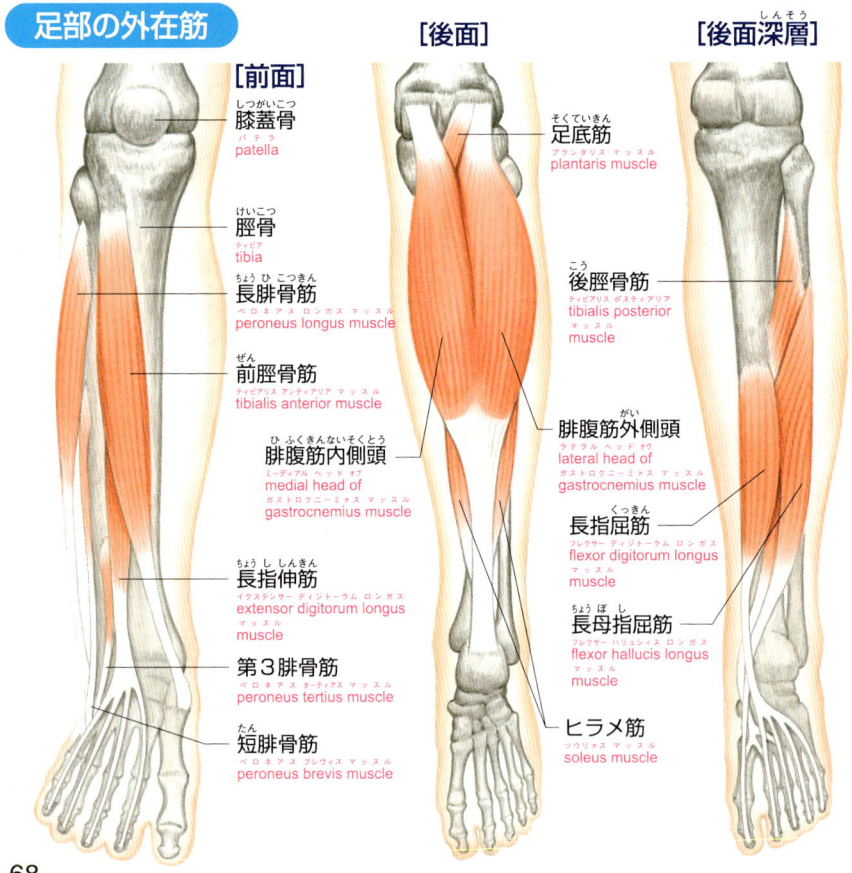

足部の外在筋

[前面]
- 膝蓋骨 patella
- 脛骨 tibia
- 長腓骨筋 peroneus longus muscle
- 前脛骨筋 tibialis anterior muscle
- 腓腹筋内側頭 medial head of gastrocnemius muscle
- 長指伸筋 extensor digitorum longus muscle
- 第3腓骨筋 peroneus tertius muscle
- 短腓骨筋 peroneus brevis muscle

[後面]
- 足底筋 plantaris muscle
- 腓腹筋外側頭 lateral head of gastrocnemius muscle
- ヒラメ筋 soleus muscle

[後面深層]
- 後脛骨筋 tibialis posterior muscle
- 長指屈筋 flexor digitorum longus muscle
- 長母指屈筋 flexor hallucis longus muscle

腓腹筋は、大腿骨内側上顆を起始とする**内側頭**と、大腿骨外側上顆を起始とする**外側頭**の2つから成り、その深層にあるヒラメ筋と合わせて**下腿三頭筋**と呼ばれる。この3つは遠位で合流し、アキレス腱となって踵骨の後部に停止する。

足の内返しに作用するおもな筋は、**後脛骨筋**、**長指屈筋**、**長母指屈筋**で、外返しに作用するおもな筋は、**長腓骨筋**、**短腓骨筋**、**長指伸筋**である。

足関節の動きと作用する筋

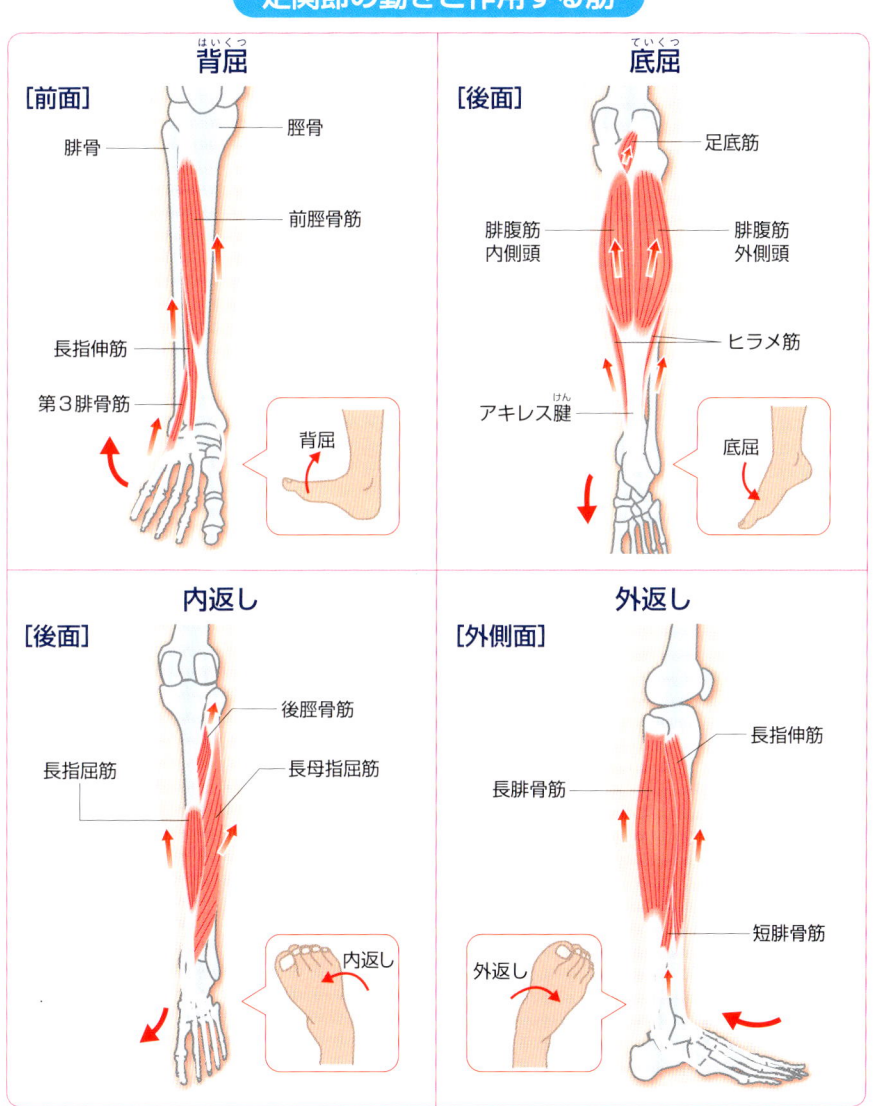

背屈
[前面]
- 腓骨
- 脛骨
- 前脛骨筋
- 長指伸筋
- 第3腓骨筋
- 背屈

底屈
[後面]
- 足底筋
- 腓腹筋内側頭
- 腓腹筋外側頭
- ヒラメ筋
- アキレス腱
- 底屈

内返し
[後面]
- 後脛骨筋
- 長指屈筋
- 長母指屈筋
- 内返し

外返し
[外側面]
- 長指伸筋
- 長腓骨筋
- 短腓骨筋
- 外返し

内在筋は足部に起始を持つ筋

　起始と停止を足部に持つ筋が**内在筋**で、ほとんどは足底部に位置する。手の内在筋と同様の名称と作用を有する筋が多いが、手の筋と違い、**対立運動**（→ P35）を行う筋はなく、手指のような巧緻運動は困難である。
　母指の運動に作用する筋には、**短母指伸筋**、**短母指屈筋**、**母指外転筋**、**母指内転筋**などがあり、第2～第5指に作用する筋には、**短指屈筋**、**虫様筋**、底側と背側の**骨間筋**などがある。小指のみに作用する筋には、**小指外転筋**、**短小指屈筋**などがある。

足部の内在筋（足底）

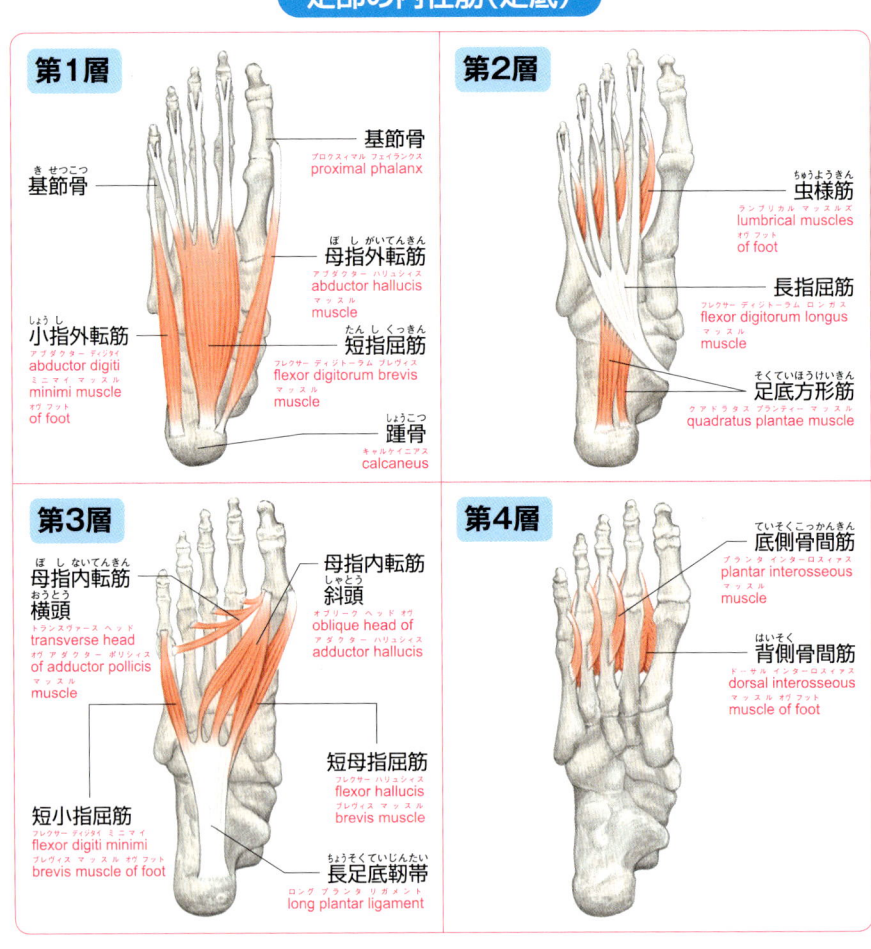

第1層
- 基節骨 proximal phalanx
- 基節骨
- 母指外転筋 abductor hallucis muscle
- 小指外転筋 abductor digiti minimi muscle of foot
- 短指屈筋 flexor digitorum brevis muscle
- 踵骨 calcaneus

第2層
- 虫様筋 lumbrical muscles of foot
- 長指屈筋 flexor digitorum longus muscle
- 足底方形筋 quadratus plantae muscle

第3層
- 母指内転筋 横頭 transverse head of adductor pollicis muscle
- 母指内転筋 斜頭 oblique head of adductor hallucis
- 短小指屈筋 flexor digiti minimi brevis muscle of foot
- 短母指屈筋 flexor hallucis brevis muscle
- 長足底靱帯 long plantar ligament

第4層
- 底側骨間筋 plantar interosseous muscle
- 背側骨間筋 dorsal interosseous muscle of foot

足指の動きと作用する筋

部位	関節の運動方向	基本軸と角度	作用する筋
母指	中足指節(MP)関節の屈曲	伸展 約60° 末節骨 約35° 軸 屈曲 MP関節 基節骨 中足骨	母指外転筋 短母指屈筋
母指	中足指節(MP)関節の伸展		長母指伸筋
母指	指節間(IP)関節の屈曲	伸展 IP関節 軸 0° 約60° 屈曲	長母指屈筋
母指	指節間(IP)関節の伸展		長母指伸筋
足指	中足指節(MP)関節の屈曲	中節骨 MP関節 伸展 約40° 末節骨 約35° 軸 屈曲 基節骨 中足骨	虫様筋 底側骨間筋 背側骨間筋
足指	中足指節(MP)関節の伸展		長指・短指伸筋
足指	近位指節間(PIP)関節の屈曲	伸展 PIP関節 軸 0° 約35° 屈曲	短指屈筋 長指屈筋
足指	近位指節間(PIP)関節の伸展		長指・短指伸筋
足指	遠位指節間(DIP)関節の屈曲	伸展 DIP関節 軸 0° 約50° 屈曲	足底方形筋 長指屈筋
足指	遠位指節間(DIP)関節の伸展		長指・短指伸筋

アキレス腱断裂

アキレス腱断裂は、スポーツ障害の代表的な疾患といえるでしょう。ジャンプの着地や後方へ足を踏み込んだ際に受傷することが多く、「足を蹴られたような感じ」を訴えます。スポーツ競技への早期復帰には縫合術を行うことが多いのですが、復帰には半年近くかかります。

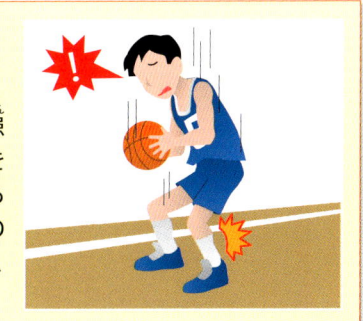

第1章㉒ 足関節から足部のアライメント

足部のつくりと特徴

トラス構造は、圧縮力と張力に耐えられる力学的メリットがある。

内側縦アーチが"土踏まず"を形成

　足部は全体に上方へ隆起し、軽く彎曲した形態で、部分的に**内側縦アーチ**、**外側縦アーチ**、**横アーチ**の3つのアーチが存在する。このうち、内側縦アーチは**"土踏まず"** を形成し、機能的に最も注目すべきアーチである。

　足底には結合組織性の線維帯である足底腱膜があり、踵骨から中足骨頭に向かい、第1～第5基節骨に付着する。内側縦アーチは、踵骨、距骨、舟状骨、3個の楔状骨、第1～第3中足骨で形成され、これらを「弓のさお」、おもに足底腱膜を「弓の弦」というように前後を結びつけてアーチを形成している。

　外側縦アーチは、踵骨、立方骨、第4・第5中足骨で形成され、構成要素自体が楔状（**くさび**）になっている。横アーチは前足部の中足骨頭のすぐ後ろに位置し、遠位足根骨と中足骨基部の形状によって構成される。

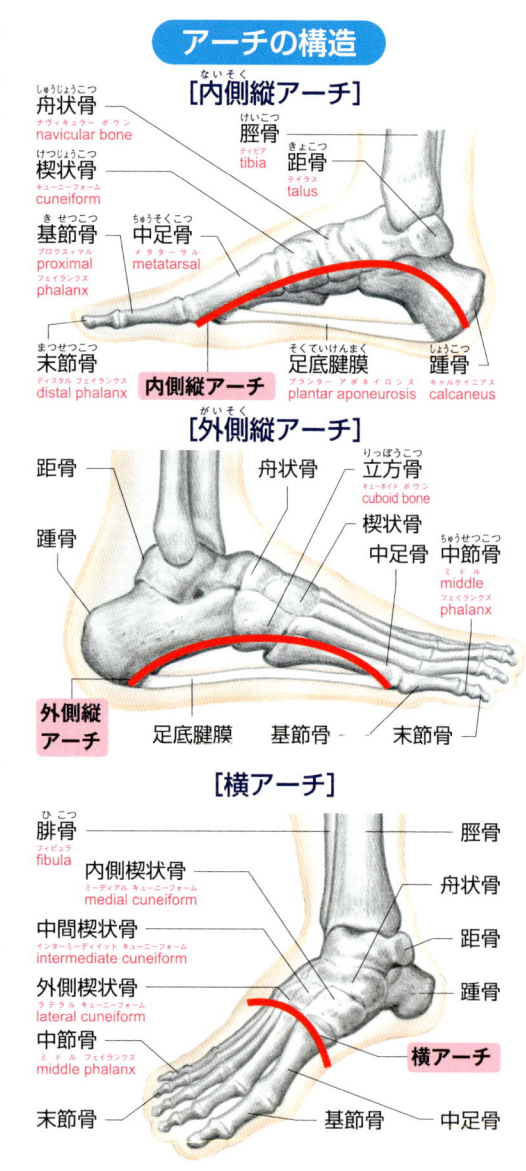

アーチの構造

[内側縦アーチ]

- 舟状骨 ナヴィキュラー ボウン navicular bone
- 楔状骨 キューニーフォーム cuneiform
- 基節骨 プロキシマル フェイランクス proximal phalanx
- 中足骨 メタターサル metatarsal
- 脛骨 ティビア tibia
- 距骨 タラス talus
- 末節骨 ディスタル フェイランクス distal phalanx
- 内側縦アーチ
- 足底腱膜 プランター アポネイロシス plantar aponeurosis
- 踵骨 キャルケイニアス calcaneus

[外側縦アーチ]

- 距骨
- 踵骨
- 舟状骨
- 立方骨 キューボイド ボウン cuboid bone
- 楔状骨
- 中足骨
- 中節骨 ミドル フェイランクス middle phalanx
- 外側縦アーチ
- 足底腱膜
- 基節骨
- 末節骨

[横アーチ]

- 腓骨 フィビュラ fibula
- 内側楔状骨 ミーディアル キューニーフォーム medial cuneiform
- 中間楔状骨 インターミーディエット キューニーフォーム intermediate cuneiform
- 外側楔状骨 ラテラル キューニーフォーム lateral cuneiform
- 中節骨 ミドル フェイランクス middle phalanx
- 末節骨
- 脛骨
- 舟状骨
- 距骨
- 踵骨
- 横アーチ
- 基節骨
- 中足骨

足底腱膜が連結棒の役割

「トラス」とは三角形を組み合わせた骨組みのことで、足部の縦アーチにもこのトラス機構が活かされている。つまり、**足底腱膜が後足部の踵骨と前足部の中足骨という2つの梁(はり)を結びつける連結棒**となっている。

トラスの力学的メリットは、**圧縮力と張力に耐えられる構造**であることである。体重が上から足部に圧縮力としてかかると、トラス構造により後足部と前足部が引き離される張力に変換される。結合組織性の足底腱膜はその張力に抵抗し、連結棒として前足部と後足部を近づけるように働き、体重が足部にかかってもアーチの形状が維持されるのである。

トラス機構の原理

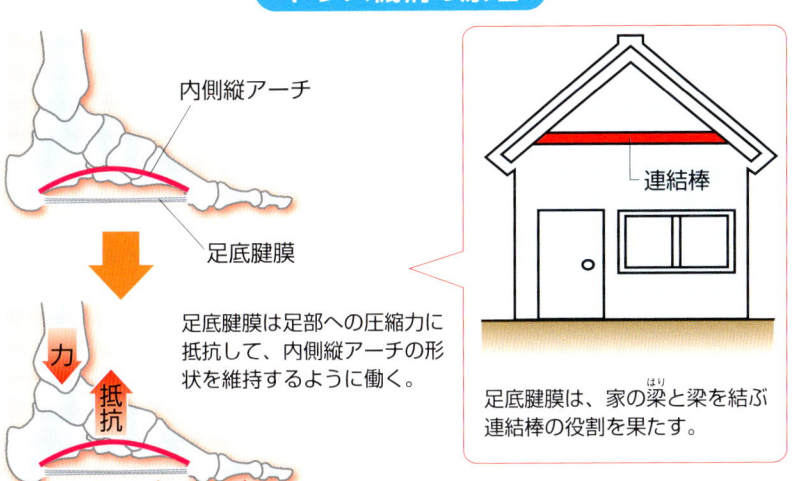

内側縦アーチ

足底腱膜

力 / 抵抗

足底腱膜は足部への圧縮力に抵抗して、内側縦アーチの形状を維持するように働く。

連結棒

足底腱膜は、家の梁(はり)と梁を結ぶ連結棒の役割を果たす。

アーチのメリット

アーチ構造の建築工法は、ローマ帝国時代に構築されたといわれており、これは柱と梁の建築技術を超えた革新的なものです。柱と梁の構造は上部からの重みによって伸張と圧縮両方の負荷を受けるのに対し、アーチ構造はすべて圧縮力に変換してしまうため、大きな負荷に耐えられます。

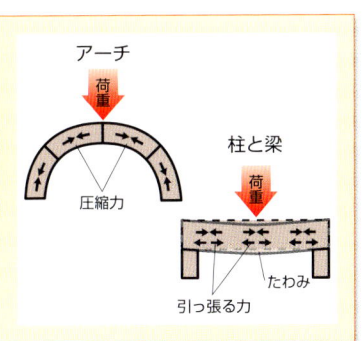

アーチ / 荷重 / 圧縮力

柱と梁 / 荷重 / たわみ / 引っ張る力

第1章㉓　アーチの機能的役割

アーチのしくみと機能

足底腱膜のスプリング作用によって、荷重や衝撃を吸収することができる。

内側縦アーチの機能

　アーチ、とくに内側縦アーチの機能は、**荷重と衝撃の吸収作用**である。内側縦アーチは、足底腱膜の結合組織としての弾性と張力、および骨の形状という他動的な力と、筋力による自動的な力により支えられている。足部に体重がかかると、内側縦アーチを介して主として踵部と母指球に力が分散される。つまり、足底腱膜がスプリングのように働き、体重を吸収・分散させるのである。

　具体的には、立位時に足部にかかる圧迫力は踵部が60％、前足部が28％、中足部が8％になるといわれている。また、前脛骨筋、後脛骨筋は内側縦アーチを引き上げるように働くと考えられるが、衝撃吸収作用の主体は**足底腱膜のスプリング作用**である。

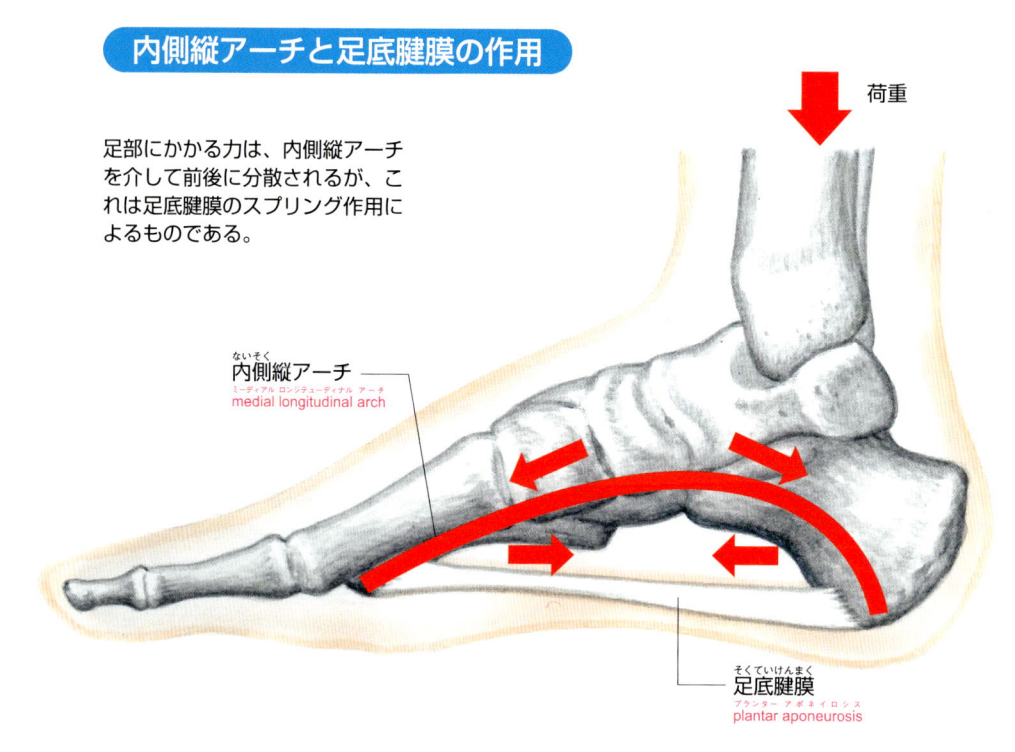

内側縦アーチと足底腱膜の作用

足部にかかる力は、内側縦アーチを介して前後に分散されるが、これは足底腱膜のスプリング作用によるものである。

荷重

内側縦アーチ
medial longitudinal arch

足底腱膜
plantar aponeurosis

ウィンドラスメカニズム

　歩行のヒールオフ（踵離地）では、中足指節関節は他動的に背屈する。足底腱膜は中足指節関節を越えて基節骨に付着するため、巻き上げ機で巻かれるケーブルのように中足骨頭を介して足底腱膜を引っ張る。この機構が**ウィンドラスメカニズム**で、踵骨を前足部に近づけ、縦アーチを高くする。

　足底腱膜は、体重の1.7～3倍の伸張力にも耐えられる**縦配列のコラーゲン線維**でできており、負荷が加わるにつれてその強度を高め、変形に耐えられるようになる。そして、巻き上げ機構により、つなぎ棒である足底腱膜の前足部の張力は後足部に移動し、後足部を前足部に引きつけ、プッシュオフに必要な硬い足部を作り上げているのある。

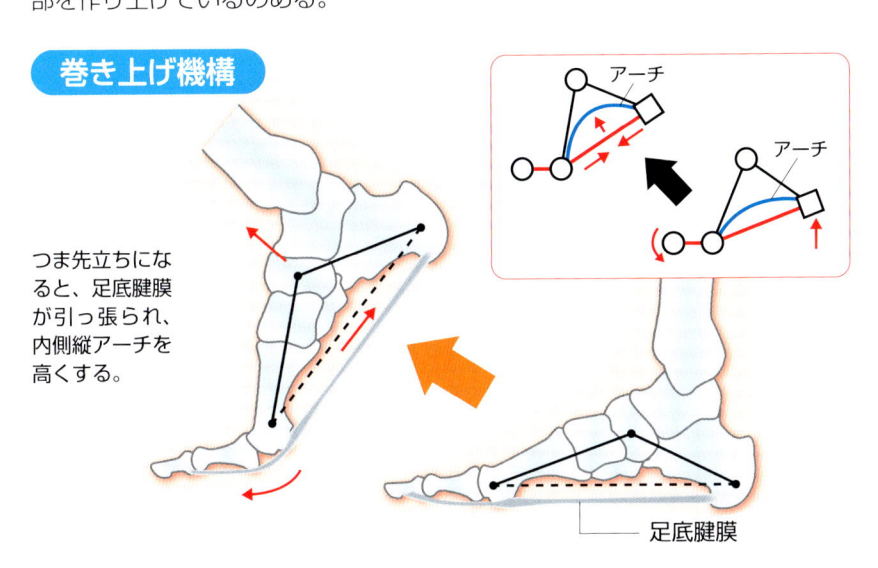

巻き上げ機構

つま先立ちになると、足底腱膜が引っ張られ、内側縦アーチを高くする。

アーチ
アーチ
足底腱膜

巻き上げ機・ウィンチの原理

巻き上げ機やウィンチは、テコの原理を利用した機器です。ウィンチの外縁に加わった力は、軸からの距離によって大きな力に変換され、重い物を引き上げたり、井戸から水をくみ上げたりすることに利用されました。ロープやケーブルを使用したテコの代表です。

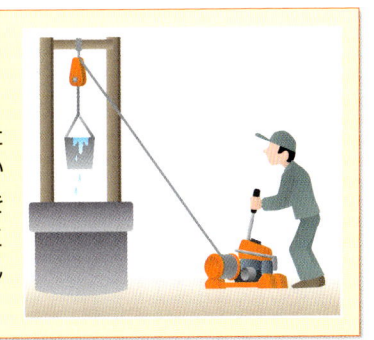

第1章㉔ 脊椎の構造

脊柱のつくり

●脊柱（背骨）は、椎骨と椎間板が積み重なってできている。

脊柱＝背骨のこと

　脊柱は、7個の頸椎、12個の胸椎、5個の腰椎、5個の仙椎、3〜5個の尾椎と上下を連結する椎間板から成る。仙椎と尾椎は、成人ではそれぞれ癒合して仙骨、尾骨を形成し、そして頭蓋と骨盤を連結し、全身の支持の要となる。

　標準的な椎骨は、前方（腹側）の椎体と後方（背側）の椎弓に分けられる。その間には椎孔があり、上下に連続して脊柱管を形成し、その中を脊髄が走行している。

体幹とコアトレーニング

解剖学では、頭部、頸部、胸部、腹部、骨盤部を体幹、上肢と下肢を体肢と分類しています（体幹から頭部を除く分類もある）。その体幹を支えているのが脊柱で、最近は体幹にある深部の筋を意識的に鍛えるトレーニングをコア（核）トレーニングと呼び、スポーツ界などで注目されています。

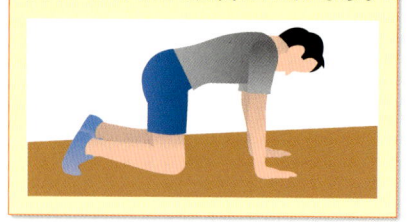

脊柱の構造

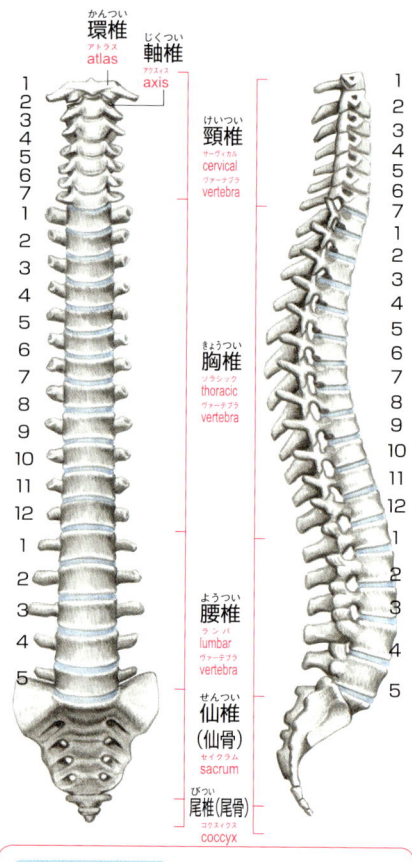

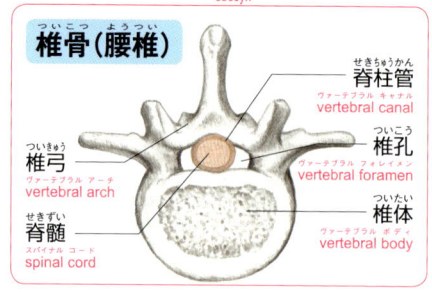

環椎 atlas
軸椎 axis
頸椎 cervical vertebra
胸椎 thoracic vertebra
腰椎 lumbar vertebra
仙椎（仙骨）sacrum
尾椎（尾骨）coccyx

椎骨（腰椎）

脊柱管 vertebral canal
椎孔 vertebral foramen
椎弓 vertebral arch
椎体 vertebral body
脊髄 spinal cord

脊柱の生理的弯曲と年齢推移

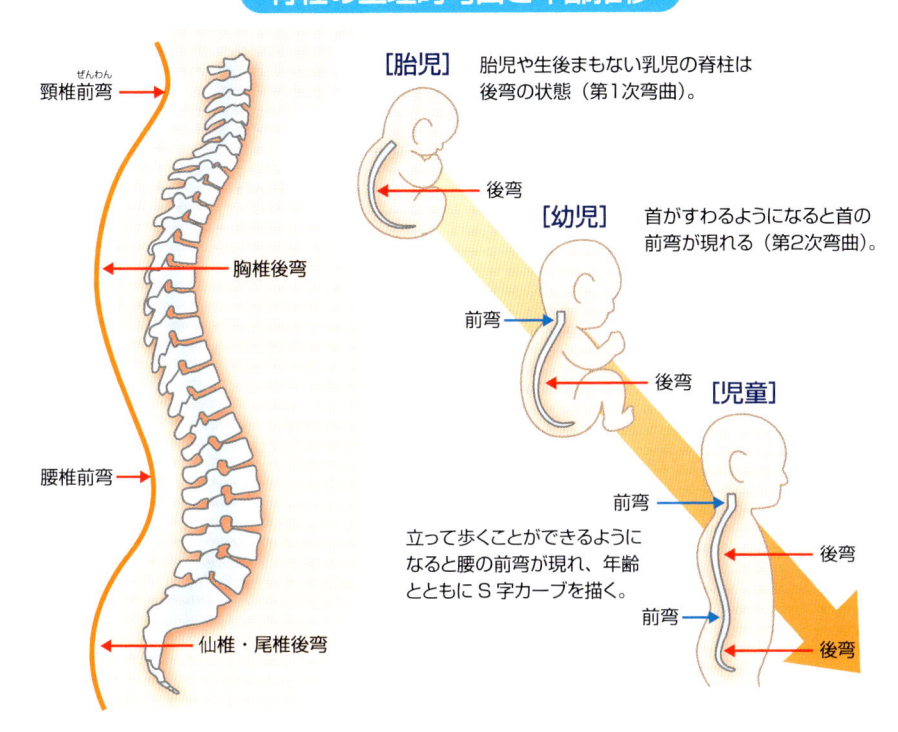

[胎児] 胎児や生後まもない乳児の脊柱は後弯の状態（第1次弯曲）。

[幼児] 首がすわるようになると首の前弯が現れる（第2次弯曲）。

[児童] 立って歩くことができるようになると腰の前弯が現れ、年齢とともにS字カーブを描く。

脊柱の各部位：頸椎前弯、胸椎後弯、腰椎前弯、仙椎・尾椎後弯

脊柱の生理的弯曲

　自然立位で、脊柱は前額面上では直線だが、矢状面上では一連の弯曲があり、これを**脊柱の生理的弯曲**という。頸椎や腰椎では前方凸でこれを**前弯**、また胸椎と仙骨・尾骨部では後方凸でこれを**後弯**という。

　生理的弯曲は、脊柱の屈曲（前屈）・伸展（後屈）により変化する。伸展した際には頸椎と腰椎の前弯は増強し、胸椎の後弯は減少する。反対に、屈曲した際には頸椎と腰椎の前弯は減少し、胸椎の後弯は増強する。

　弾力性を伴う交互の生理的弯曲は**アーチ**のように働き、垂直に加わる荷重を分散させ、荷重をしなやかに受け止めるのに適している。

　脊柱の生理的弯曲は、年齢により変化する。胎児の脊柱は全体に後弯だが、頸椎の前弯は頸部の伸筋が発達して首がすわり、座位が可能となると形成される。

　また、腰椎の前弯は股関節の屈筋群が発達し、腰椎を前方へ引きつけるように働き、立位が可能になると形成され、重心が安定してくる。

第1章㉕ 脊柱のアライメント

脊柱の骨の配列異常

脊柱のアライメントの異常は、重心線の変化をもたらす。

アライメントの正常・異常

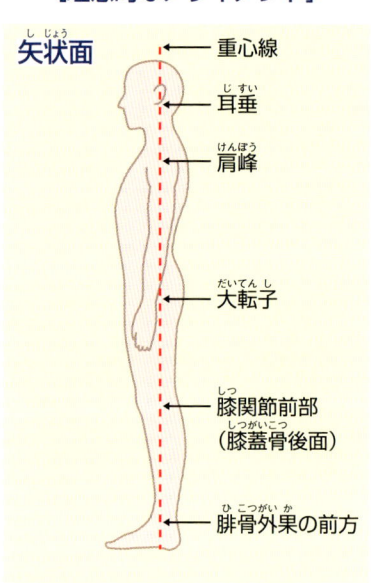

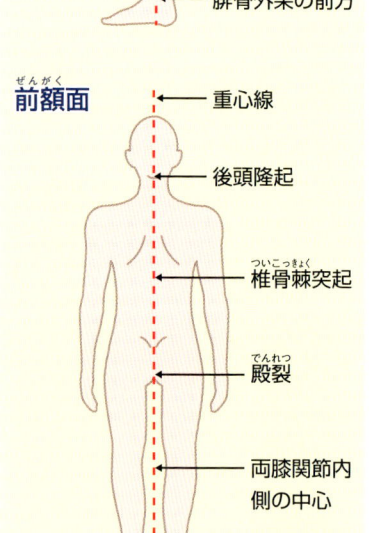

[理想的なアライメント]

矢状面
- 重心線
- 耳垂
- 肩峰
- 大転子
- 膝関節前部（膝蓋骨後面）
- 腓骨外果の前方

前額面
- 重心線
- 後頭隆起
- 椎骨棘突起
- 殿裂
- 両膝関節内側の中心
- 両脛骨内果間の中心

[矢状面上でのアライメント異常]

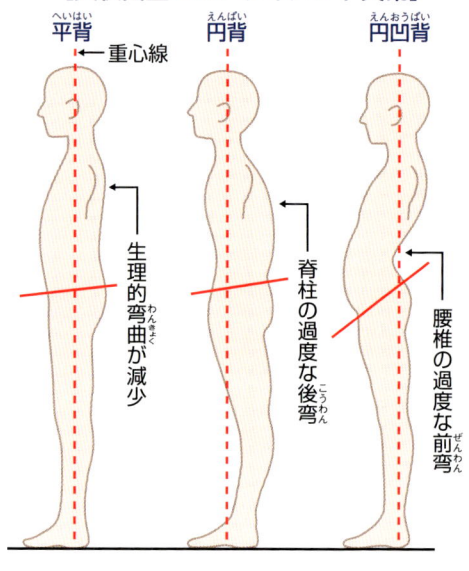

- **平背**：重心線、生理的弯曲が減少
- **円背**：脊柱の過度な後弯
- **円凹背**：腰椎の過度な前弯

[前額面上でのアライメント異常]

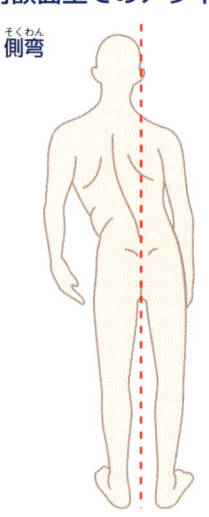

側弯

脊柱が側方に曲がったりねじれたりする状態。機能性側弯には、疼痛性側弯や代償性側弯などがある。

重心とアライメント

　身体の重心は**仙骨のやや前方**にあり、成人男性では身長の約56%、女性では約55%の位置となる。小児の重心は成人より頭部に近いため、立位・歩行時にバランスが悪くなる。

　立位姿勢での理想的なアライメント（→ P123）は**重心線とほぼ同じ**で、矢状面上では上から、耳垂のやや後方・肩峰・大転子・膝蓋骨後面・腓骨外果前方を通過する位置といわれ、前額面上では、後頭隆起（後方から見て頭蓋骨の左右の中心）・椎骨棘突起（椎弓後方の突起）・殿裂・両膝関節内側の間の中心・脛骨内果の間の中心を通過する位置といわれる。

　このような立位姿勢は、身体各部位への負担が少なく、筋の収縮も必要最小限のため、**エネルギー効率からも優れた姿勢**といえる。

不良な立位姿勢

　脊柱の生理的弯曲から逸脱した姿勢は、健常な人にも見られる。

　矢状面上での異常姿勢のタイプには、生理的弯曲が減少した状態の**平背**、脊柱全体が過度に後弯した**円背**、腰椎の過度な前弯を胸椎の後弯で代償した**円凹背**などがある。これらアライメントの異常は、脊柱の各部位と重心線の位置関係を変化させるため、筋や靭帯、骨、椎間板などのストレスを増加させ、腰痛などの原因となる。

　前額面上の脊柱のアライメント異常には**側弯**がある。一般的な**機能性側弯**には、腰痛などを回避するために生じる**疼痛性側弯**や、脚長差（左右の脚の長さの不均衡）などで生じる**代償性側弯**が多く見られる。

「よい姿勢」とは

よい姿勢の定義は、評価する視点で異なります。力学的視点では、重心線が支持基底面の中心に近いほど安定したよい姿勢です。生理学的視点では、疲労しにくいのがよい姿勢と考えられますが、長時間同じ姿勢でいると筋疲労が生じるため、少しずつ姿勢を変化させたほうがよいとされます。

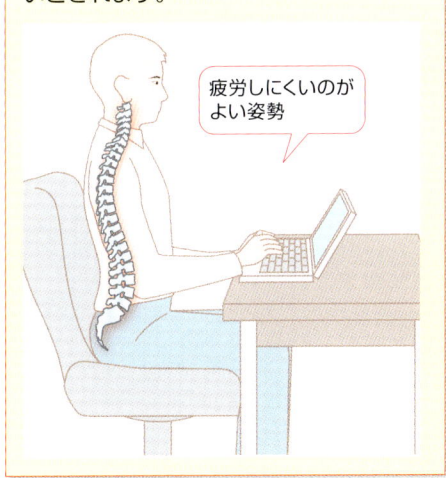

疲労しにくいのがよい姿勢

第1章㉖ 脊椎の連結

脊柱の靭帯と椎間板

▶ 椎間板には、安定性の向上、衝撃緩衝作用などの機能がある。

脊柱の靭帯

　椎骨を連結する靭帯には、**上下2個の椎骨を連結するものと全椎骨を通して連結するもの**がある。**黄色靭帯**は上位の椎弓から下位の椎弓を結び、屈曲を制限し、椎間板を保護している。**項靭帯**は、重い頭部を支持する重要な役割を担い、後頭骨と第7頸椎棘突起までを結び、それより下位では棘上靭帯として上下の隣接する棘突起間にある。

　後縦靭帯は全椎体の後面全長を走行する靭帯、**前縦靭帯**は全椎体の前面全長を走行する靭帯で、椎間板と結びつき、**脊柱全体の安定化機構**として重要な働きにかかわっている。

椎骨を連結する靭帯

前縦靭帯 anterior longitudinal ligament
椎体 vertebral body
後縦靭帯 posterior longitudinal ligament
黄色靭帯 ligamenta flava
棘上靭帯 supraspinal ligament
椎間板 intervertebral disc
棘突起 spinous process
髄核 nucleus pulposus
線維輪 anulus fibrosus
棘間靭帯 interspinal ligament

後頭骨
第1頸椎（環椎）
第2頸椎（軸椎）
項靭帯
第7頸椎
第1胸椎
棘上靭帯

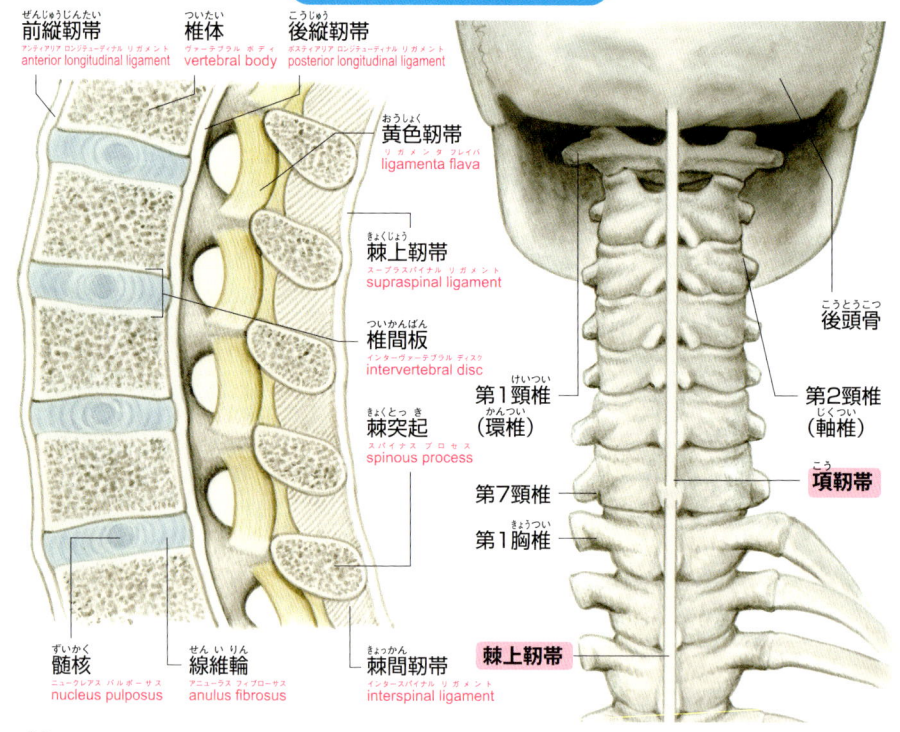

80

椎間板の構造

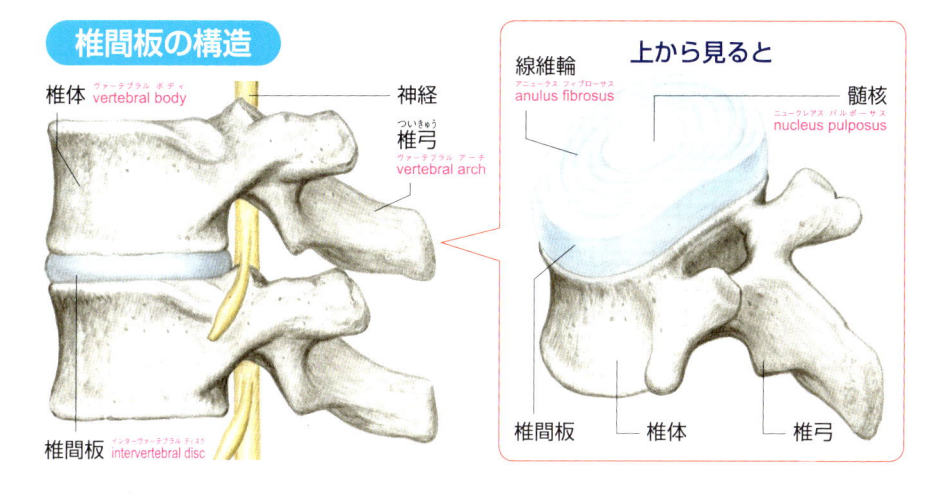

椎体 vertebral body
神経
椎弓 vertebral arch
椎間板 intervertebral disc

上から見ると

線維輪 anulus fibrosus
髄核 nucleus pulposus
椎間板　椎体　椎弓

椎間板（椎間円板）の機能

　椎間板（椎間円板）は上下の椎体の間にある組織で、線維が交互に走行する**線維輪**と中心部の**髄核**から成る。髄核は70％以上の水分を含むゲル状の物質、線維輪は交互に異なる方向に縦走する結合組織性線維層で、上下の椎体と強固に連結している。

　椎間板の機能は、**上下の椎体の連結**、**安定性の向上**、**衝撃緩衝作用**である。椎間板に荷重が加わると、大部分が水分である髄核は圧縮されずに線維輪に向かって放射状に変形し、線維輪の張力を高める。その線維輪の張力により髄核の放射状の膨張力は抑制され、衝撃伝達速度が減速されて衝撃が吸収される。

　腰椎椎間板の線維輪の線維は斜めに走行し、10～20層から成る。隣接する線維層の線維は互いに反対方向に走行するため、引っ張りや剪断、ひねりなど、いろいろな方向の力に対して抵抗できる。

腰椎椎間板ヘルニア

脱出した椎間板組織が神経を圧迫して腰痛や下肢痛を発生させる疾患です。好発年齢は20歳代～40歳代、好発部位は第4～第5腰椎間で、加齢に伴う退行変性にスポーツなどの力学的負荷が誘因となって発症します。重症になると、運動麻痺や感覚麻痺を生じることもあります。

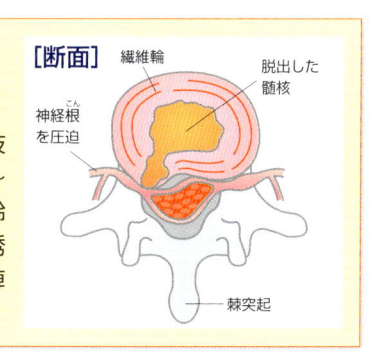

［断面］
繊維輪
脱出した髄核
神経根を圧迫
棘突起

第1章　部位別 筋肉・関節の構造と働き／脊柱

第1章 ㉗ 頸椎の構造

頸椎の動きと作用する筋

頸椎は屈曲・伸展、回旋、側屈運動が可能。

頸椎の形態と運動

7個の頸椎は前弯を示すように連結しているが、第1・第2頸椎は他の下位頸椎と形態が異なる。第1頸椎は**環椎**と呼ばれ、輪状の形態で後頭骨（頭蓋骨の後ろの部分）と関節を形成する。**軸椎**と呼ばれる第2頸椎は、前上面に歯突起が突出し環椎にはまり込んでいる（**環軸関節**）。第3頸椎以下は、前方の椎体と後方の椎弓から形成される。

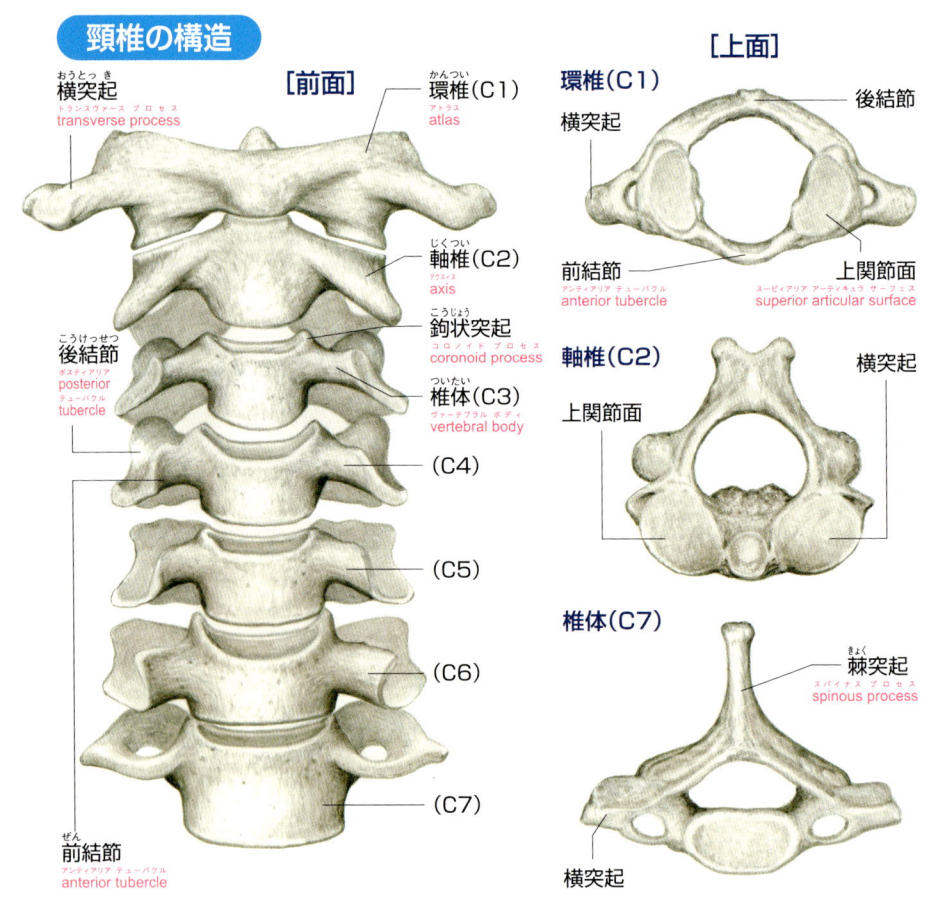

頸椎の構造

[前面]

- 横突起 transverse process
- 環椎（C1） atlas
- 軸椎（C2） axis
- 鉤状突起 coronoid process
- 後結節 posterior tubercle
- 椎体（C3） vertebral body
- （C4）
- （C5）
- （C6）
- （C7）
- 前結節 anterior tubercle

[上面]

環椎（C1）
- 横突起
- 後結節
- 前結節 anterior tubercle
- 上関節面 superior articular surface

軸椎（C2）
- 上関節面
- 横突起

椎体（C7）
- 棘突起 spinous process
- 横突起

頸椎は、**屈曲・伸展、回旋、側屈の三次元の運動が可能**。頸椎は、安静位で30〜35度前弯を示し、屈曲が約70〜80度、伸展が50〜60度可能（中間位では30〜35度を加減）。回旋は左右にそれぞれ90度可能だが、その約半分は環軸関節で、残りの半分は第2〜第7頸椎で行われる。側屈は左右にそれぞれ約40度可能だが、この運動のほとんどは第2〜第7頸椎で行われる。

頸椎の動き

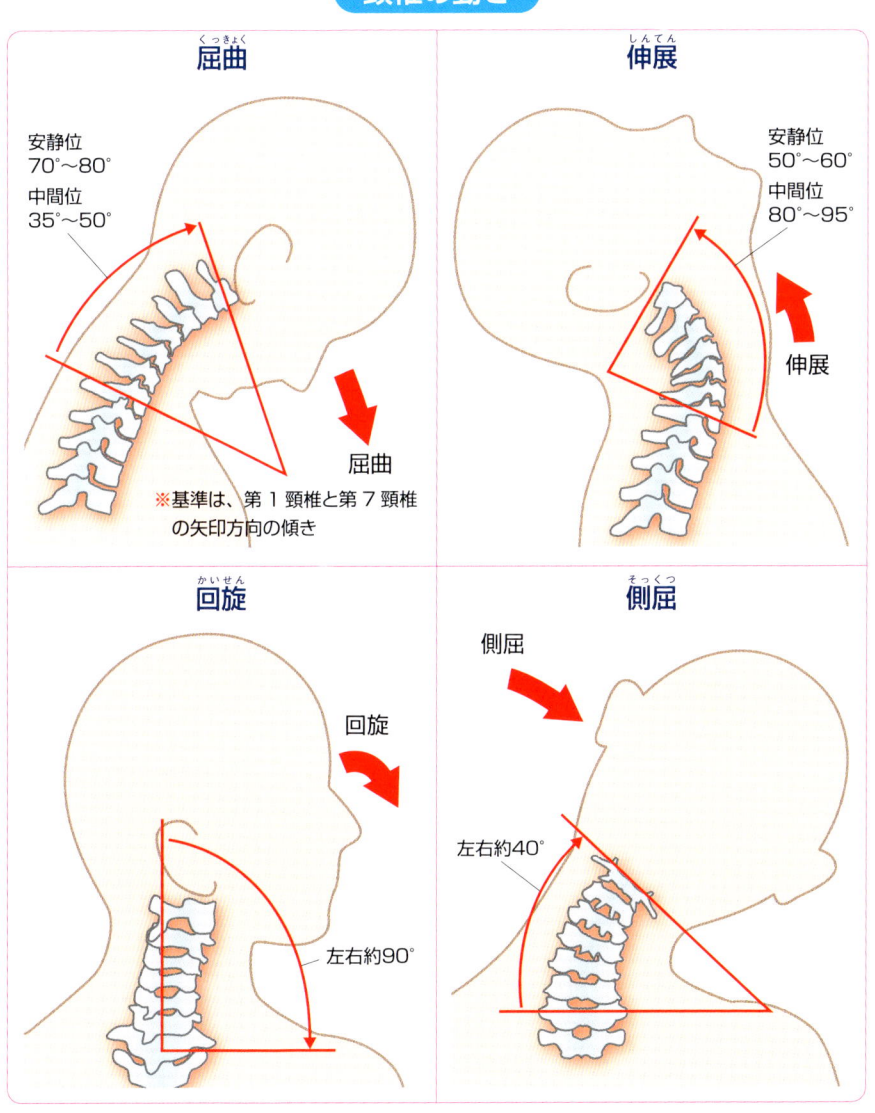

屈曲
安静位 70°〜80°
中間位 35°〜50°
屈曲
※基準は、第1頸椎と第7頸椎の矢印方向の傾き

伸展
安静位 50°〜60°
中間位 80°〜95°
伸展

回旋
回旋
左右約90°

側屈
側屈
左右約40°

頸部の筋の働き

　頸部の運動に作用する筋は、大きく頸部（腹側）の筋と背部の筋に分けられる。**体幹の筋は左右一対で存在し**、左右一対の同じ筋が同時に収縮すると矢状面上の屈曲・伸展運動となり、左右どちらか一方だけの収縮では側屈や回旋運動となることが多くなる。

　頸部の浅層にある**胸鎖乳突筋**は目立つ筋で、下方では胸骨と鎖骨を起始として、側頭骨（頭蓋骨の両脇の骨）の**乳様突起**と呼ばれる突起に停止する。左右一対あり、一方のみが収縮すると反対側への回旋と同側への側屈作用となり、左右同時に収縮すると頸部の肢位の違いで、屈曲・伸展どちらにも作用する。

頸部にかかわる筋

[胸鎖乳突筋] sternocleidomastoid muscle — 前面（鎖骨 clavicle、胸骨 sternum、肋骨 rib、C1〜C7）

[頭板状筋・頸板状筋] splenius capitis muscle / splenius cervicis muscle — 後面（頭板状筋、頸板状筋、C1〜C7、T1〜T6）

[前斜角筋] anterior scalene muscle — 前面（C1〜C7、第1肋骨 first rib）

[中斜角筋] middle scalene muscle — 前面（C1〜C7）

[後斜角筋] posterior scalene muscle — 前面（C1〜C7、第2肋骨）

頸椎の動きと作用する筋

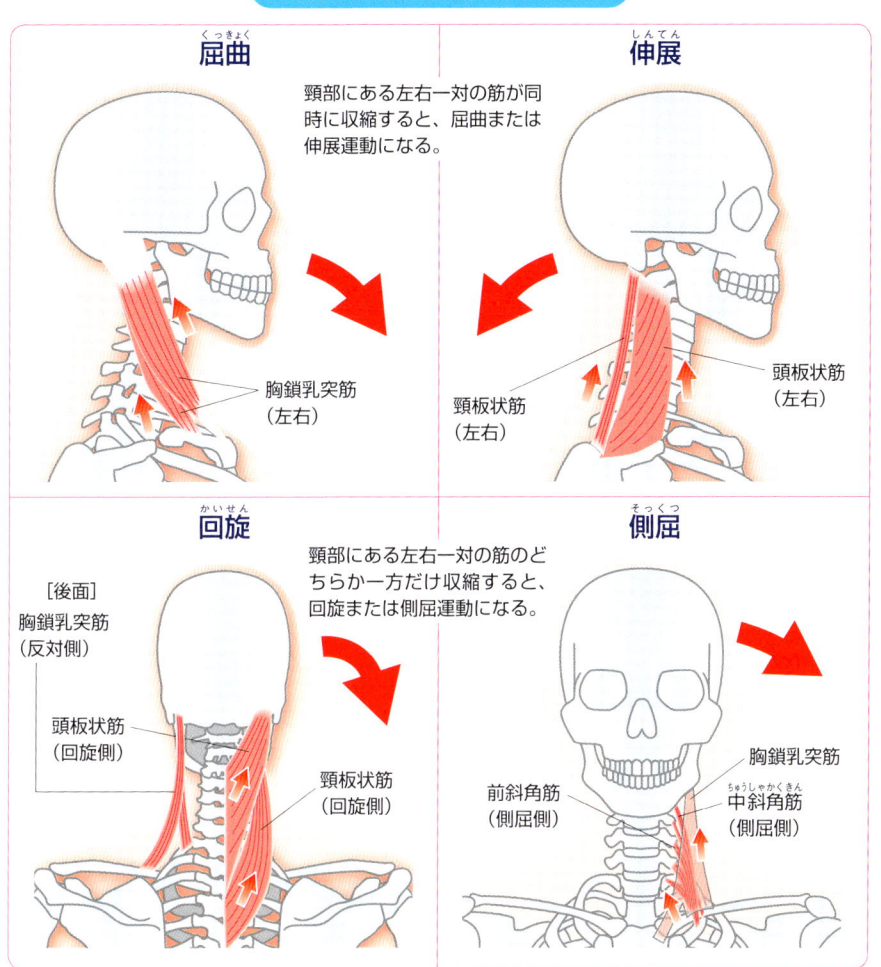

屈曲
頸部にある左右一対の筋が同時に収縮すると、屈曲または伸展運動になる。

胸鎖乳突筋（左右）

伸展
頸板状筋（左右）
頭板状筋（左右）

回旋
頸部にある左右一対の筋のどちらか一方だけ収縮すると、回旋または側屈運動になる。

［後面］
胸鎖乳突筋（反対側）
頭板状筋（回旋側）
頸板状筋（回旋側）

側屈
前斜角筋（側屈側）
胸鎖乳突筋
中斜角筋（側屈側）

頸部の回旋と眼球運動

頸部の回旋は、両側で約180度の可動域を有します。眼球の水平運動は両眼で合計150〜160度といわれ、頸部の回旋可動域と眼球の水平運動を組み合わせると、その視野はほぼ360度近くにもなります。実際には、振り向き動作は体幹の回旋が加わるため、人間は楽に360度を見渡せます。

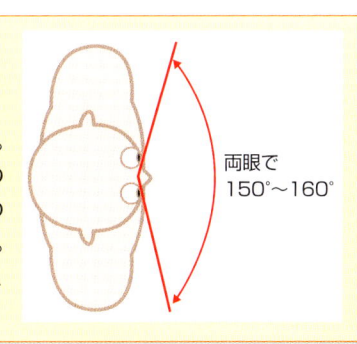

両眼で150°〜160°

第1章 部位別 筋肉・関節の構造と働き／脊柱

胸郭・腰椎のしくみ

第1章㉘ 胸郭・腰椎の構造

胸椎は屈曲・伸展、回旋、側屈運動が可能。

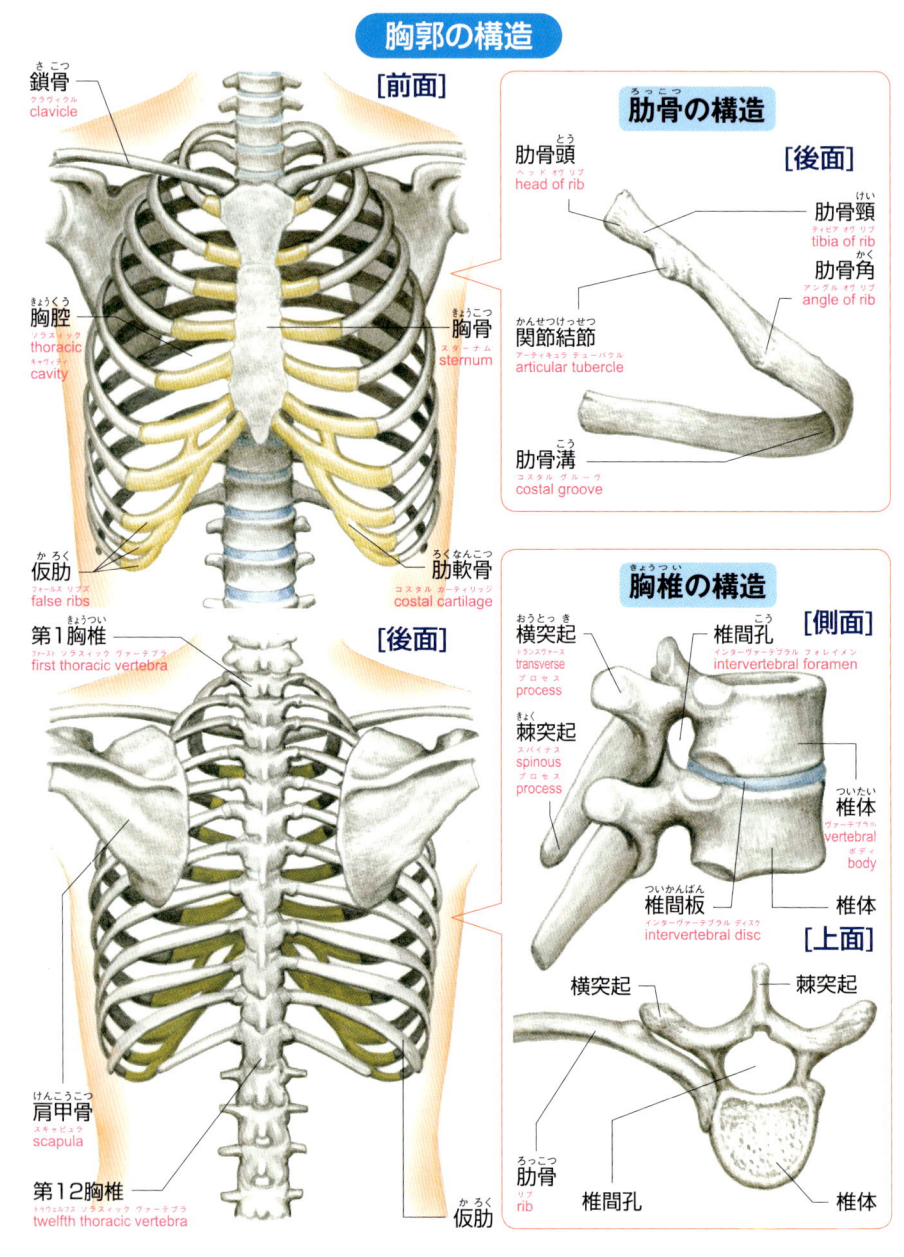

胸郭の構造

[前面]
- 鎖骨（クラヴィクル）clavicle
- 胸腔（ソラシック キャヴィティ）thoracic cavity
- 胸骨（スターナム）sternum
- 仮肋（フォールス リブズ）false ribs
- 肋軟骨（コスタル カーティリッジ）costal cartilage

[後面]
- 第1胸椎（ファースト ソラシック ヴァーテブラ）first thoracic vertebra
- 肩甲骨（スキャピュラ）scapula
- 第12胸椎（トゥウェルフス ソラシック ヴァーテブラ）twelfth thoracic vertebra
- 仮肋

肋骨の構造

[後面]
- 肋骨頭（ヘッド オヴ リブ）head of rib
- 肋骨頸（ティビア オヴ リブ）tibia of rib
- 肋骨角（アングル オヴ リブ）angle of rib
- 関節結節（アーティキュラ テューバクル）articular tubercle
- 肋骨溝（コスタル グルーヴ）costal groove

胸椎の構造

[側面]
- 横突起（トランスヴァース プロセス）transverse process
- 棘突起（スパイナス プロセス）spinous process
- 椎間孔（インターヴァーテブラル フォレイメン）intervertebral foramen
- 椎体（ヴァーテブラル ボディ）vertebral body
- 椎間板（インターヴァーテブラル ディスク）intervertebral disc
- 椎体

[上面]
- 横突起
- 棘突起
- 肋骨（リブ）rib
- 椎間孔
- 椎体

胸郭の構造と呼吸運動

胸郭は12個の胸椎、12対の肋骨、1個の胸骨から成る。胸郭に囲まれる内腔を胸腔といい、心臓や肺、食道、大血管などの重要臓器を収める保護器官となる。

肋骨は後方で胸椎、前方で胸骨と連結し、胸郭の側壁を作る扁平長骨で、胸骨は胸郭前方にある扁平骨で鎖骨と関節を形成する。12対の肋骨のうち、下位5対は胸骨と直接の連結はなく、仮肋と呼ばれる。胸郭は、吸気で左右、前後、上下方向に拡大する。

呼吸運動の形式のうち、**腹式呼吸は横隔膜の運動が主体の呼吸**で、腹部の動きが顕著となる。それに対して**胸式呼吸は、肋間筋による胸部運動が主体の呼吸**で、胸部の動きが顕著となる。一般的に、男性は腹式呼吸の傾向が強く、女性は胸式呼吸の傾向が強いといわれている。

腹式呼吸と胸式呼吸

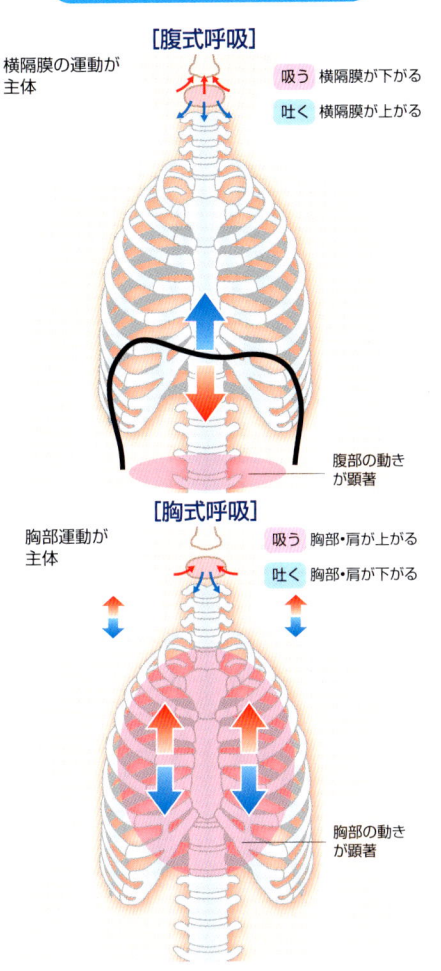

[腹式呼吸]
横隔膜の運動が主体
吸う 横隔膜が下がる
吐く 横隔膜が上がる
腹部の動きが顕著

[胸式呼吸]
胸部運動が主体
吸う 胸部・肩が上がる
吐く 胸部・肩が下がる
胸部の動きが顕著

第1章 部位別 筋肉・関節の構造と働き／脊柱

「腰を回す」のは胸椎の回旋

スポーツでは、よく「腰を回す」ような動作指導を受けることがあると思います。しかし、腰（腰椎）での回旋可動域はわずか5度しかありません。じつは、「腰を回す」ような体幹の回旋動作のほとんどは、腰よりも上部脊柱で行われているのです。

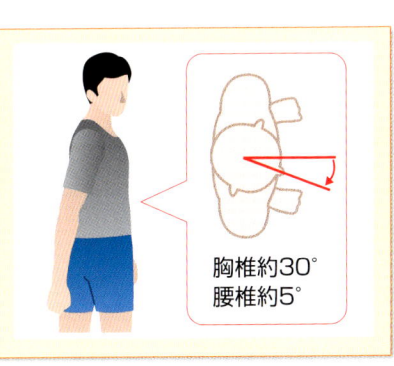

胸椎約30°
腰椎約5°

腰椎の構造

腰椎は、上半身の体重などに耐えられるように**強固な力学的構造**を有し、第5腰椎は脊椎の中で最大である。第3・第4腰椎間の椎間板にかかる圧力は、立位を100％として臥位（寝た状態）が最も低く、立位で前屈すると約150％となり、座位での前屈はさらに高くなる。

第3腰椎にかかる負荷

起立位での第3腰椎にかかる負荷を100％としたときの数値

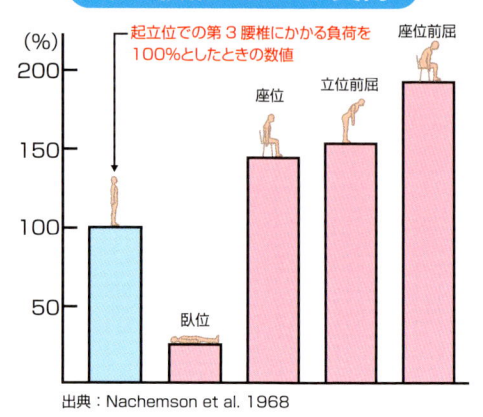

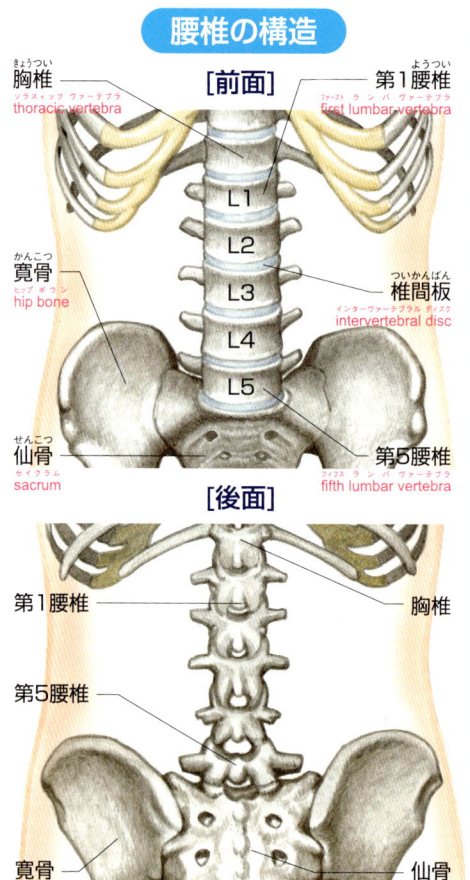

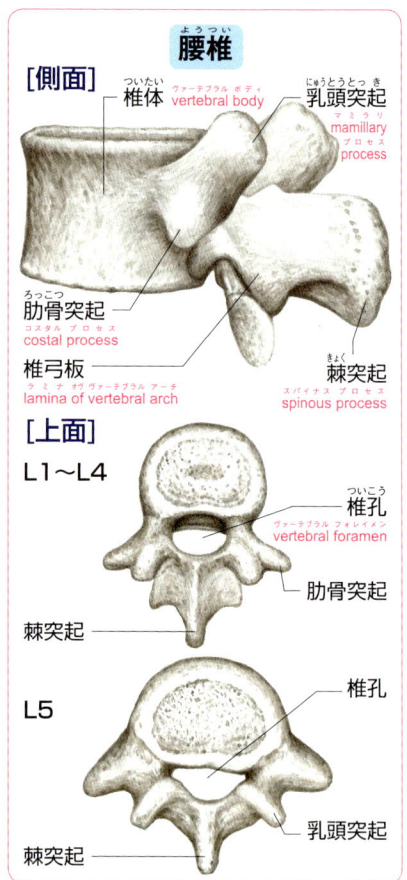

- 臥位
- 座位
- 立位前屈
- 座位前屈

出典：Nachemson et al. 1968

腰椎の構造

［前面］
- 胸椎 thoracic vertebra
- 第1腰椎 first lumbar vertebra
- L1, L2, L3, L4, L5
- 寛骨 hip bone
- 椎間板 intervertebral disc
- 仙骨 sacrum
- 第5腰椎 fifth lumbar vertebra

［後面］
- 第1腰椎
- 胸椎
- 第5腰椎
- 寛骨
- 仙骨

腰椎

［側面］
- 椎体 vertebral body
- 乳頭突起 mamillary process
- 肋骨突起 costal process
- 椎弓板 lamina of vertebral arch
- 棘突起 spinous process

［上面］

L1〜L4
- 椎孔 vertebral foramen
- 肋骨突起
- 棘突起

L5
- 椎孔
- 乳頭突起
- 棘突起

胸椎とその運動

　胸椎は前方に椎体、後方に椎弓を有し、肋骨と肋椎関節、肋横突起関節で結びつき、**屈曲・伸展、回旋、側屈運動の三次元の運動が可能**である。

　胸椎の椎間１つ１つの可動域は小さいが、胸椎全体で合計すると屈曲が30～40度、伸展が20～25度可能である。

　通常、屈伸運動は胸椎と腰椎が連動して動くため、合計で約85度の屈曲と約35度の伸展が可能となる。回旋は左右それぞれ約30度可能で、腰椎との連動で約35度の回旋が可能となる。側屈は左右それぞれ約25度可能で、腰椎との連動で約45度の側屈が可能となる。

腰椎と運動

　腰椎は、**屈曲・伸展、回旋、側屈運動の三次元の運動が可能**だが、回旋運動はわずかである。屈曲は約50度、伸展は約15度可能で、５つの腰椎にしては、屈曲・伸展運動は比較的動きが大きいといえる。側屈は左右15～20度可能で、回旋は左右それぞれ５度程度である。

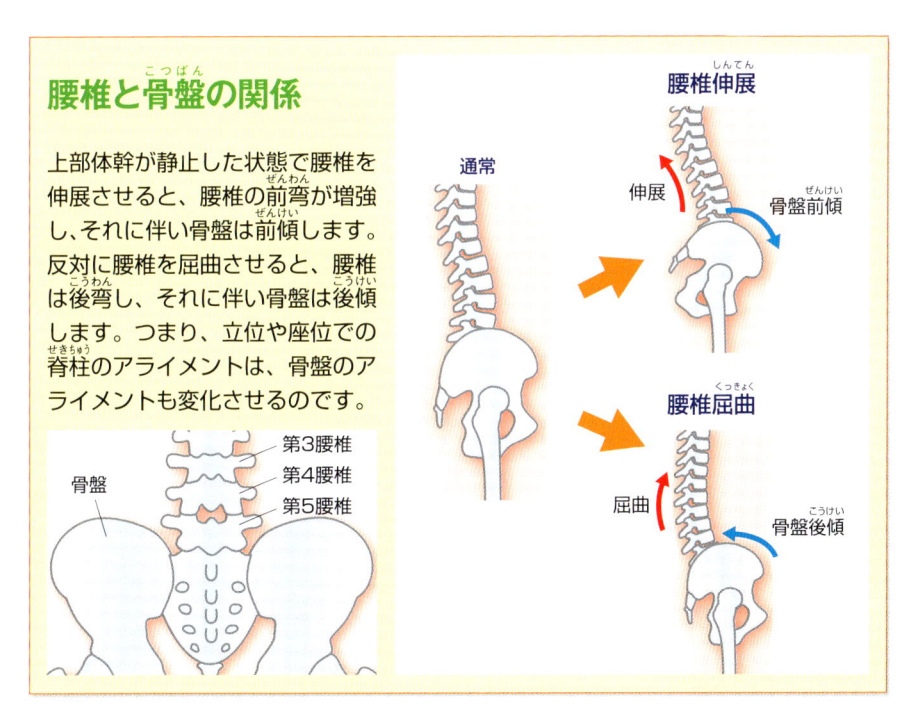

腰椎と骨盤の関係

上部体幹が静止した状態で腰椎を伸展させると、腰椎の前弯が増強し、それに伴い骨盤は前傾します。反対に腰椎を屈曲させると、腰椎は後弯し、それに伴い骨盤は後傾します。つまり、立位や座位での脊柱のアライメントは、骨盤のアライメントも変化させるのです。

骨盤　第３腰椎　第４腰椎　第５腰椎

通常　腰椎伸展　伸展　骨盤前傾　腰椎屈曲　屈曲　骨盤後傾

胸椎・腰椎の運動

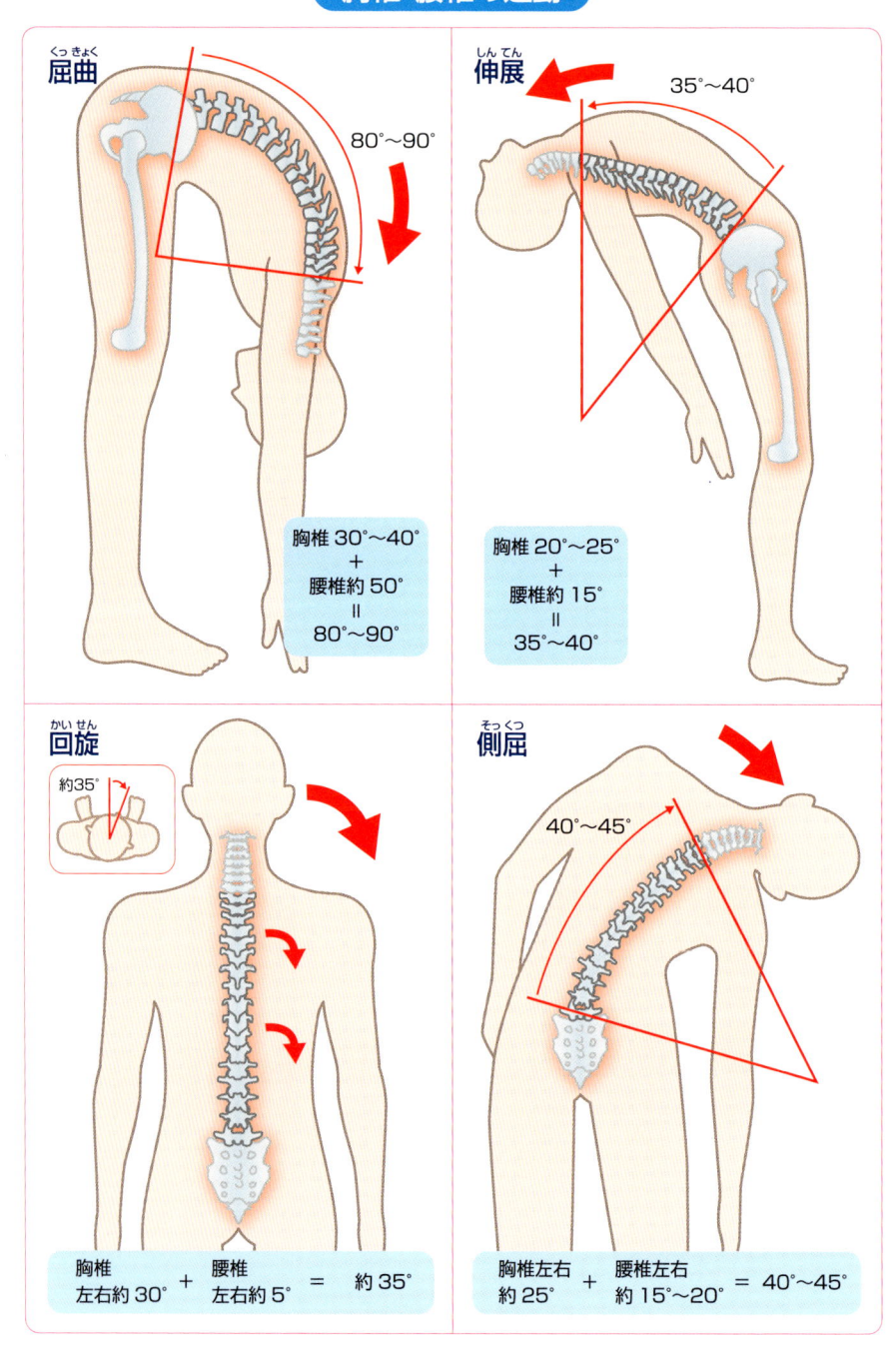

屈曲
80°〜90°

胸椎 30°〜40°
＋
腰椎約 50°
＝
80°〜90°

伸展
35°〜40°

胸椎 20°〜25°
＋
腰椎約 15°
＝
35°〜40°

回旋
約35°

胸椎左右約 30° ＋ 腰椎左右約 5° ＝ 約35°

側屈
40°〜45°

胸椎左右約 25° ＋ 腰椎左右約 15°〜20° ＝ 40°〜45°

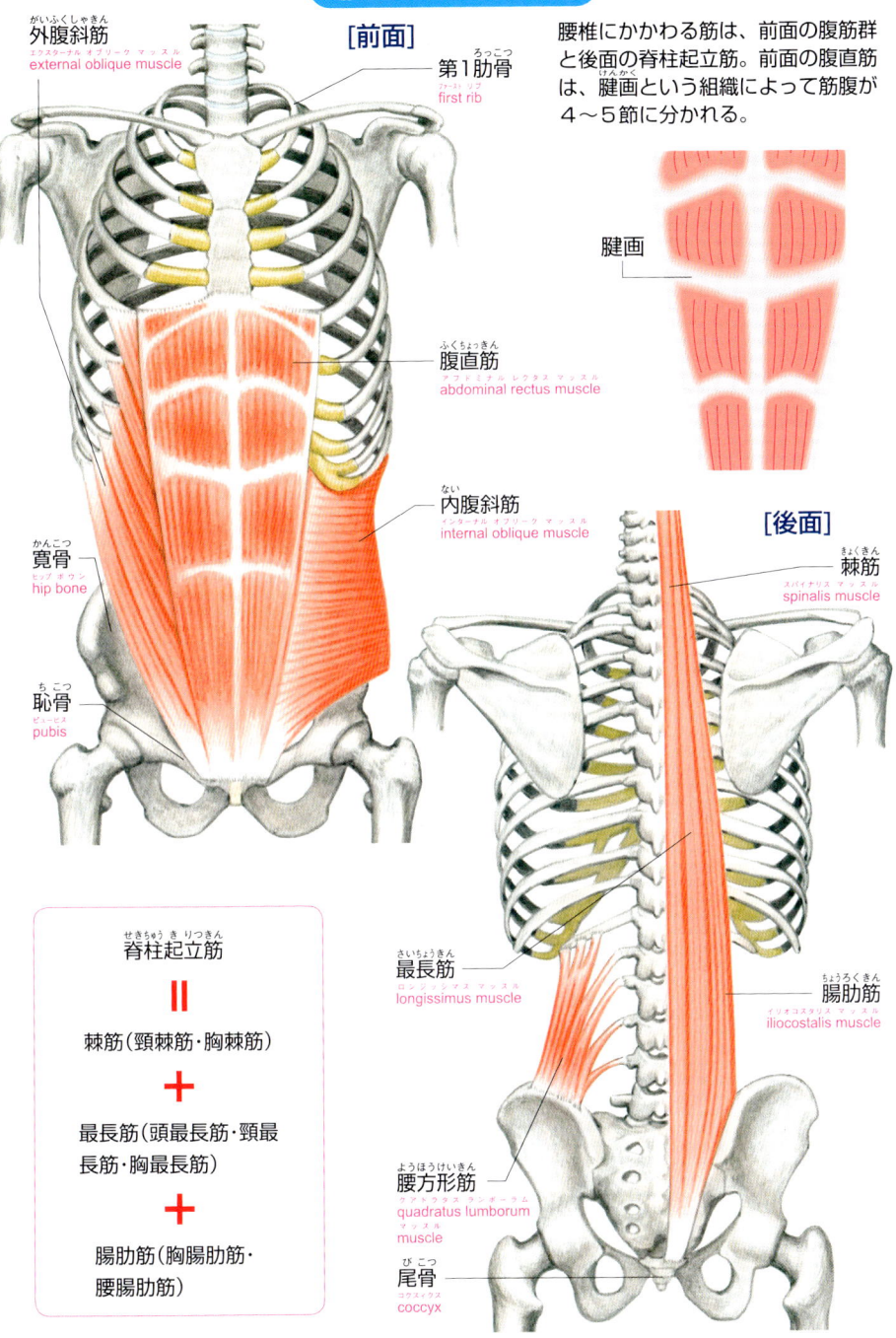

腰椎にかかわる筋

腰椎にかかわる筋は、前面の腹筋群と後面の脊柱起立筋。前面の腹直筋は、腱画という組織によって筋腹が4〜5節に分かれる。

[前面]

- 外腹斜筋 external oblique muscle
- 第1肋骨 first rib
- 腹直筋 abdominal rectus muscle
- 腱画
- 内腹斜筋 internal oblique muscle
- 寛骨 hip bone
- 恥骨 pubis

[後面]

- 棘筋 spinalis muscle
- 最長筋 longissimus muscle
- 腸肋筋 iliocostalis muscle
- 腰方形筋 quadratus lumborum muscle
- 尾骨 coccyx

脊柱起立筋
＝
棘筋（頸棘筋・胸棘筋）
＋
最長筋（頭最長筋・頸最長筋・胸最長筋）
＋
腸肋筋（胸腸肋筋・腰腸肋筋）

第1章 部位別 筋肉・関節の構造と働き／脊柱

腰椎の動きと作用する筋

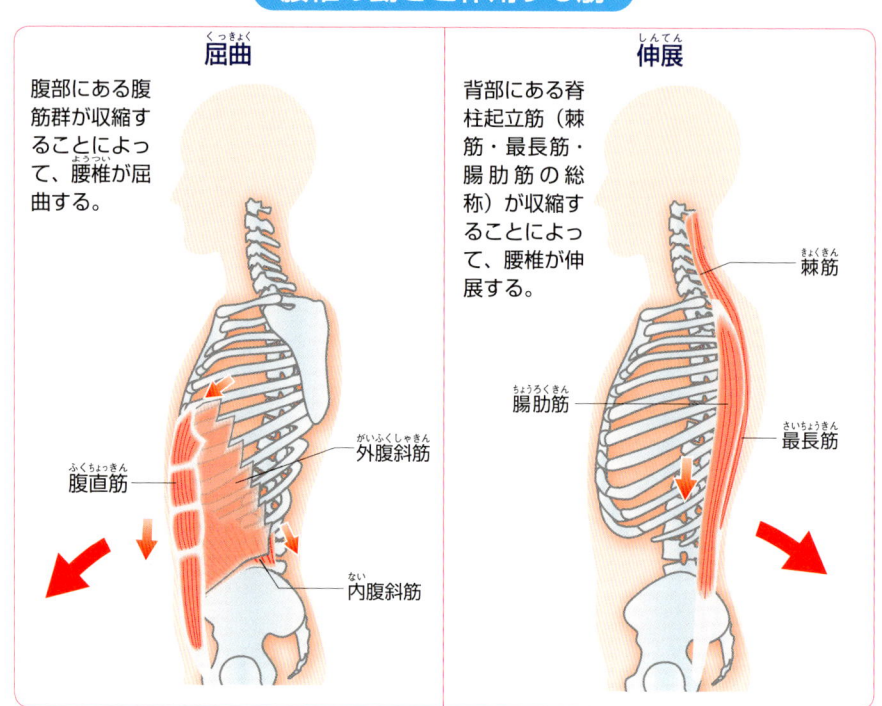

屈曲

腹部にある腹筋群が収縮することによって、腰椎が屈曲する。

腹直筋
外腹斜筋
内腹斜筋

伸展

背部にある脊柱起立筋（棘筋・最長筋・腸肋筋の総称）が収縮することによって、腰椎が伸展する。

棘筋
腸肋筋
最長筋

腰部の筋

腰椎の屈曲に作用する筋は、腹部にある**腹直筋**、**外腹斜筋**、**内腹斜筋**などの腹筋群である。

腹直筋は上下に長い筋で、前腹壁の中央にある白線によって左右に分けられ、さらに3～4個の腱画という組織により、筋腹を上下に4～5節に分けられている。外腹斜筋は左右一対あり、下位の肋骨から斜め前方に走行し、左右同時に収縮すると屈曲運動、左右どちらか一方だけの収縮では同側への側屈と反対側への回旋運動となる。

内腹斜筋は外腹斜筋の深層に左右一対あり、筋線維は外腹斜筋と直行するように走行している。左右同時に収縮すると屈曲運動となり、左右どちらか一方だけの収縮では同側への側屈と回旋運動となる。

腰椎の伸展に作用する筋は、後頭骨から仙骨まで走行する**脊柱起立筋**と呼ばれる筋を主体にした背部の筋である。

第2章
筋肉・関節のしくみと役割

＊本書では、外傷による傷害も「障害」と表記しています。

第2章❶ 「運動学」とは

2種類の運動学

運動学には、身体運動を見る分野と力学としての分野がある。

運動学の考え方

　英語で［kinesiology］といわれる運動学は、**身体運動を研究する学問**である。語源はギリシャ語で、［kine］は動作を、［sis］は行為・過程を、［logy］は学問を表す。

　一方、英語で［kinematics］といわれるのは、**力学の一分野である運動学**。物体の質量やそれに加わる力を考慮せずに、物体の運動を幾何学的に分析する学問であり、［kinesiology］とは異なるものである。

　力学にはもう一つ［kinetics］という分野がある。これは、**運動を起こしたり変化させたりする力の動きを分析する学問**である。

　「運動学の父」といわれるアリストテレスは、紀元前に比較解剖学や生理学的観察を行い、運動を学問として最初に確立した人である。

2つの運動学

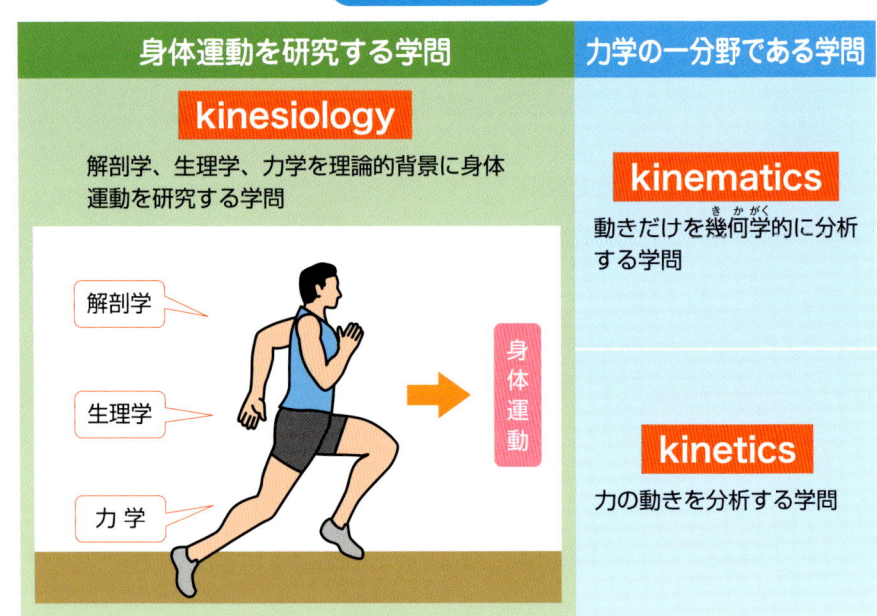

身体運動を研究する学問

kinesiology
解剖学、生理学、力学を理論的背景に身体運動を研究する学問

- 解剖学
- 生理学
- 力学

→ 身体運動

力学の一分野である学問

kinematics
動きだけを幾何学的に分析する学問

kinetics
力の動きを分析する学問

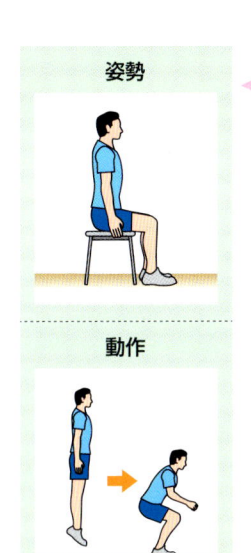

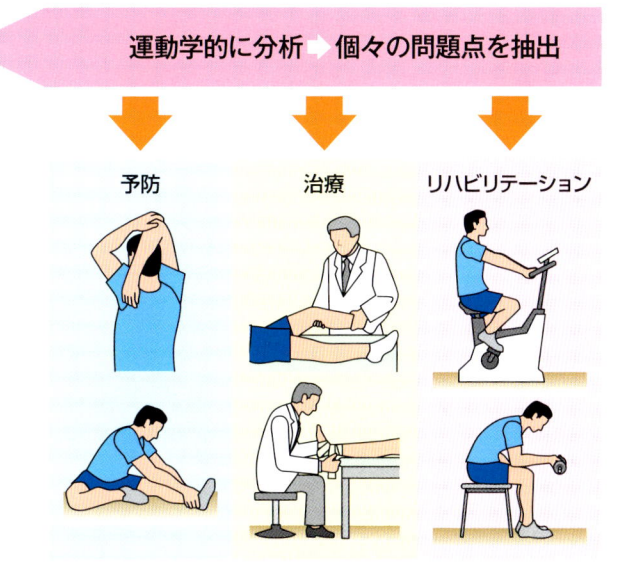

身体運動を見る臨床運動学

身体運動を見る運動学は、リハビリテーション（理学療法）やスポーツ医学において、**臨床運動学として重要な学問**である。

姿勢や動作を運動学的に分析することで対象者個々の持っている問題点を抽出し、その治療に生かすのが臨床運動学である。身体の動作の異常を発見することが、運動器疾患の予防・治療に重要になる。

臨床運動学は、観察による動作分析が最も基本だが、最近ではビデオやハイスピードカメラを使用した三次元動作解析装置や床反力計、筋電図などの器材を用いて、より客観的なデータを得られるようになってきている。

基礎的な言葉の意味を理解することで、身体の動くしくみがわかってくる。

バイオメカニクス（biomechanics）

バイオメカニクスは、生物の運動や構造について力学的に研究する学問です。身体全体の運動や、姿勢から細胞単位まで、扱う範囲は非常に幅広くなっています。医学（リハビリテーション）の分野でも、骨や筋・腱の力学的解析や重力に対する姿勢制御の解析など、多岐に渡ります。

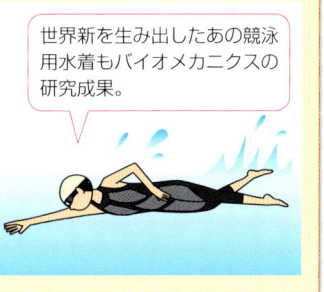

世界新を生み出したあの競泳用水着もバイオメカニクスの研究成果。

第2章② 身体運動の基本

身体運動の表し方

> 身体運動は、基本肢位を基準に面と軸で表現する。

基本肢位は基本の姿勢

　基本肢位は、**身体運動を運動学的に分析するときの基盤になる姿勢**である。運動学では、基本肢位の姿勢を基準にして動作や位置を表し、**解剖学的基本肢位**と**機能的基本肢位**に分けられる。

　解剖学的基本肢位は、人体を記述する際に、**位置や方向の基準となる姿勢**である。直立位で上肢を体側に下垂して手掌を前方に向け、下肢は平行に両踵部を着けてつま先を軽く開いた姿勢となる。

　機能的基本肢位は、**関節の動き（関節可動域＝個々の関節が動く範囲）を表す際に基準となる姿勢**。直立位で上肢を体側に下垂して手掌を体側に向け、下肢は平行に両踵部をわずかに開き、両母指をつけた姿勢になる。関節可動域の測定で、それぞれの関節運動が0度くらいとなる開始肢位として用いられており、「**ゼロ肢位**」ともいわれる。

2種類の基本肢位

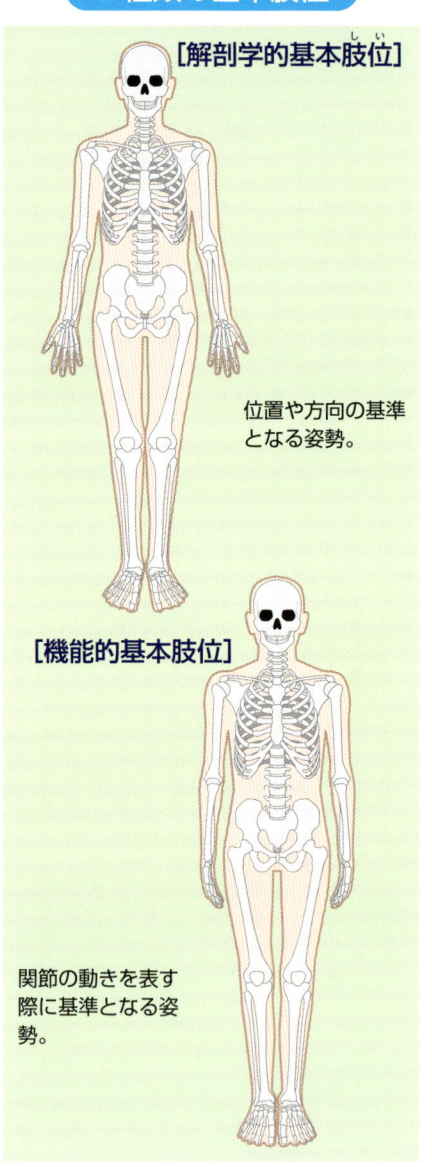

［解剖学的基本肢位］

位置や方向の基準となる姿勢。

［機能的基本肢位］

関節の動きを表す際に基準となる姿勢。

基本面、運動の面と軸

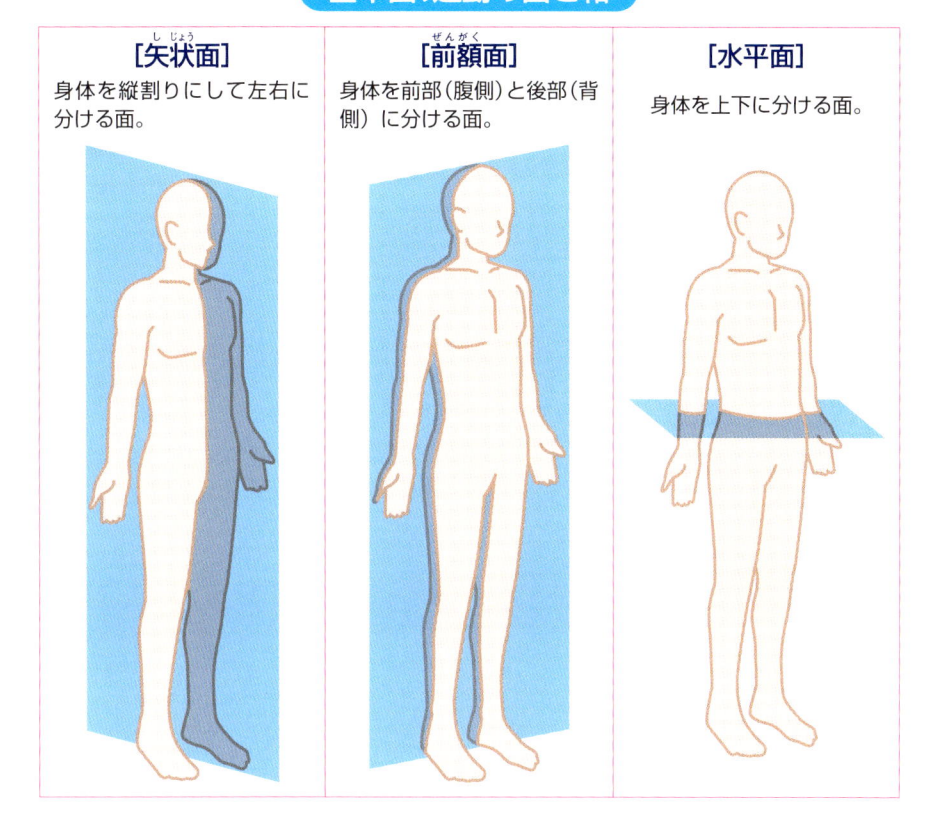

[矢状面]
身体を縦割りにして左右に分ける面。

[前額面]
身体を前部（腹側）と後部（背側）に分ける面。

[水平面]
身体を上下に分ける面。

運動面と運動軸で動きを表す

　身体の運動を三次元で表現する場合、身体を分ける断面（面）を用いる。**矢状面**は身体を縦割りにして左右に分ける面、**前額面**は身体を前部（腹側）と後部（背側）に分ける面、**水平面**は身体を上下に分ける面となる。

　次に**軸**。身体運動の大部分は、関節を運動の軸とした回転運動である。運動軸は運動面に対して直角となり、**垂直軸**、**矢状－水平軸**、**前額－水平軸**に分けられる。垂直軸の運動面は水平面上で、顔を横に向けるような運動（頸椎の回旋）。矢状－水平軸の運動面は前額面上であり、腕を側方から挙上するような運動（肩関節の外転）、前額－水平軸の運動面は矢状面上で、腕を前方から挙上するような運動（肩関節の屈曲）である。

　人の動きを観察して表現する場合、運動面や運動軸で関節の動きを表す。

第2章❸　身体の中のテコ

運動にかかわる「テコの原理」

▶関節や筋肉は、3種類のテコの原理に基づいて動く。

3種類のテコ

　テコとは、レバーにかけられた力によって固定点を中心に回転運動が生じる状態のことをいう。身体の中では、**骨がレバー（作用点）**、**関節が回転軸（支点）**、**筋収縮が力（力点）**の役割を担っている。

　身体は重力に対して動こうとするとき、無意識に「**テコの原理**」を使っている。つまり、**テコを効率よく使うことで筋の収縮力を最大限に生かしている**のである。

　テコは、力点・支点・作用点の位置関係によって3つに分類され、それぞれに特有の長所がある。また、同じ筋の収縮でも、大きな力に変換させたり、大きな可動域や高いスピードに変換させたりして、効率のよい運動を行っている。

テコの原理

第一のテコ	力点　支点　作用点	支点が力点と作用点の間に位置するテコ。支点の位置によって作用が異なる。
第二のテコ	支点　作用点　力点	作用点が支点と力点の間に位置するテコ。小さな力で物を動かせる。
第三のテコ	支点　力点　作用点	力点が支点と作用点の間に位置するテコ。物を大きく速く動かせる。

第一のテコ「シーソー」

支点が力点と作用点の中間に位置する。

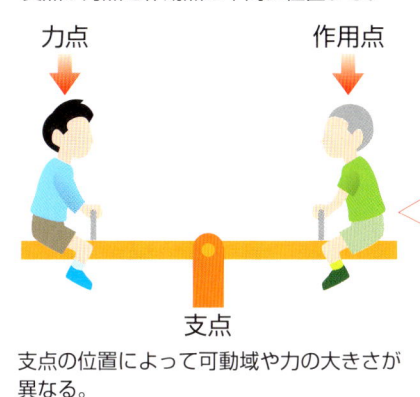

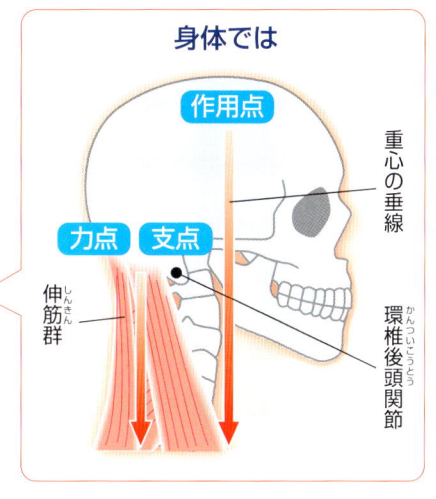

力点　　作用点

支点

支点の位置によって可動域や力の大きさが異なる。

身体では

作用点：重心の垂線
力点：伸筋群
支点：環椎後頭関節

第一のテコ

　まず、シーソーやハサミのように、支点が力点と作用点の中間に位置したときに高い安定性が得られる「**バランスのテコ**」。

　支点が力点に近い場合は作用点で高スピードと大きな可動域が生まれ、支点が作用点に近い場合は作用点で大きな力が生まれる。

　身体では、座位や立位で頭部を保持する頸椎がこれに当たる。支点は環椎後頭関節（頸椎と頭部の関節）、力点は後頭骨の伸筋群（首を反らす筋群）の付着部、作用点（荷重点）は頭部全体の重心からの垂線となる。

　肘の伸展では、上腕三頭筋（肘を伸ばす筋）が付着する肘頭が力点、肘関節が支点になり、手を作用点として大きな可動域と高スピードが生まれる。**ボクシングでストレートパンチを打つときの肘の動き**がこれに当たる。

第一のテコを利用した道具

どちらもテコの原理

私たちが日常生活で使っている道具には、多くのテコの原理が利用されています。たとえば、ハサミは第一のテコの活用ですが、刃の部分を大きく（長く）すれば早く大きく切れ、反対に軸から握りを離せば刃の部分に強い力が生まれ、硬い物を切ることができます。

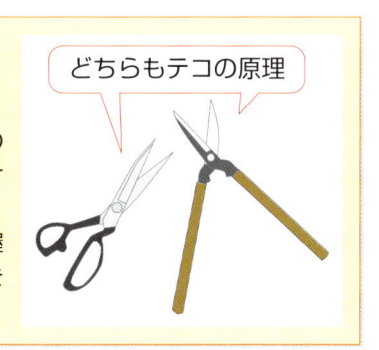

第二のテコ

　一輪車を押して物を運ぶときのような、**作用点が支点と力点の間に位置するテコ**。支点から力点の距離が作用点の距離より長いため、動かす距離は大きくなり、比較的小さな力で大きな抵抗を動かすことができる。

　身体では、このタイプのテコはあまり使われていないが、つま先立ちした際の足関節の底屈（足関節を足裏の方向に曲げる）運動がこれに当たる。足の母指球が支点、足の底屈筋（ふくらはぎの筋）の付着部である踵骨（かかとの骨）の後部が力点となり、体重がかかる足関節が作用点となる。

　下腿三頭筋（ふくらはぎの筋）によって片足で全体重のかかる身体を簡単に持ち上げ、つま先立ちできるのも、第二のテコの作用のおかげである。

第二・三のテコを利用した道具

レンチやスパナは、第二のテコの原理を利用して大きな力を生み出しています。また、第三のテコでは、ほうきでゴミを掃く動きが挙げられます。ほうき自体に支点はありませんが、ほうきの上部を片手で握ることが支点となり、反対の手を動かすことでほうきの先が大きく動いて掃けるのです。

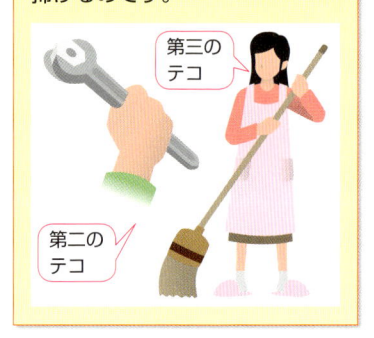

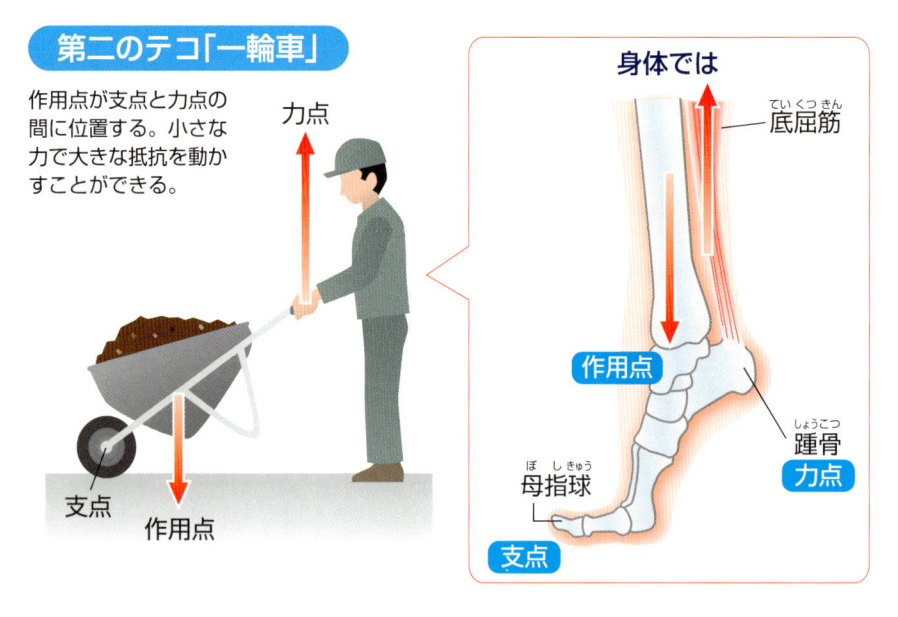

第二のテコ「一輪車」

作用点が支点と力点の間に位置する。小さな力で大きな抵抗を動かすことができる。

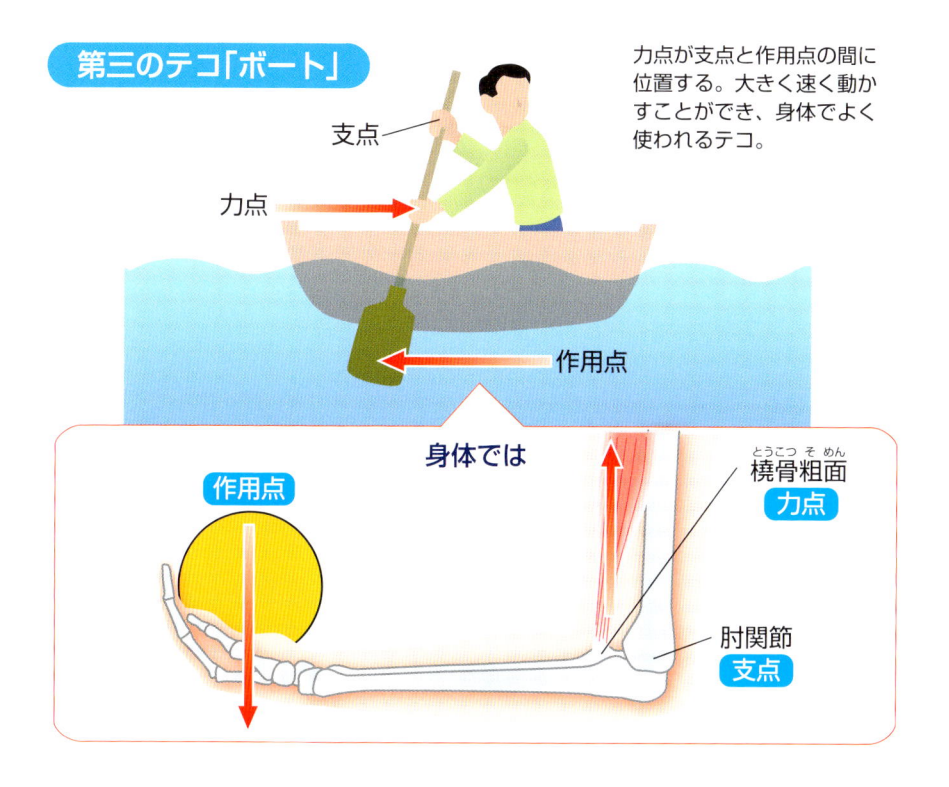

第三のテコ「ボート」

力点が支点と作用点の間に位置する。大きく速く動かすことができ、身体でよく使われるテコ。

身体では

橈骨粗面（とうこつそめん）— 力点
肘関節（けいこつ）— 支点
作用点

第三のテコ

　ボートこぎでオールの上部を握っている手を支点にして、もう一方の手でボートをこぐような、**力点が支点と作用点の間に位置するテコ**。支点から作用点の距離が支点から力点の距離より長いため、比較的大きな力を必要とするが、大きく速く動かすことができる。

　第二のテコとは対照的に、身体ではこのタイプのテコが多く使われる。

　たとえば、**物を手に持って肘関節を曲げて持ち上げるような運動**がこれに当たる。物を持っている手が作用点で、上腕二頭筋（じょうわんにとうきん）（力こぶの筋）の付着部である橈骨粗面（とうこつそめん）が力点、肘関節が支点となる。

　膝関節の伸展（しんてん）では、膝関節が支点となり、大腿四頭筋（だいたいしとうきん）（膝を伸ばす筋）の付着部の脛骨粗面（けいこつそめん）が力点、作用点となる足部では大きな可動域と高速度が生まれる。

　キックするときの動きが第三のテコの作用である。大腿四頭筋の収縮が足部ですばやく大きな運動に変換され、キックの動作となる。

　このような3つのテコの原理により、身体は動いているのである。

第2章❹ 身体の動きの表現法

「仕事」と「仕事率」

エネルギー移動の目安が仕事になり、単位時間当たりの仕事の割合が仕事率。

仕事とエネルギー

　自動車は、ガソリンを燃やしたエネルギーによって動く。人間の場合は、食物をエネルギー源としているが、どちらの場合も、ガソリンや食物のエネルギーを自動車や身体に移動させることで、「仕事を行う＝動く」ことができる。つまり、**仕事はエネルギー移動の目安**となっているのである。

　物体に力 F が働いて力の方向に s だけ移動した場合、このときの力 F の仕事量が W で、$W = F_s$ と定義することができる。

　人間が荷物を押して動かすときは、荷物の重さによる摩擦抵抗（摩擦力）が働くため、これ以上の力で荷物を動かすことになる。

運動学でいう仕事の意味

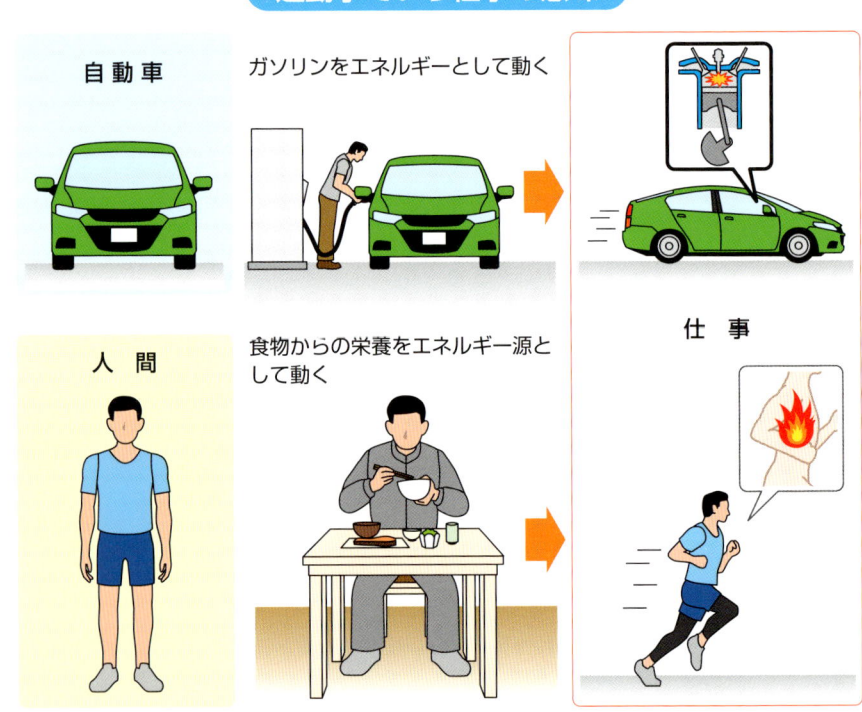

自動車　　ガソリンをエネルギーとして動く

人間　　食物からの栄養をエネルギー源として動く

仕事

物理学でいう仕事率(パワー)

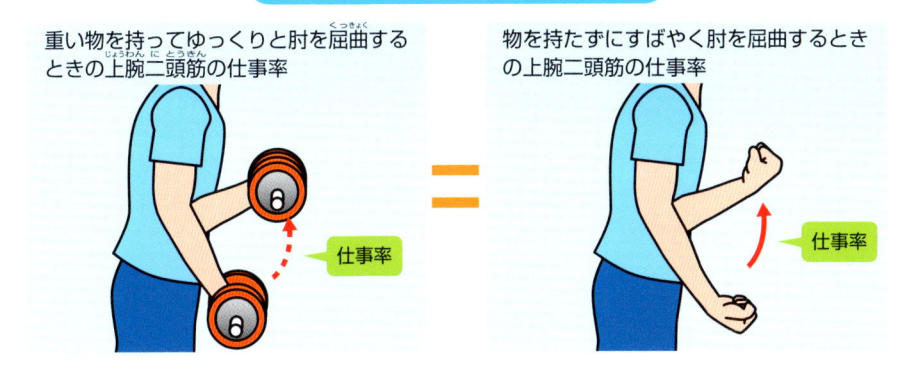

重い物を持ってゆっくりと肘を屈曲するときの上腕二頭筋の仕事率 = 物を持たずにすばやく肘を屈曲するときの上腕二頭筋の仕事率

仕事率(パワー)

　単位時間当たり、どれくらいの仕事をしたかを示す割合が仕事率(パワー)である。仕事率は力×距離／時間だが、距離／時間＝速度なので、**仕事率＝力×速度**となる。

　パワーは、一般的に力と同義的に扱われるが、物理学的には速度の要素が含まれる。つまり、パワーを向上させるためには、理論的には力(最大筋力)は変わらなくても速度(筋の収縮速度)を向上させればよいということになる。しかし、最大筋力の限界に対して収縮速度の限界は低く、筋力を向上させたほうが効率よくパワーアップできる。

　仕事の単位はNm(ニュートンメーター)で、**1Nの力により物体を1m移動させる仕事を1ジュール(J)** と定義している。さらに、**1秒間に1ジュールの仕事をするときの仕事率が1ワット(W)**。自転車エルゴメーター(バイク)を使った有酸素運動の際の、ディスプレー表示などに見られる。

適度な運動負荷

有酸素運動を行う際の適度な負荷は、どのくらいだと思いますか？　指標の1つである脈拍では、生理的な限界は1分間で「220－年齢」といわれており、その70%前後が適当とされています。つまり、30歳の人であれば(220－30)×0.7＝133で、10秒間の脈拍測定で約22です。

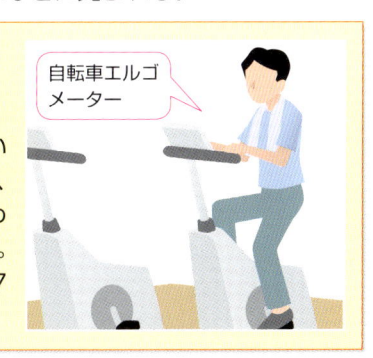

> 自転車エルゴメーター

第2章❺ 骨の役割

骨の種類と機能

人間には約200の骨があり、それぞれ連結して身体を支えている。

骨格は骨が連結された組織

人間などの高等動物は、単細胞動物のような軟部組織だけでは身体を支えられないため、**骨格**という組織を持つようになった。

骨格は、昆虫などに見られる**外骨格**と脊椎動物に見られる**内骨格**に分けられ、**内骨格を構成する組織が骨**となる。人間には約200の骨が存在するが、この骨がおもに結合組織により連結されて骨格を形成している。

骨の形状は部位により多種多様だが、大きく**長管骨**、**扁平骨**、**短骨**、**種子骨**などに分けることができる。

長管骨は上腕骨や大腿骨のような管状の骨、扁平骨は頭蓋骨や肩甲骨などの扁平な骨の総称、短骨は手根骨や足根骨などの短小な骨、種子骨は膝蓋骨（膝のお皿）のような球状の小さな骨である。

■骨の機能

運動	骨格筋の付着部となり、関節を介して骨格筋の収縮を運動に変換する。四肢の骨・体幹の骨
保護	脳や脊髄、内臓などの器官を外側から覆って保護する。頭蓋骨・肋骨
支持	重力に対して姿勢を維持するための組織となる。脊椎骨・下肢の骨
造血	骨の中の骨髄には造血幹細胞があり、赤血球や白血球などに分化する。長管骨の骨髄では青年期以降は造血機能が失われ、おもに胸骨、肋骨、脊椎などの扁平骨や短骨で行われる。
無機質の貯蔵	カルシウムやリンを蓄え、血中のカルシウムやリンが不足するとホルモンの作用によって血中に放出する。

鳥の骨は軽い！

上顎骨（上あごの骨）や側頭骨（頭蓋骨のうちの両側面の骨）は内部に空洞があり、その中に空気を含んでいます。このような骨は「含気骨」と呼ばれ、骨の重量を軽くするためのものと思われます。含気骨が最も発達しているのは鳥類で、骨の軽量化により飛ぶのには適しています。

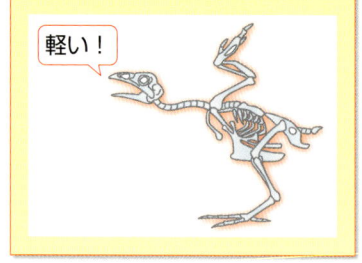

軽い！

全身の骨格

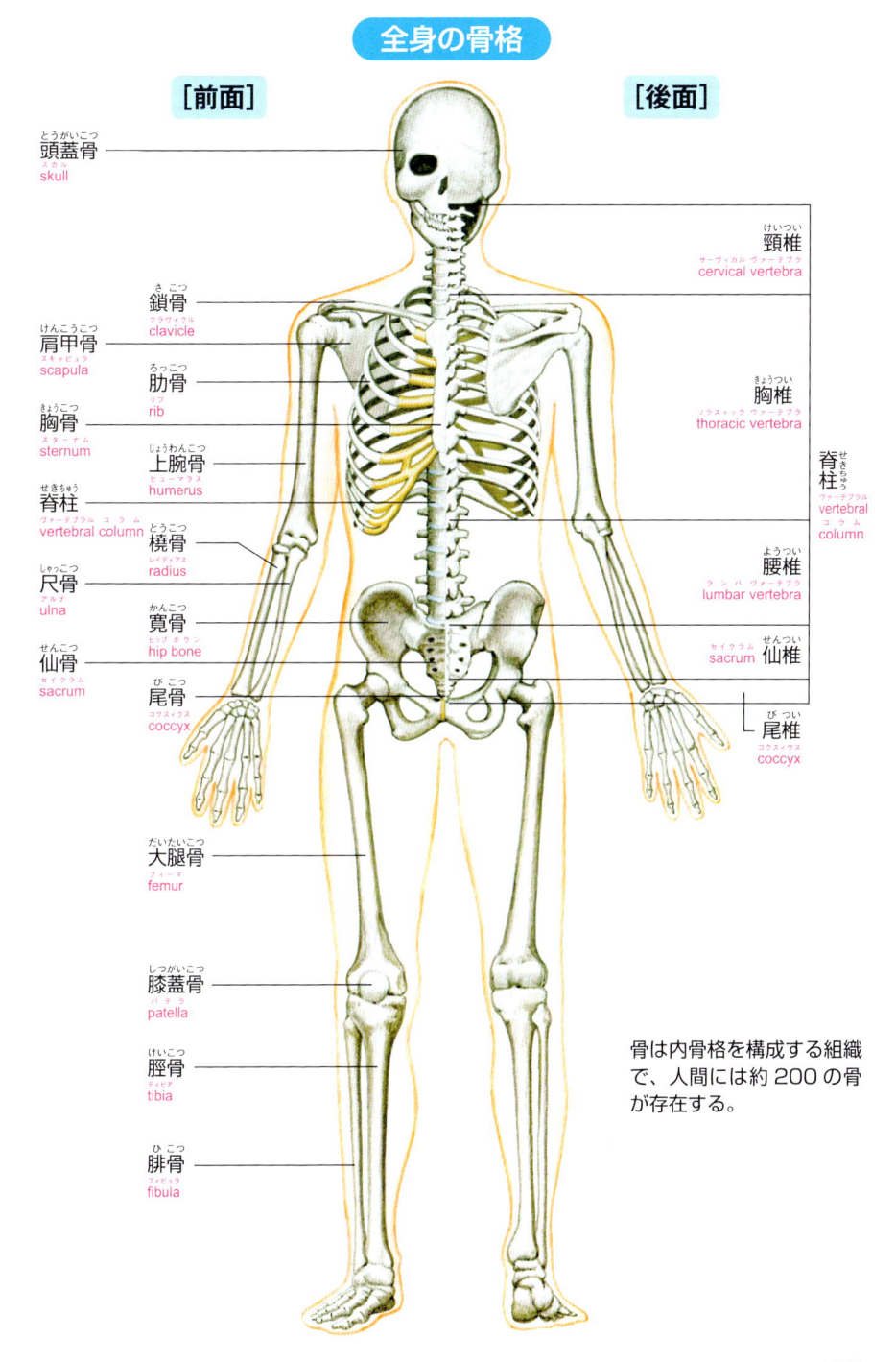

[前面]　[後面]

- とうがいこつ 頭蓋骨 / skull
- けんこうこつ 肩甲骨 / scapula
- きょうこつ 胸骨 / sternum
- せきちゅう 脊柱 / vertebral column
- しゃっこつ 尺骨 / ulna
- せんこつ 仙骨 / sacrum
- さこつ 鎖骨 / clavicle
- ろっこつ 肋骨 / rib
- じょうわんこつ 上腕骨 / humerus
- とうこつ 橈骨 / radius
- かんこつ 寛骨 / hip bone
- びこつ 尾骨 / coccyx
- だいたいこつ 大腿骨 / femur
- しつがいこつ 膝蓋骨 / patella
- けいこつ 脛骨 / tibia
- ひこつ 腓骨 / fibula

- けいつい 頸椎 / cervical vertebra
- きょうつい 胸椎 / thoracic vertebra
- せきちゅう 脊柱 / vertebral column
- ようつい 腰椎 / lumbar vertebra
- せんこつ 仙骨 / sacrum
- せんつい 仙椎
- びつい 尾椎 / coccyx

骨は内骨格を構成する組織で、人間には約 200 の骨が存在する。

第 2 章　筋肉・関節のしくみと役割／骨

第2章❻ 骨の構造

骨の基本構造

骨は、硬い「緻密層」と軟らかい「海綿層」でできている。

長管骨（ちょうかんこつ）の構造

長管骨を例に骨の構造を見ていくことにしよう。骨の中央部は骨幹（こつかん）、両端は骨端（こつたん）、その間は骨幹端（こっかんたん）と呼ばれる。

骨端のうち、関節を形成する部分は関節軟骨で覆われている。成長期の長管骨の骨端と骨幹端の間には**骨端線（成長板）**があり、骨の長軸方向への成長にかかわる。

骨粗鬆症（こつそしょうしょう）

骨の絶対量が減少した状態であり、老人性骨粗鬆症が最も多く、閉経後の女性に多く見られます。高齢者が軽く尻もちをついただけで強い腰痛を訴えた場合は、骨粗鬆症を起因とした脊椎（せきつい）の圧迫骨折が疑われ、股関節を痛がる場合は、大腿骨（だいたいこつ）の頸部（けい）骨折が疑われます。

長管骨の構造

- 関節軟骨（かんせつなんこつ） articular cartilage
- 骨端線（こつたんせん） epiphyseal line
- 海綿骨（質）（かいめんこつ） cancellous bone
- 緻密骨（質）（ちみつこつ） compact bone
- 骨膜（こつまく） periosteum
- 骨腔（こつくう） bony canal
- 骨端成長線
- 関節軟骨
- 骨端 epiphyseal
- 骨幹端 metaphysis
- 骨幹 diaphysis
- 骨幹端
- 骨端

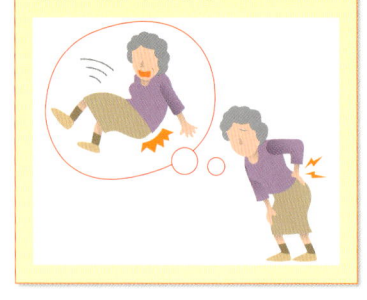

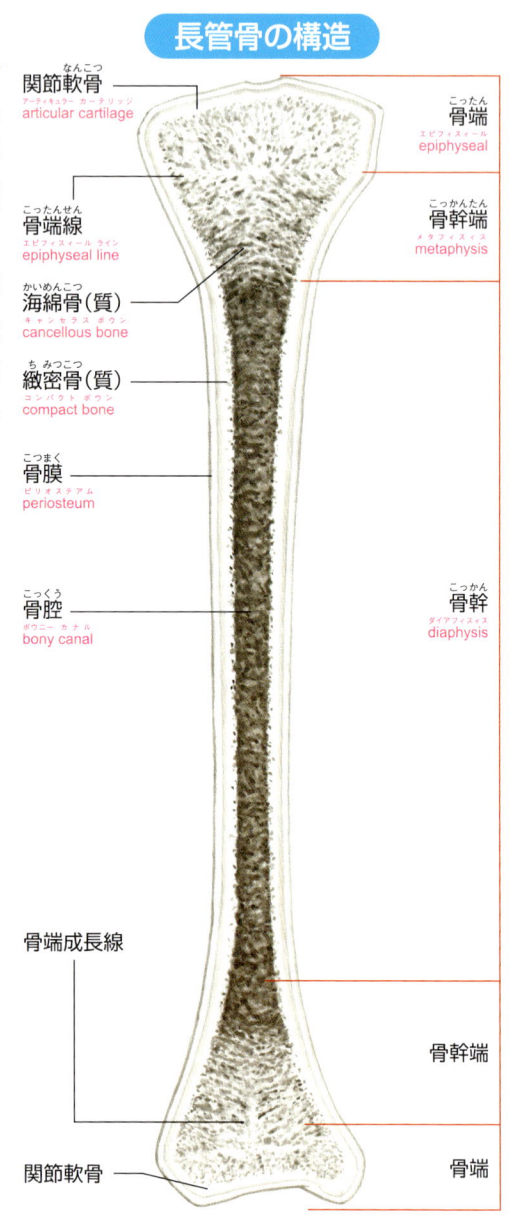

■骨を構成する5つの基本組織

緻密骨（ちみつこつ）	骨の表層部を占め、きわめて硬く多数の層板構造になっている。長軸方向にハバース管が縦走し、これらを連結するようにフォルクマン管が横走している。これらの管の中に血管や神経が走行している。
海綿骨（かいめんこつ）	緻密骨の内側にあり、長管骨の骨端では薄い緻密骨の内側の大部分を占める。不規則な網目状骨梁（骨組織）を形成しており、骨に加わる外力の力線の方向に並び、外力に対応している。
骨髄（こつずい）	骨の髄腔や海綿質の骨柱の間を満たしている細網組織。造血機能があり、赤く見える場合を赤色骨髄、その作用を失って黄色く見える場合を黄色骨髄と呼ぶ。幼児期までは全骨髄が赤色骨髄だが、成人の長管骨の骨髄は黄色骨髄となる。
骨膜	骨の表面を覆う薄い膜だが、骨の関節面にはない。骨膜は青年期までは、骨の表面に骨質を新生することで骨の太さを成長させる。
軟骨	組織によって異なるが、骨と骨が関節を作る面では関節軟骨と呼ばれる層があり、弾性の衝撃帯となっている。

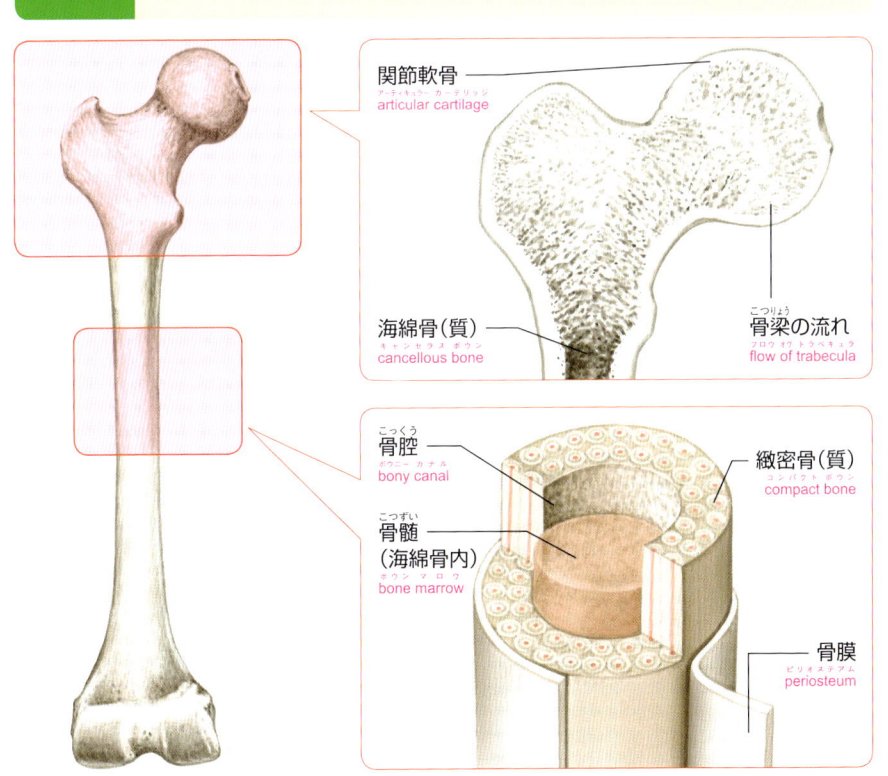

第2章　筋肉・関節のしくみと役割／骨

関節軟骨　articular cartilage

海綿骨（質）　cancellous bone

骨梁の流れ　flow of trabecula

骨腔　bony canal

骨髄（海綿骨内）　bone marrow

緻密骨（質）　compact bone

骨膜　periosteum

第2章❼ 骨の成長

骨の新陳代謝(リモデリング)

成長期が終わっても、骨組織は気づかぬうちに新しくなっている。

リモデリングのしくみ

骨を構成する細胞には、骨の形成を担い、その発生・成長・再生・修復に不可欠な**骨芽細胞**、そこから形成される**骨細胞**、骨組織の解体と吸収を担う**破骨細胞**が存在する。

骨組織は、成長期が終わっても絶えず形成・吸収・再形成の新陳代謝を行っているが、見た目上で全体の形態が変化することはない。この代謝のしくみは骨組織特有で「**リモデリング（骨改変）**」と呼ばれ、破骨細胞による解体、骨芽細胞による形成、骨細胞による保守という役割分担で行われている。

骨の発生には、軟骨を形成する過程が含まれる**軟骨性骨化**と、その過程がなく結合組織内に骨芽細胞ができ、直接骨を形成する**膜性骨化**の2タイプがある。

四肢の長管骨や骨盤などは軟骨性骨化で形成される骨であり、頭蓋の扁平骨や肩甲骨などは膜性骨化で形成される骨になる。

リモデリング（骨改変）

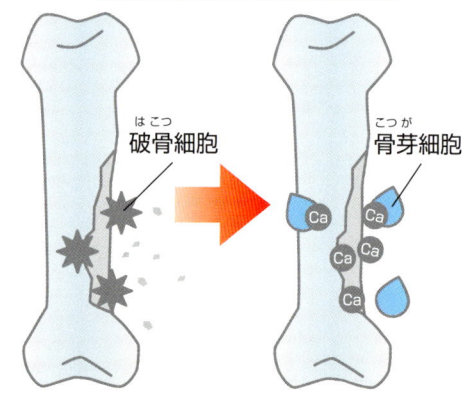

破骨細胞 → 骨芽細胞

骨組織は絶えず形成・吸収・再形成を行っている。

骨端線

成長期の子供の長管骨のレントゲン写真では、骨の両端にすき間が見えます。ここが骨端成長板です（骨組織ではないためレントゲンには写らない）。成長が終わると骨端成長板は消失して閉鎖され、レントゲンでは線状に写り、骨端線と呼ばれます（骨端成長板を骨端線と表現する場合もある）。

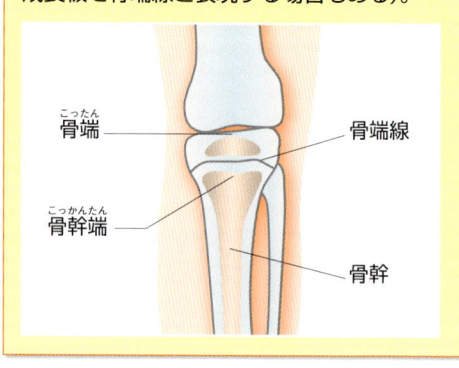

骨端 — 骨端線
骨幹端 — 骨幹

軟骨性骨化の過程

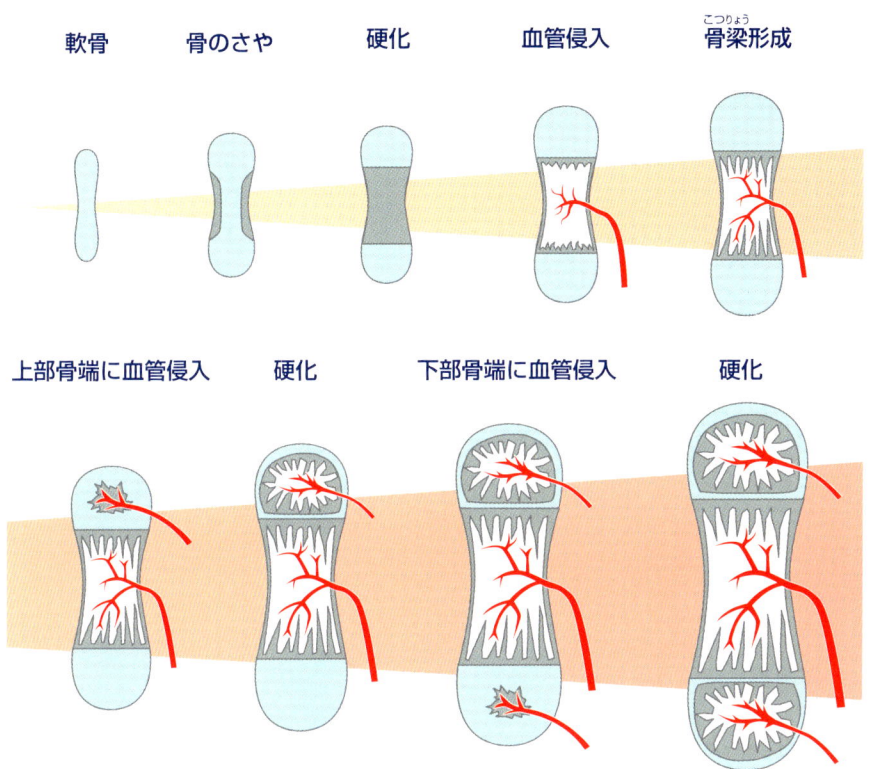

軟骨 　骨のさや　 硬化　 血管侵入　 骨梁形成(こつりょう)

上部骨端に血管侵入　 硬化　 下部骨端に血管侵入　 硬化

四指の長管骨や骨盤などは軟骨を形成して発生する。

骨の成長過程

　骨の成長は、長管骨では**骨端成長板**で行われる。骨端側より骨幹端部(こっかん)に向かって軟骨細胞が分裂し、軟骨が骨化することで長軸方向に成長する。骨端成長板が存在する間、骨は成長を続け、背は伸びていく。

　骨の太さの成長では軟骨は作られず、骨膜(こつまく)の内面で骨質が付加されることで行われる。

　生後間もない乳児では、骨関節の大部分は軟骨組織で構成される。出生時、すでに骨化している部分を**一次性骨化核**、成長とともに骨化する部分を**二次性骨化核**という。二次性骨化核は、成長に伴い一定の順序で出現し、年齢に応じた骨の完成度を**骨年齢**と呼び、成長を表す指標となる。

第2章❽ 骨折の分類

骨折の3つの分類

> 骨折は骨に外力が加わることで起こる。

原因・程度・外力の加わり方による骨折の分類

　骨折は、骨が何らかの要因によって解剖学的な連続性を断たれた状態をいう。一般的に、健常な状態の骨にかなり強い外力が作用することによって起こる。
　骨折はおもに、原因・程度・外力の加わり方の3つに分けられる。

1 原因による分類

外傷性骨折	正常な骨に強い外力が加わったことで生じる骨折。
病的骨折	局所的な病変によって骨の強度が低下している際に、通常では問題のないわずかな外力で生じる骨折。骨粗鬆症での骨折は病的骨折になる。
疲労骨折	一度では骨折が起きない程度の外力が骨の一定部位に何度も加わることで生じる骨折。スポーツによって生じる脛骨や腓骨（ともに下腿の骨）に起こる疲労骨折を「ランナー骨折」と呼ぶ。

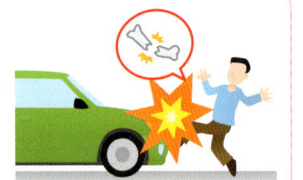

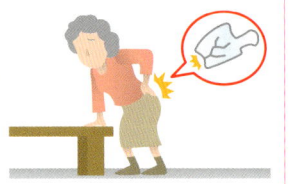

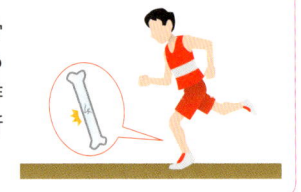

2 程度による分類

完全骨折	骨の連続性が完全に断たれたもの。
不全骨折	骨梁（骨組織）の連続性は断たれているが、骨全体の連続性は保たれているもの。

3 外力の加わり方による分類

屈曲骨折

骨に直達(直接的)、または介達(間接的)に屈曲力が加わって生じる骨折。

脛骨、腓骨の屈曲骨折（直達）

脛骨
腓骨

圧迫骨折

軸方向の圧迫力による骨折。

椎体の圧迫骨折

椎間板
棘突起
椎体

捻転骨折

強力な捻転力（ねじるような力）が加わって生じる骨折。

上腕骨骨幹部の捻転骨折

鎖骨
上腕骨
肩甲骨

裂離骨折

筋の瞬間的な収縮によって生じる骨折。

下前腸骨棘の裂離骨折

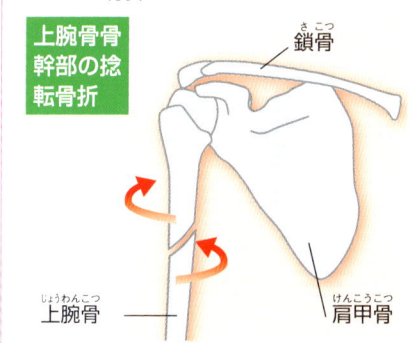

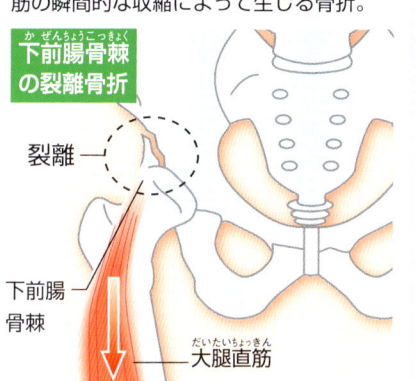

裂離
下前腸骨棘
大腿直筋

粉砕骨折と複雑骨折（開放骨折）

一般的に、骨折線が多数に入り組んで多くの骨片（骨のかけら）に分かれている骨折を複雑骨折と思われるかもしれませんが、そのような骨折は粉砕骨折と呼び、複雑骨折とはいいません。医学的には、骨折部が外に出てしまっている骨折を複雑骨折（開放骨折）と呼びます。

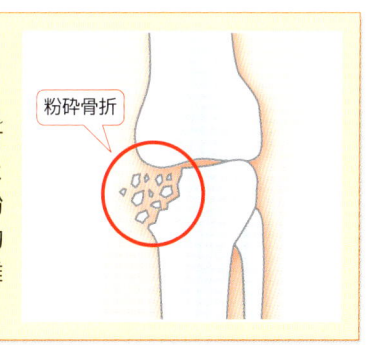

粉砕骨折

第2章⑨ 骨折の症状と診断

骨折の局所症状

骨折時は通常、腫れや痛みなどの局所症状が現れる。

骨折の症状

通常の単独皮下骨折では、全身のショック（全身の急性循環状態）症状を起こすことはまれで、**局所症状**となる。ただし、骨盤や大腿骨の骨折で転位（ずれ）の著しい場合は、出血性ショックに陥ることがある。

局所症状には、おもに腫脹、疼痛・圧痛、機能障害、変形がある。

■おもな局所症状

腫脹（しゅちょう）	患部の軟部組織が腫れる。
疼痛・圧痛（とうつう・あっつう）	患部には痛みがあり、動かしたり、圧迫したりすると疼痛（ずきずきした痛み）は増強する。
機能障害	下肢の骨折であれば体重を支持することが困難となり、疼痛を伴うことから関節の運動が制限される。
変形	完全骨折では、転位によって回旋、屈曲、短縮などの変形が見られる。

骨折の診断

骨折の診断では、X線検査が最もよく使用される。骨折の確認だけでなく、**骨の転位の状態を知るためにもX線検査は必要**である。

転位のない場合などでは、最低2方向から撮影し、さらに反対側（健常な同一部位）を撮影して比較することもある。

疲労骨折は、1回の撮影では画像に現れないことがあるため、少し経過してから日を改めて撮影して診断する。

一方、CT検査やMRI検査では、**X線検査では見つからない骨折を発見できる**場合がある。CT検査では、骨が重なってわかりにくい部位の骨折や詳細な骨折面の状態を確認でき、MRI検査では、軟部組織の状態がわかるので、筋や腱、靱帯損傷の診断に役立つ。

モンテジア脱臼骨折

モンテジア脱臼骨折は、尺骨骨幹部骨折と橈骨頭の前方脱臼を伴うものをいう。

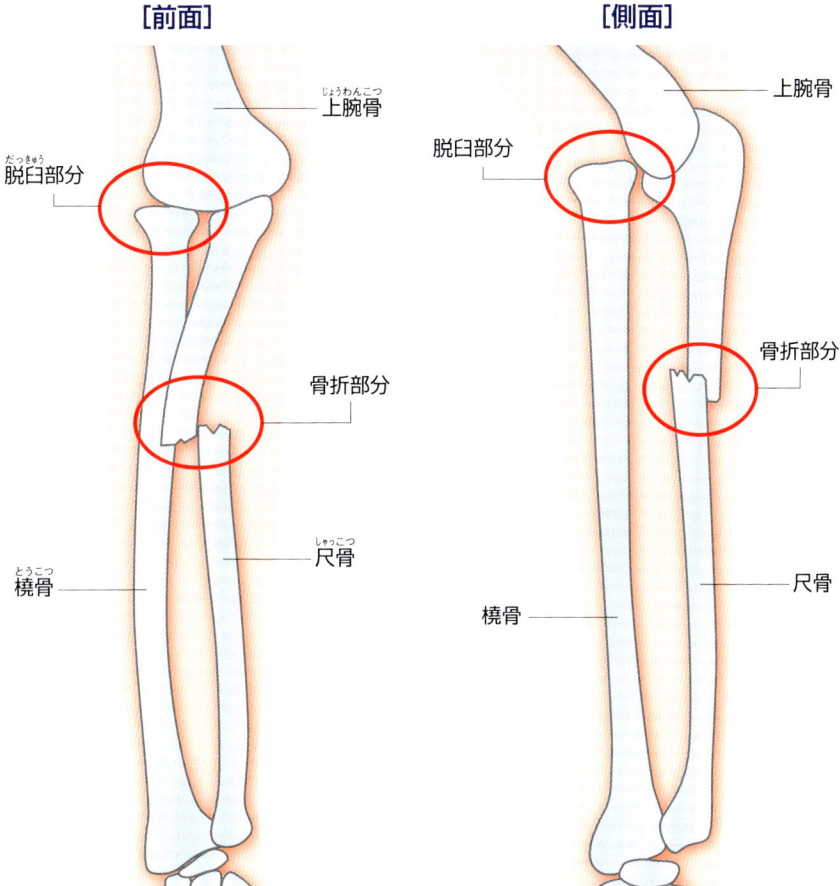

[前面]

- 上腕骨
- 脱臼部分
- 骨折部分
- 橈骨
- 尺骨

[側面]

- 上腕骨
- 脱臼部分
- 骨折部分
- 橈骨
- 尺骨

CT（Computed tomography）と MRI（Magnetic resonance imaging）

CTとMRIの最も大きな違いは、CTは基本的にX線を使用して検査するのに対し、MRIは磁力と微弱な電波を用いる点です。MRIはX線を浴びることなく検査を受けられますが、その反面、ペースメーカーなどの金属が身体の中にある場合は、検査を受けることができません。

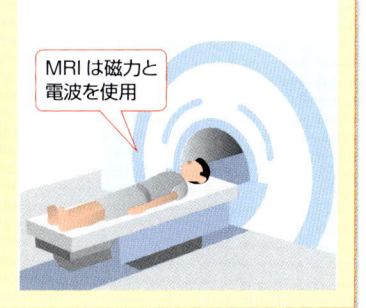

MRIは磁力と電波を使用

第2章⓾ 骨折の治癒

損傷を受けた骨の再生

> 骨折した骨は新しい組織に生まれ変わる。

骨折の治癒過程

　皮膚や筋などの組織が損傷されると、本来の組織に代わって瘢痕組織に置換される。これに対して骨が損傷された場合（骨折）は、**瘢痕組織でなく新しい骨の組織に変わる**。これが最大の特徴で、骨折は適切な治療を行えば、骨の再生能力で正常な機能を回復できるのである。

　骨折の治癒過程は大きく、**炎症期・修復期・リモデリング期**に分けられる。

■骨癒合の3段階

炎症期
骨折してから数日の期間。この間に、損傷を受けた軟部組織や内出血した血液などが免疫細胞によって取り除かれる。炎症は骨折後2～3日でピークを迎え、数週間継続することもある。

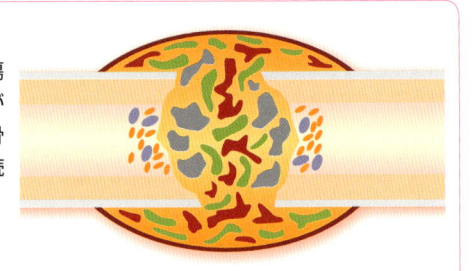

修復期
骨折後数日から始まり、数週間から数か月間続く。新しい骨（仮骨）が形成されるが、初めはカルシウムを含んでいないため軟らかくX線に写らない。数週間で仮骨が石灰化し、少しずつ強固な骨になる。

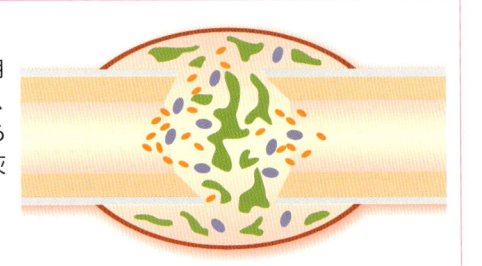

リモデリング期
修復期から数か月間かけて、密度の低い仮骨が少しずつ再吸収され、本来の強い骨に置き換わる。

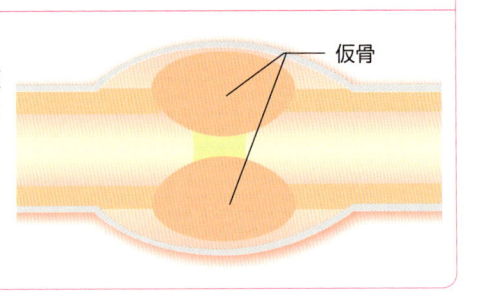

仮骨

骨折治療の原則

骨折治療の3原則は、**整復・固定・リハビリテーション**となる。

整復は、骨折部位を解剖学的な位置（正常な位置）に戻すことをいう。

固定は、副木やギプスでの外固定と、手術的に行う内固定・創外固定に分けられる。

リハビリテーションは、元の機能を回復するための理学療法や作業療法のことで、より早期の機能回復を目的に、より早期から開始されるようになってきている。

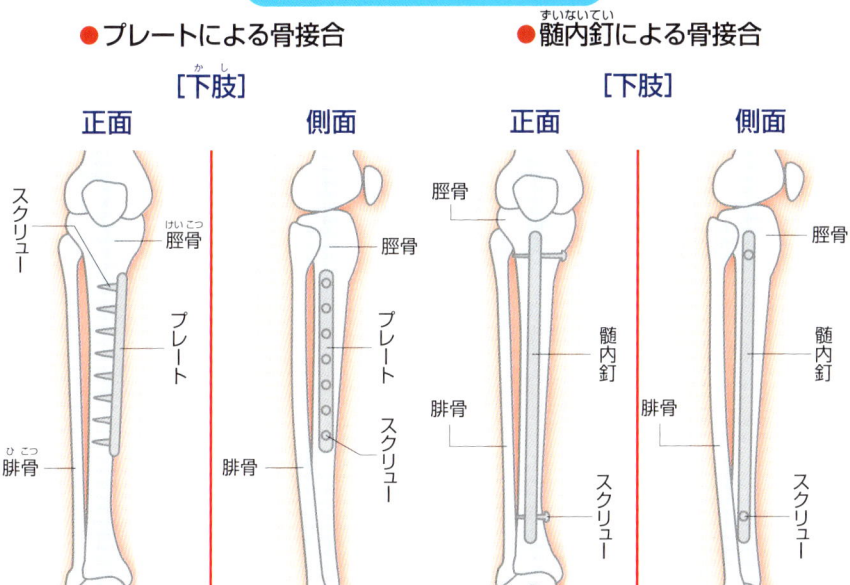

内固定（プレートと髄内釘）

●プレートによる骨接合　　●髄内釘による骨接合

人工骨頭置換術

高齢者の大腿骨頸部内側（股関節）骨折では、大腿骨頭壊死を生じる場合があります。また、骨癒合（骨組織の付着）までには長期間を要するため、早期の離床を目的に骨折した骨頭を切除し、股関節を形成する人工の大腿骨頭を入れ替える手術を行うことが多くなっています。

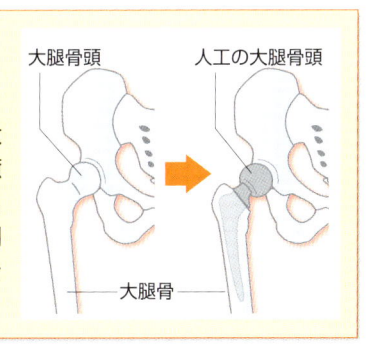

関節の働きと構造

関節は骨と骨を連結する構造体で、さまざまな運動を可能にする。

関節の働き

関節は、相対する2つ以上の骨を連結する構造体のことをいう。

可動性がまったくないか、ごくわずかな可動性しか持たない**不動関節**と、滑膜性の連結で可動性を有する**可動関節**に大別されるが、通常、関節というときは**滑膜関節**を指し、四肢の関節のほとんどがこれに属する。

関節は連結部の支持性と可動性を併せ持ち、重力や筋活動による力を伝達、分散することで、四肢や体幹の固定と運動を可能にしているのである。

滑膜関節の構造

滑膜関節を構成する両骨端の多くは、**一方が凸面**で、**他方が凹面の形状**になっている。そのため、前者は**関節頭**、後者は**関節窩**と呼ばれる。両骨端は関節軟骨で覆われ、表面は平滑で弾力性に富んでおり、その**摩擦係数**（摩擦力と垂直荷重の比）は著しく低く、潤滑性が高くなっている。

関節頭と関節窩は骨膜から続く**関節包**に取り囲まれ、その内腔を**関節腔**という。関節包の内面は滑膜で覆われ、関節腔は滑膜から産生される滑液で満たされている。関節包の外層は結合組織性の靱帯構造となり、**関節の安定性に寄与**している。

また、(1) 膝関節の十字靱帯のように関節腔内に独立した靱帯を有する関節、(2) 関節窩の深さを補うためにその縁に線維性軟骨性の**関節唇**を有する関節、(3) 両関節面の適合をよくするために両骨端の間に関節円板や関節半月が存在する関節、(4) 運動する際に筋や腱がスムーズに滑走するように滑液包という組織が存在する関節がある。

関節は感覚器

関節包には神経終末（神経線維の末端）が多く存在し、関節包のねじれや緊張により、痛覚や固有感覚の情報を提供しています。これにより、関節が曲がっているか、伸びているか、変な方向にねじれていないかといった感覚が、目で確認しなくてもわかるようになっているのです。

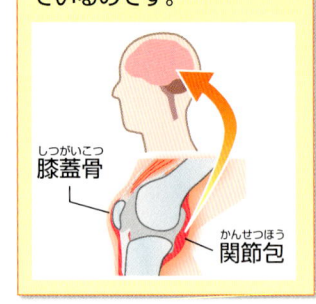

膝蓋骨
関節包

滑膜関節の構造（膝関節の場合）

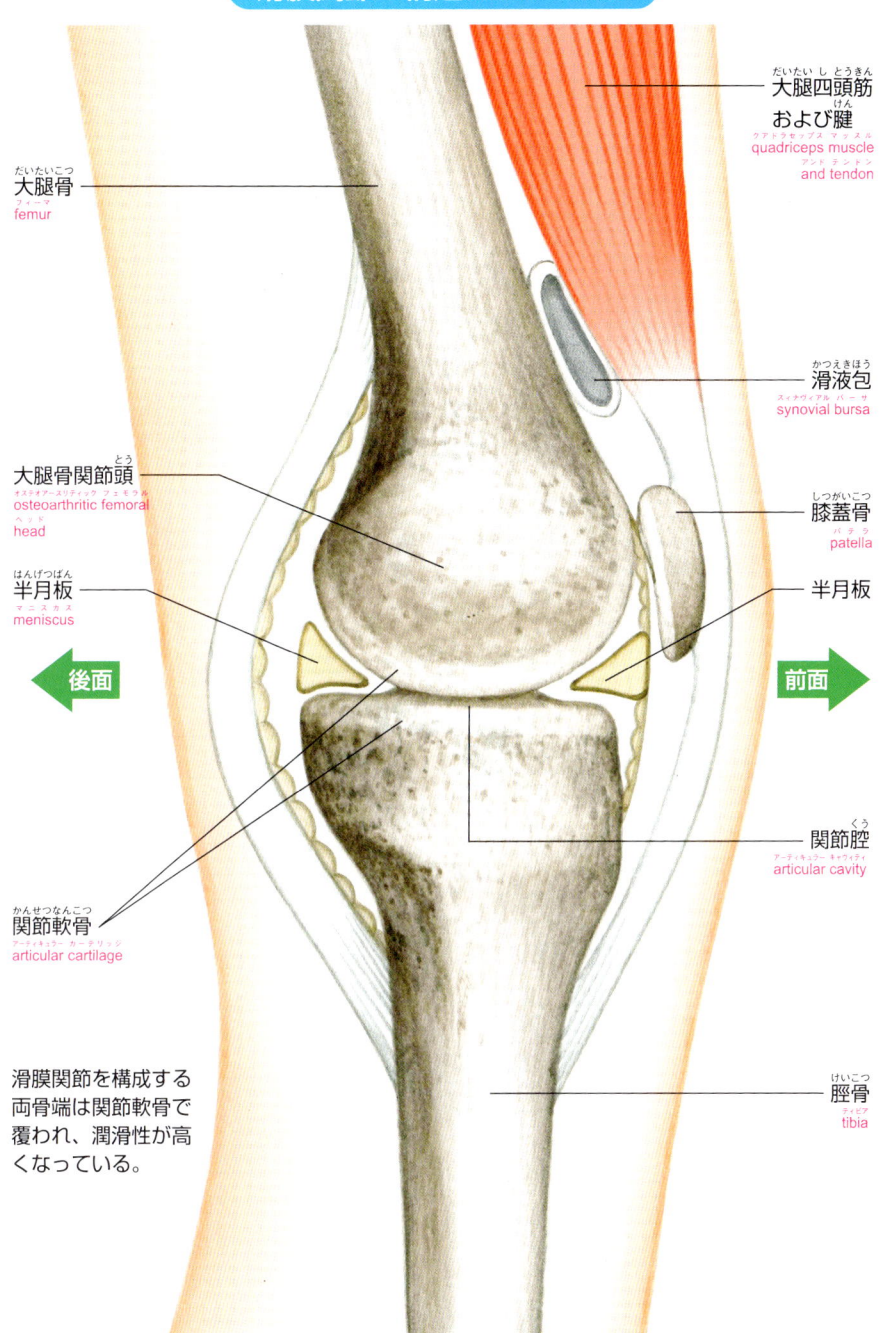

- 大腿四頭筋および腱 (quadriceps muscle and tendon)
- 大腿骨 (femur)
- 滑液包 (synovial bursa)
- 大腿骨関節頭 (osteoarthritic femoral head)
- 膝蓋骨 (patella)
- 半月板 (meniscus)
- 半月板
- ← 後面
- 前面 →
- 関節腔 (articular cavity)
- 関節軟骨 (articular cartilage)
- 脛骨 (tibia)

滑膜関節を構成する両骨端は関節軟骨で覆われ、潤滑性が高くなっている。

第2章　筋肉・関節のしくみと役割　関節

第2章⑫　関節の分類と形状

関節の分類と働き

> 関節は運動軸の数で3つに分けられ、それぞれ特徴がある。

関節の分類

　同じ滑膜関節でも、運動軸の数によって運動の自由度が変わってくる。関節は運動の自由度から**一軸性**、**二軸性**、**多軸性関節**に分けられ、さらに形状から**球関節**、**蝶番関節**、**車軸関節**、**楕円関節**、**顆状関節**、**鞍関節**、**平面関節**などに分類される。
　一軸性関節は運動軸が1つで、1面だけの運動が可能。ドアの蝶番のような蝶

形状による関節の分類

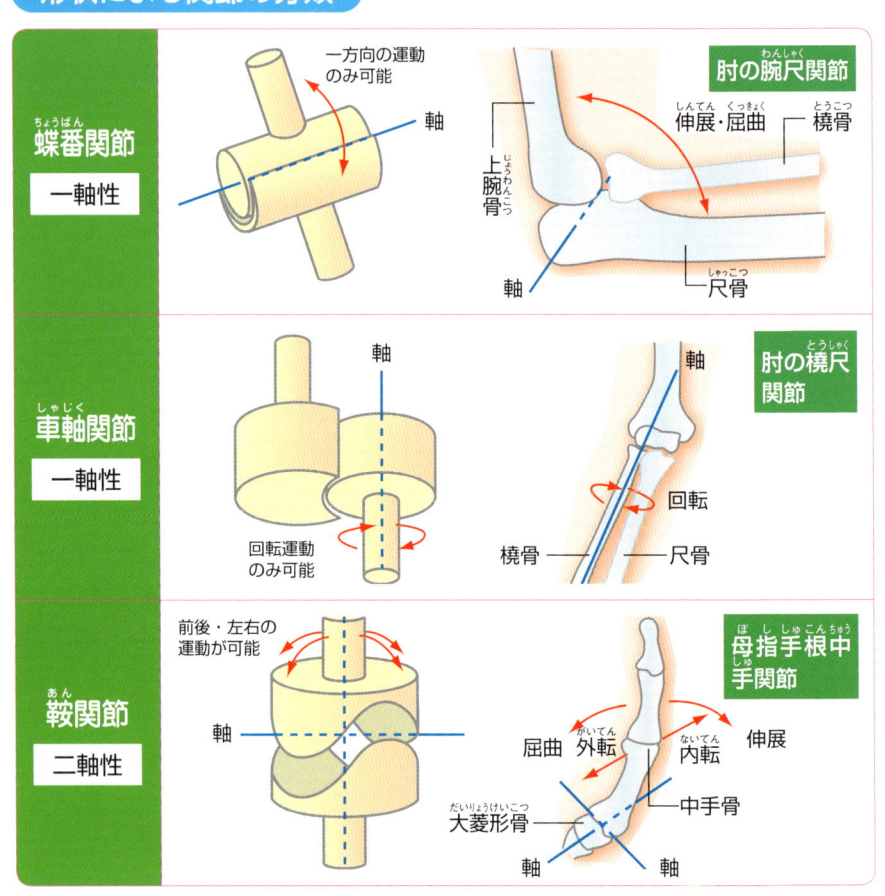

蝶番関節　一軸性
一方向の運動のみ可能／軸
肘の腕尺関節：上腕骨、伸展・屈曲、橈骨、軸、尺骨

車軸関節　一軸性
軸／回転運動のみ可能
肘の橈尺関節：軸、回転、橈骨、尺骨

鞍関節　二軸性
前後・左右の運動が可能／軸
母指手根中手関節：屈曲、外転、内転、伸展、大菱形骨、中手骨、軸、軸

番関節(指節関節など)や、ドアノブのような車軸関節(頸椎の環軸関節など)がある。

　二軸性関節は2つの運動軸があり、2面の運動が可能。関節頭が楕円の球状で、関節窩がそれに対応した浅いくぼみを形成している顆状関節(膝の脛骨大腿関節など)や、馬に乗る人の両脚と鞍のような関係の鞍関節(第1手根中手関節など)がある。

　多軸性関節は、三次元のあらゆる方向に運動が可能。関節頭が半球状で、関節窩がそれに対応したくぼみを形成している球関節(股関節など)や、相対する関節面が平坦な平面関節(手根関節など)がある。

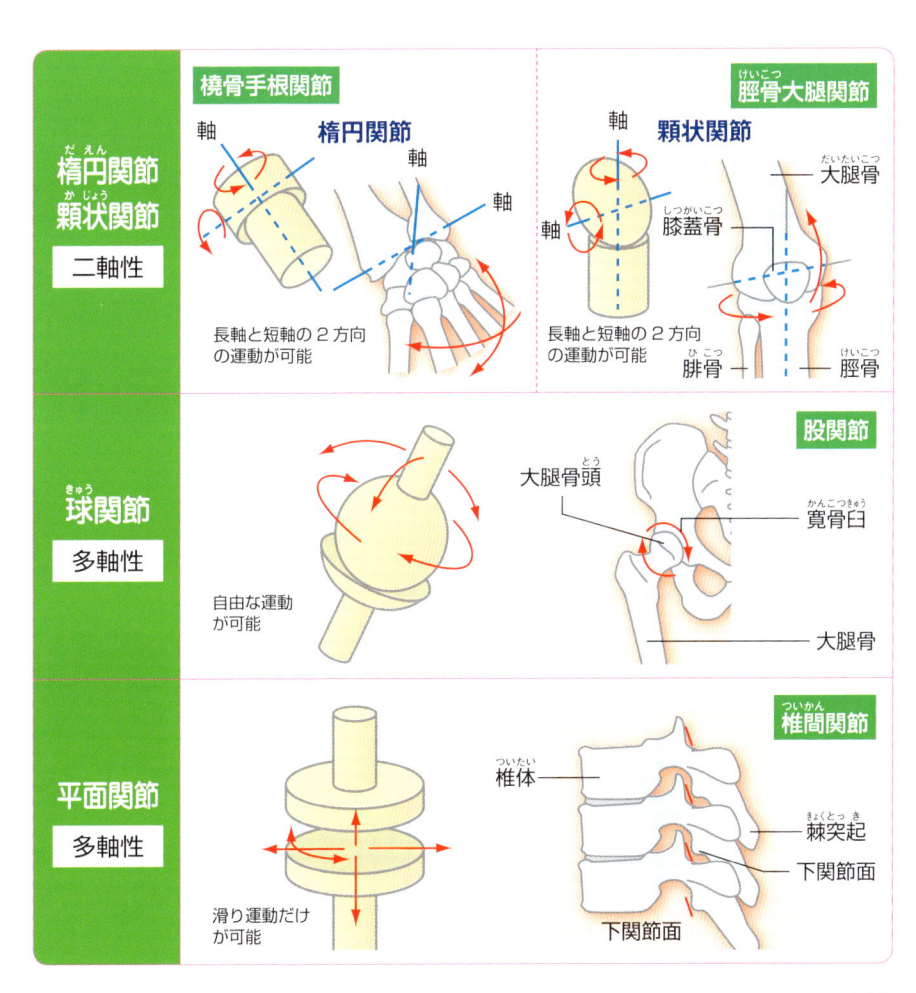

第2章　筋肉・関節のしくみと役割・関節

楕円関節 **顆状関節** 二軸性	橈骨手根関節　楕円関節 軸 軸 長軸と短軸の2方向の運動が可能	脛骨大腿関節 軸　顆状関節 大腿骨 膝蓋骨 長軸と短軸の2方向の運動が可能 腓骨　脛骨
球関節 多軸性	自由な運動が可能	股関節 大腿骨頭 寛骨臼 大腿骨
平面関節 多軸性	滑り運動だけが可能	椎間関節 椎体 棘突起 下関節面 下関節面

119

肩関節の運動表現

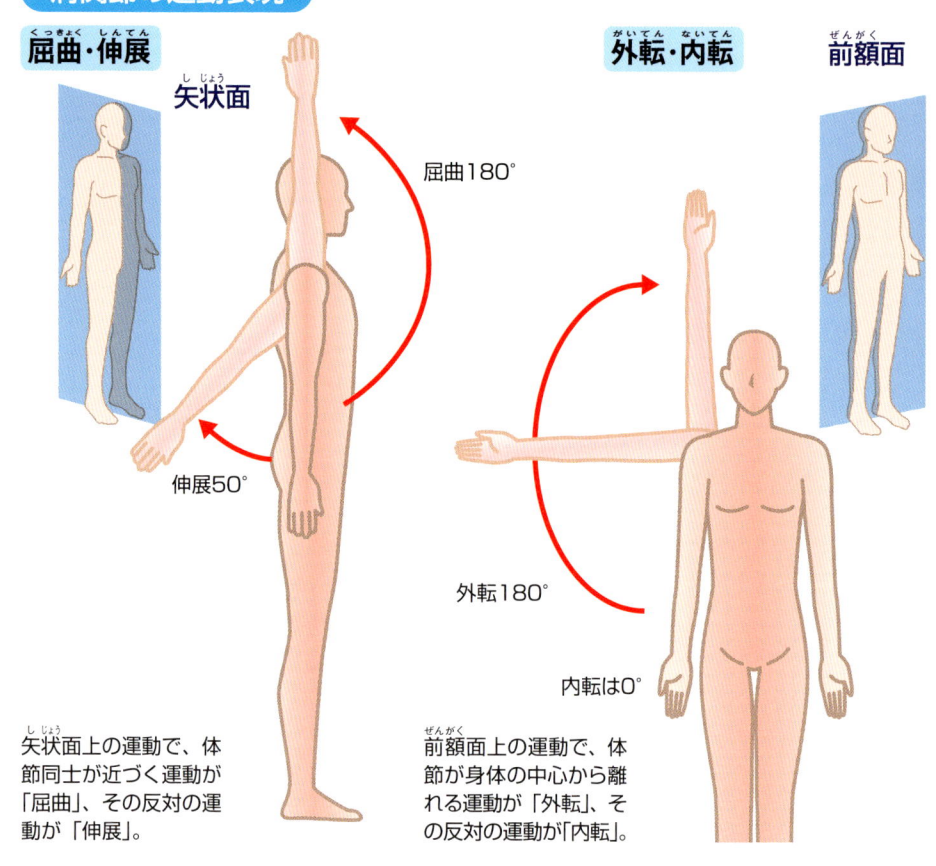

屈曲・伸展

矢状面

屈曲180°

伸展50°

矢状面上の運動で、体節同士が近づく運動が「屈曲」、その反対の運動が「伸展」。

外転・内転　　前額面

外転180°

内転は0°

前額面上の運動で、体節が身体の中心から離れる運動が「外転」、その反対の運動が「内転」。

関節運動の表現法

　関節運動は、機能的基本肢位（→P96）を０度として、**矢状面・前額面・水平面上でどのような方向に動いたかで表現**する。

　まず、矢状面の運動で体節（他の部位と分けられる一部分）同士が近づく運動が**屈曲**、その反対方向の運動が**伸展**となる。

　次に、前額面状の運動で体節が身体の中心から離れるような運動が**外転**、その反対の運動が**内転**となる。

　そして、水平面の運動で開始肢位での前面が外側に向く運動が**外旋**、その反対の運動が**内旋**となる。ただし、前腕では外旋に当たる運動を**回外**、内旋に当たる運動を**回内**と表現する。

外旋・内旋

水平面上の運動で、開始肢位での前面が外側に向く運動が「外旋」、その反対の運動が「内旋」。

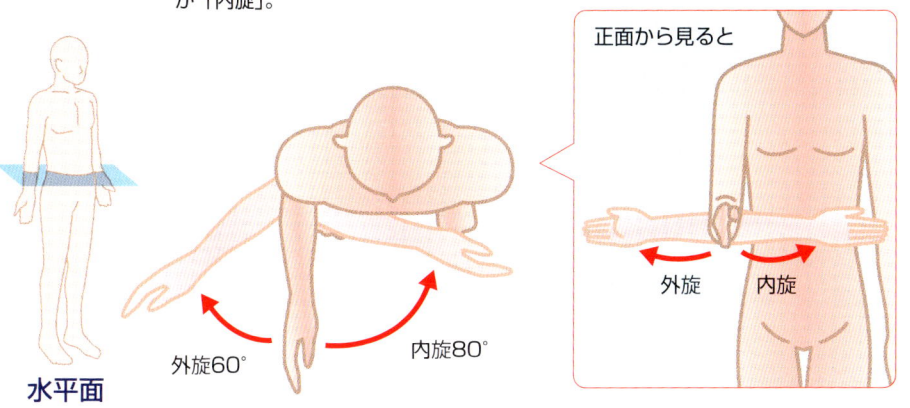

正面から見ると

外旋　内旋

水平面

外旋60°　内旋80°

回外・回内

上から見ると

回外90°　回内90°

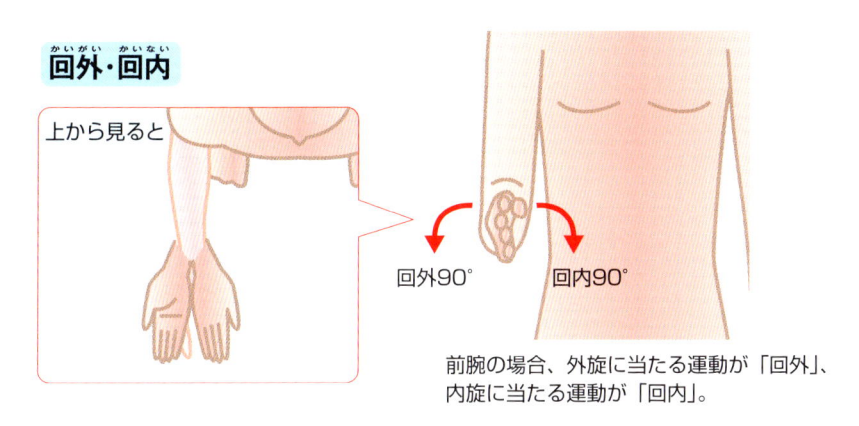

前腕の場合、外旋に当たる運動が「回外」、内旋に当たる運動が「回内」。

投げるときの肩の運動

ボールを投げるときの肩関節の運動を表現すると、トップポジションまで振りかぶる動作は、肩関節では屈曲・外転・外旋動作となります。その位置から、ボールリリース・フォロースルーまでの肩関節は伸展・内転・内旋動作です。その他の関節も同様に表現できます。

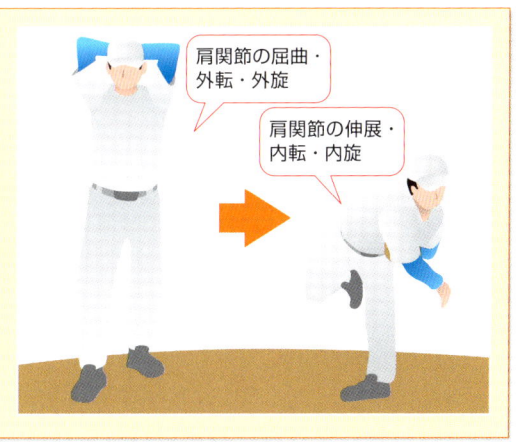

肩関節の屈曲・外転・外旋

肩関節の伸展・内転・内旋

第2章　筋肉・関節のしくみと役割　関節

関節内での運動

関節包内では、結合面の適合をよくする運動が行われている。

関節包内での基本運動

　関節は、体節の運動（屈曲など）の基点となっているが、関節内でも関節面との間に生じる運動があり、**関節包内運動**と呼ばれる。

　多くの関節は一方が凸、もう一方が凹になっているが、関節包内運動は関節の運動時の凹凸の関節面の適合をよくし、**脱臼や骨同士の衝突防止**に重要な役割を担っている。

　関節包内運動は、**転がり運動**、**滑り運動**、**軸回旋**の3つが基本となる。

　通常、凹面の関節窩上を凸面の関節頭が動く場合は、運動方向と同じ方向に転がり運動が生じ、同時に転がり運動と反対方向の滑り運動が伴う。これにより、運動時に関節が脱臼したり、骨同士が衝突したりすることを防いでいるのである。

　また、一部の関節では、転がり運動と滑り運動、軸回旋の関節包内運動が組み合わされている。膝関節では、固定された凸状の大腿骨面を凹状の脛骨面が屈曲位から伸展する際に、脛骨は前方に転がり運動と滑り運動を生じながら外方へ軸回旋を生じる。

　反対に固定された脛骨に対して大腿骨が伸展する場合は、転がり運動と滑り運動は反対方向となる。

■3つの関節包内運動

転がり運動	道路を走る車のタイヤのように、回転する関節面上に並ぶ多数の点が相対する面上の多数の点と接触する運動。
滑り運動	凍った道路上で空転するタイヤのように、関節面上の1つの点が相対する面上の多数の点と接触する運動。
軸回旋	床面の1点で回転するコマのように、関節面上の1つの点が相対する面上の1つの点上で回転する運動。

凸面・凹面の関節包内運動

凸面の関節包内運動

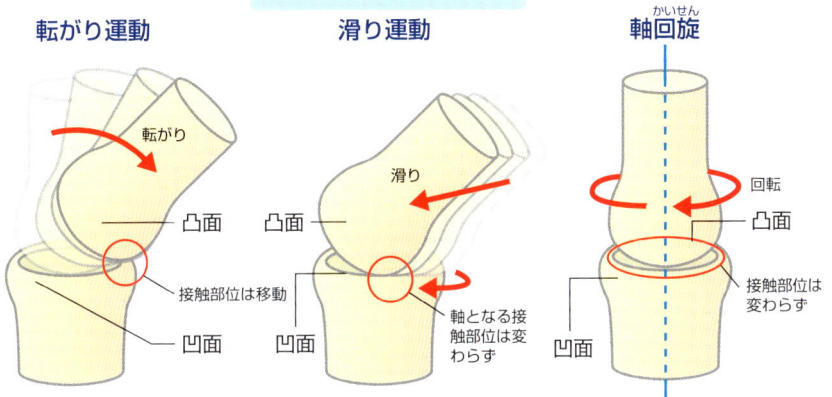

転がり運動
転がり
凸面
接触部位は移動
凹面

滑り運動
滑り
凸面
凹面
軸となる接触部位は変わらず

軸回旋
回転
凸面
接触部位は変わらず
凹面

凹面の関節包内運動

転がり運動
凸面
接触部位は移動
凹面
転がり

滑り運動
軸となる接触部位は変わらず
凸面
凹面
滑り

軸回転
凸面
接触部位は変わらず
凹面
回転

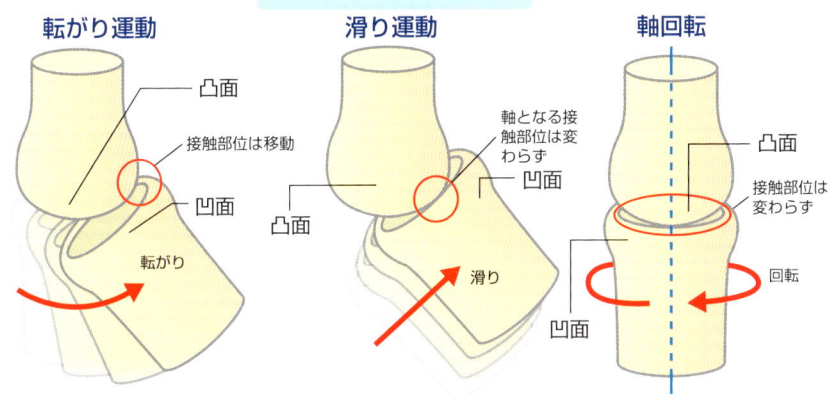

「アライメント」とは

骨の配列のことをいい、自然立位時のアライメントを「静的アライメント」、運動時のアライメントを「動的アライメント」と呼びます。膝関節でのO脚やX脚、足関節での扁平足が代表的ですが、運動の場面では、ジャンプ着地時の足部と膝の位置関係が重要となります。

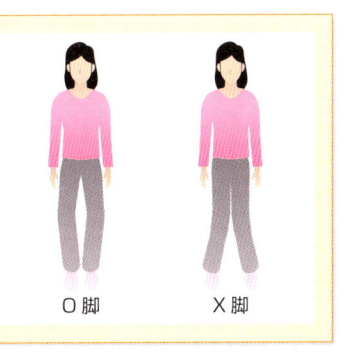

O脚　　X脚

第2章 筋肉・関節のしくみと役割　関節

第2章⓮ 筋の構造

筋の分類としくみ

▶ 筋が収縮することで身体は動く。

筋の分類

筋（筋肉）は、**収縮するために高度に特殊化した細胞で構成される器官**である。横紋の組織が見られる**横紋筋**と、横紋が見られない**平滑筋**に大別できるが、骨格に付着する**骨格筋**と、内臓壁にある**内臓筋**に分けることもある。骨格筋は横紋筋、内臓筋は平滑筋で、心臓を動かす心筋は自動興奮性のある横紋筋である。

また、骨格筋は意識して動かすことができる（**随意筋**）が、内臓筋と心筋は意識して動かすことはできない（**不随意筋**）。

骨格筋は身体運動を生み出す器官で、通常は**関節をまたいでその両端が異なる骨に付着**する。ただし、顔の表情を作る顔面筋のように一端が皮膚に付着し、シワを作る筋（皮筋）もある。

さらに骨格筋は、外観上の形から**紡錘状筋**、**羽状筋**、**半羽状筋**などに分類され、筋頭の数から**二頭筋**や**三頭筋**などに分類されることもある。

筋の形状

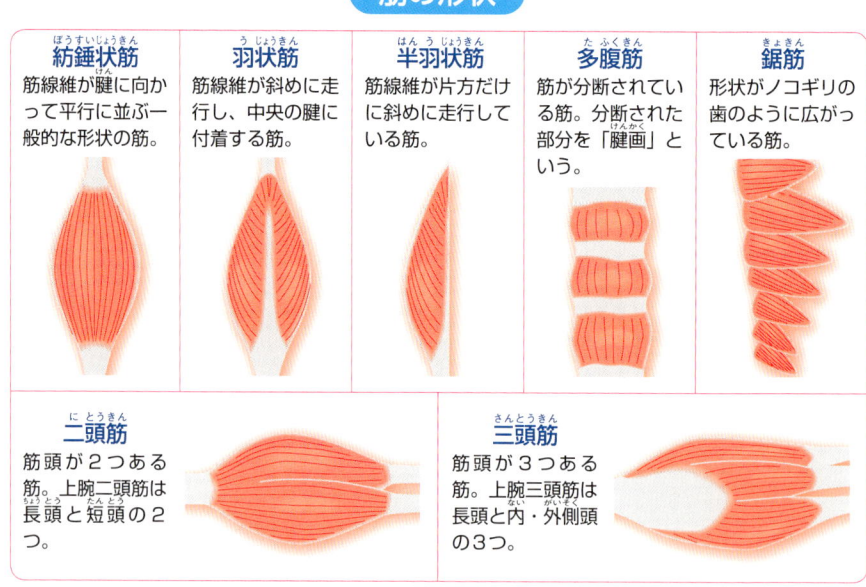

紡錘状筋
筋線維が腱に向かって平行に並ぶ一般的な形状の筋。

羽状筋
筋線維が斜めに走行し、中央の腱に付着する筋。

半羽状筋
筋線維が片方だけに斜めに走行している筋。

多腹筋
筋が分断されている筋。分断された部分を「腱画」という。

鋸筋
形状がノコギリの歯のように広がっている筋。

二頭筋
筋頭が2つある筋。上腕二頭筋は長頭と短頭の2つ。

三頭筋
筋頭が3つある筋。上腕三頭筋は長頭と内・外側頭の3つ。

骨格筋の「起始」と「停止」

　骨格筋の両端は、結合組織の**腱となって骨に付着**する。筋の両端のうち、筋が収縮したときに固定されているが、動きの少ないほうを**起始**、動きの大きなほうを**停止**と呼ぶ。

　起始と停止の間に関節があり、筋の収縮が停止部で力点、関節が支点となり、テコの原理で効果的な関節の運動に変換される。

　しかし、運動は相対的で起始・停止を明確に決めることが難しいため、**体幹に近いほうの端を起始、反対の端を停止**とするのが一般的である。

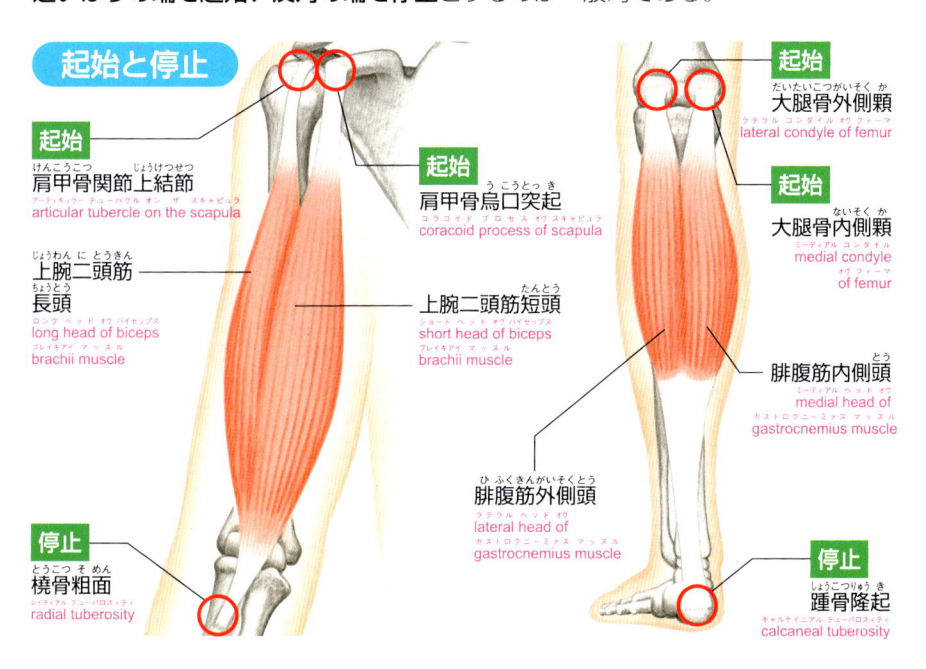

起始と停止

起始
肩甲骨関節上結節
articular tubercle on the scapula

上腕二頭筋
長頭
long head of biceps brachii muscle

停止
橈骨粗面
radial tuberosity

起始
肩甲骨烏口突起
coracoid process of scapula

上腕二頭筋短頭
short head of biceps brachii muscle

起始
大腿骨外側顆
lateral condyle of femur

起始
大腿骨内側顆
medial condyle of femur

腓腹筋内側頭
medial head of gastrocnemius muscle

腓腹筋外側頭
lateral head of gastrocnemius muscle

停止
踵骨隆起
calcaneal tuberosity

心筋は疲れない

心臓を収縮させる心筋は骨格筋と同じ横紋筋ですが、内臓筋と同様に意識的に動かすことはできません。ただし、心臓の拍動には自動性があるため、1分間で70回拍動すると70年間で約260億回、1回の血液の拍出量を60mℓとすると、約1億5千万ℓの血液を送り出すことができます。

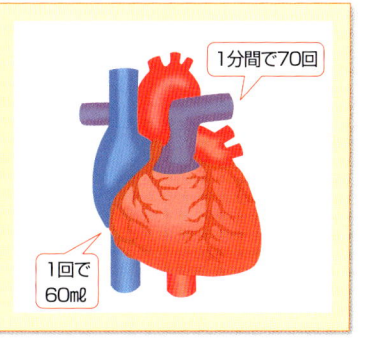

1分間で70回
1回で60mℓ

第2章⑮ 筋の動き

筋の構造と収縮のしくみ

▶筋線維は多くの筋原線維で構成され、筋の収縮にかかわる。

骨格筋の微細構造

　身体には、200ほどの筋名のついた骨格筋があり、そのほとんどが左右に存在するため、骨格筋は約400となり、体重の約40%を占めている。

　筋を構成する構造上の単位は**筋線維**と呼ばれ、非常に細いが、中には長さが数十センチにおよぶものもある。

　また、筋線維は多くの**筋原線維**で構成されている。個々の筋線維は**筋内膜**に覆われ、これが十数個集合して**筋線維束**を形成し、さらにいくつかの筋線維束が集合して**筋膜**に覆われ、筋を構成している。

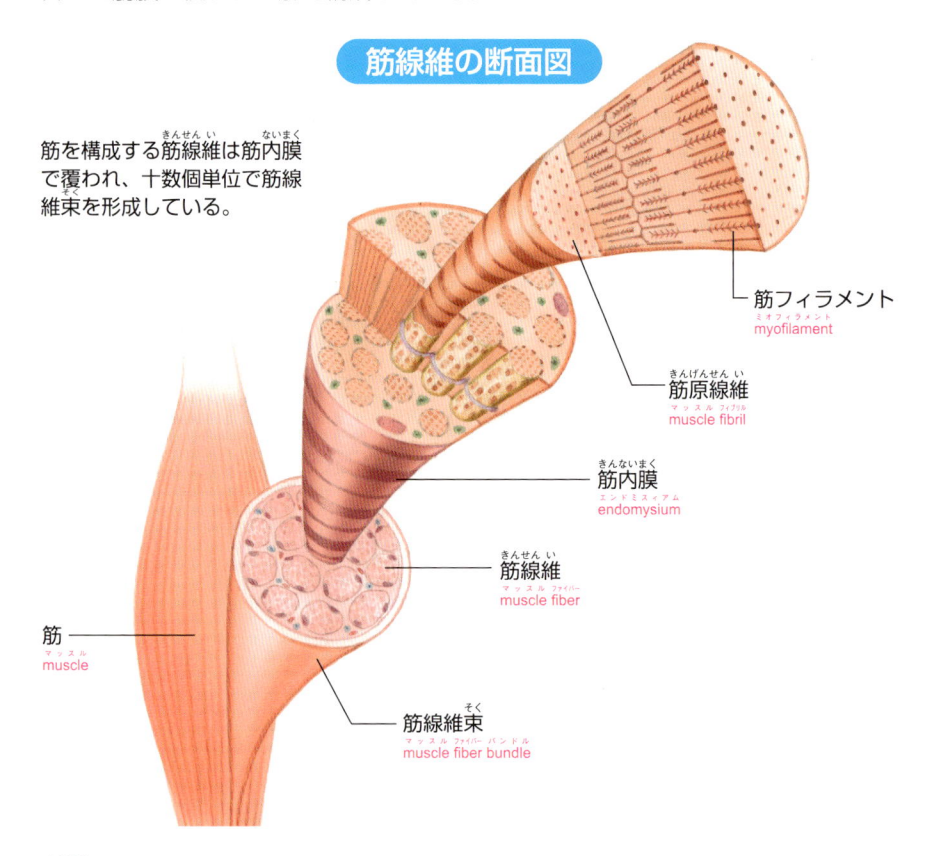

筋線維の断面図

筋を構成する筋線維は筋内膜で覆われ、十数個単位で筋線維束を形成している。

- 筋フィラメント（ミオフィラメント）myofilament
- 筋原線維（マッスル フィブリル）muscle fibril
- 筋内膜（エンドミスィアム）endomysium
- 筋線維（マッスル ファイバー）muscle fiber
- 筋（マッスル）muscle
- 筋線維束（マッスル ファイバー バンドル）muscle fiber bundle

骨格筋収縮のしくみ

　筋原線維は筋線維の収縮要素であり、**ミオシン**と呼ばれる太いフィラメントと、**アクチン**と呼ばれる細いフィラメントから構成されている。

　筋原線維を電子顕微鏡で見ると、規則正しい帯状のフィラメントが見られる。明るい帯と暗い帯という特徴的な縞模様があるが、これは**ミオシンとアクチンの重なり合いの結果生じた模様**である。明暗の違いにより、それぞれの部位をA帯・I帯・H帯、M線、Z膜という名称で呼び、筋節は1つのZ膜から次のZ膜までを指す。帯のパターンは筋の長さに沿って繰り返され、個々の帯の単位は**筋節**と呼ばれ、筋線維の自動的な力の発生装置と考えられている。

　筋の収縮は、「**フィラメント滑走説**」というモデルで説明されている。筋の収縮は、2種類のフィラメントの長さは変わらないが、細いアクチンが太いミオシンに対して滑走し、その間に入り込むことで2つのフィラメントの重なり合う部分が大きくなる。これにより、フィラメントの長さは変わらなくても筋節全体の長さとしては短縮していき筋が収縮する、というのが「フィラメント滑走説」である。収縮活動の過程は、1つの筋節から次の筋節へ繰り返される。

フィラメント滑走説

筋原線維を構成する2種類のフィラメント。筋の収縮は、この2つのフィラメントが重なり合うことで実現する。

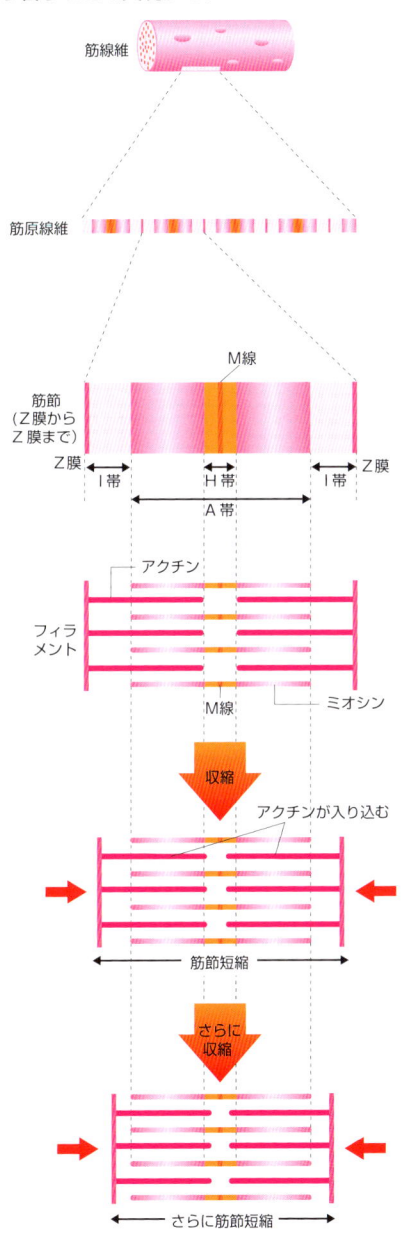

第2章⓰　筋の特性

骨格筋の種類と特性

> 骨格筋のうち、遅筋は持久性に、速筋は収縮速度に優れる。

筋線維のタイプ

　骨格筋は、機能的におもに**遅筋**と**速筋**に大別される。

　遅筋は「**タイプⅠ**」と呼ばれ、収縮速度は遅いが持久性に優れ、肉眼的に赤く見えることから**赤筋**ともいわれる。

　速筋は、収縮速度は速いが疲労しやすい「**タイプⅡb**」と、速筋と遅筋の両方の性質を持つ「**タイプⅡa**」があり、肉眼的に白く見えることから**白筋**ともいわれる。

　身体が活動する際には、その強度に応じて遅筋と速筋が選択的に動員される。たとえば、ゆっくり歩き始め、徐々にスピードを上げてダッシュする場合は、最初に遅筋線維が動員され、次に速筋線維が動員される。

　一般的に、速筋と遅筋の割合は同等といわれているが、**短距離ランナーは一般の人より速筋の比率が高く**、反対に**長距離ランナーは遅筋の割合が高く**なっている。

速筋の特徴

筋の収縮速度が速く、瞬発力に長けている。

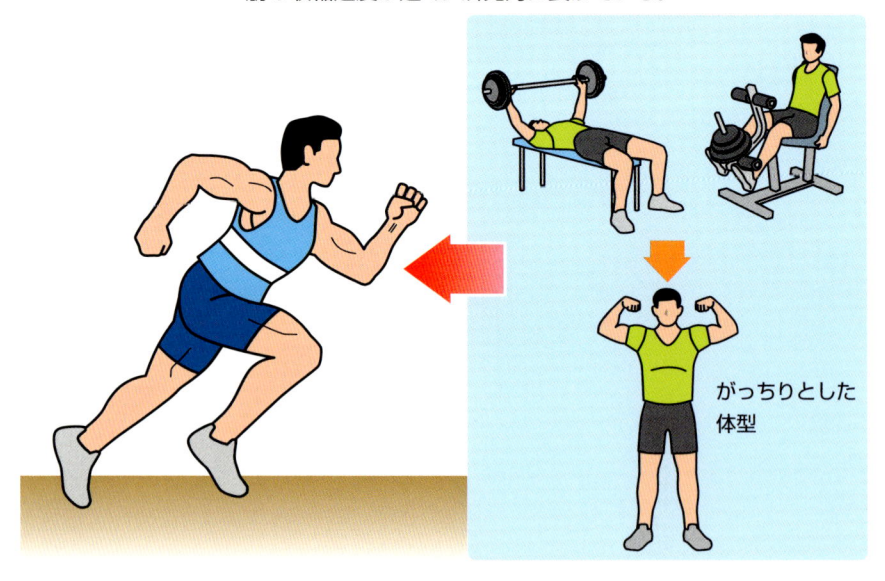

がっちりとした体型

筋とトレーニング

　速筋はおもに糖質をエネルギー源として収縮するが、糖質は筋に少ししかないため、短時間で消耗してしまう。そのため、強い張力を長時間発揮し続けることは困難になる。この**速筋を鍛えるためには、高い負荷での筋力強化運動**を行う必要がある。

　もう一方の遅筋は、おもに脂質をエネルギー源としている。これは、有酸素運動のように負荷は高くないが長く行う運動をするときに登場する筋線維である。

　つまり、ダイエット目的で脂肪を減らしたい場合は、速筋が登場する高い負荷の運動を行うのではなく、**遅筋が登場するような中等度の負荷で長く行う運動**が必要になる。

赤身と白身も筋肉の違い

「マグロの刺身は赤く、ヒラメの刺身は白い」、この色の違いも、遅筋と速筋に由来します。つまり、マグロのように遠洋の長い距離を泳ぎ続ける魚の筋は遅筋である赤筋が発達し、近海で瞬発的な泳ぎを要求されるヒラメのような魚の筋は速筋である白筋が発達したのです。

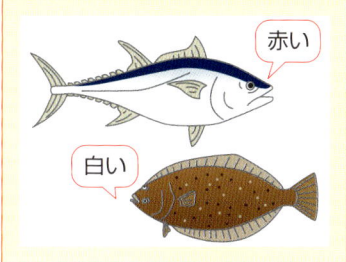

赤い
白い

遅筋の特徴

筋の収縮速度が遅く、持久力に長けている。

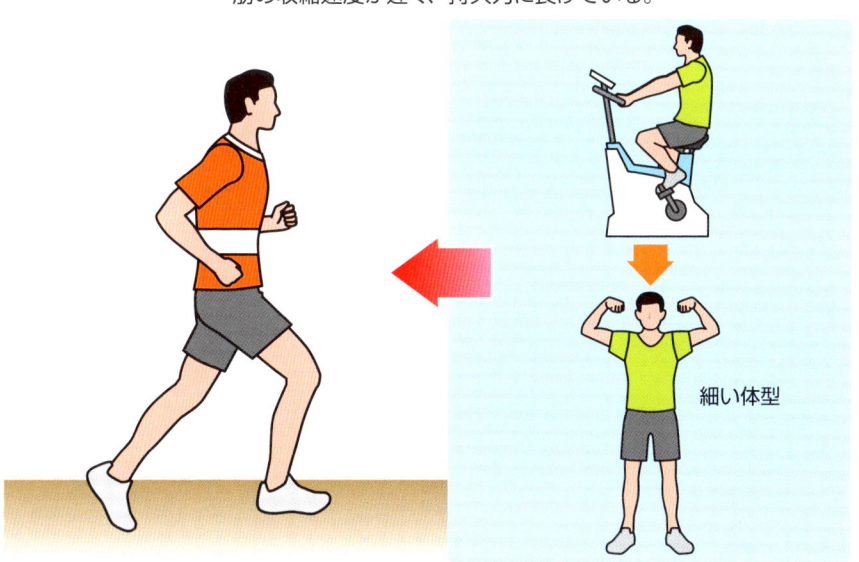

細い体型

第2章⓱　筋の収縮様式と筋力強化運動

筋の収縮様式

▶筋の強化運動は、収縮様式の特性を生かして行う。

筋の収縮様式の分類

　筋の収縮様式は、**等尺性**（アイソメトリック）**収縮**、**等張性**（アイソトニック）**収縮**、**等速性**（アイソキネティック）**収縮**の3つに分けられる。

　等尺性収縮は、**筋がその長さを変えずに力を発揮する収縮様式**である。たとえば、握力計を握ったり、背筋力計を引っ張ったりするような、動かない物に対して力を発揮している状態をいう。

　等張性収縮は、**筋がある負荷とつり合い、その長さを変えながら一定の張力を発揮する収縮様式**である。たとえば、ダンベルをゆっくりと一定の速度で持ち上げるような動作で力を発揮している状態をいう。

　等速性収縮は、**収縮速度が一定となるような収縮様式**で、関節の角速度を一定に制御する機器を使用して行われる。

　さらに等張性収縮と等速性収縮は、筋が短縮しながら収縮する「**求心性収縮**」と、筋が伸びながら収縮する「**遠心性収縮**」に分けられる。

等尺性収縮と等張性収縮

〈等尺性（アイソメトリック）収縮〉
筋が長さを変えずに力を発揮する様式で、動かない物に対して力を発揮している状態をいう。

〈等張性（アイソトニック）収縮〉
筋が長さを変えながら一定の張力を発揮する様式で、一定の速度で物を持ち上げるように力を発揮している状態をいう。

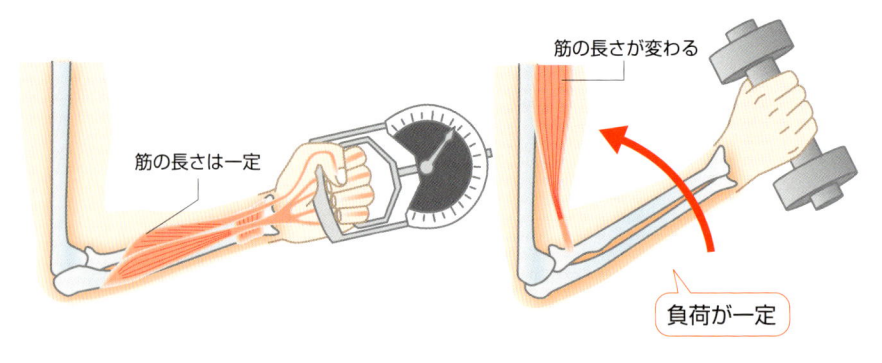

筋の長さは一定

筋の長さが変わる

負荷が一定

筋力強化運動

前述の3つの筋収縮様式の分類は、そのまま筋力強化運動の種類となる。

■ 3つの収縮様式での筋力強化運動

アイソメトリック トレーニング 等尺性収縮での筋力強化運動	関節が動かない状態で筋を収縮させる方法で、リハビリテーションではギプスで固定されている際などに用いられる。	
アイソトニック トレーニング 等張性収縮での筋力強化運動	ダンベルなどを使用して行われる一般的なウエイトトレーニング方法。	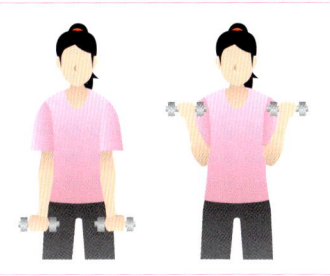
アイソキネティック トレーニング 等速性収縮での筋力強化運動	特殊な機器を用いないと正確に行うことは難しく、通常はトレーニングより筋力の評価として用いられる。	

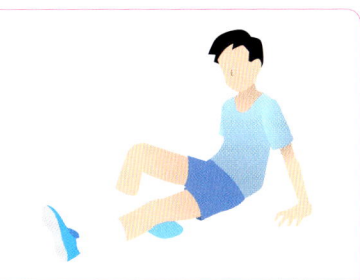

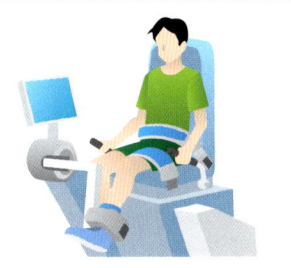

便利なアイソメトリックトレーニング

アイソメトリックでの筋力強化運動は、比較的簡単にできます。たとえば、一方の肘関節の屈曲運動（上腕二頭筋）に対して、他方の肘関節の伸展運動（上腕三頭筋）で抵抗を与えて止めてしまう方法は、上腕二頭筋と上腕三頭筋両方の筋トレになります。5秒以上維持して10回3セットは行いましょう。

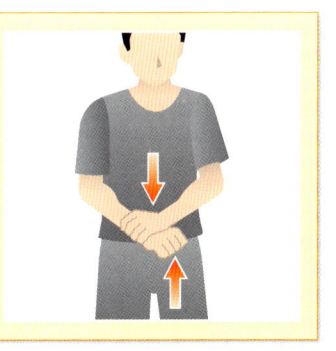

第2章⓲ 筋力トレーニング

トレーニングの7原則

▶ 原則を理解して行えばトレーニング効果は上がる。

■ トレーニングするときの7原則

1	過負荷（オーバーロード）の原則	トレーニングの効果を得るためには、ある一定以上の負荷が必要。トレーニングにより筋力が向上すれば、トレーニングの負荷も上げなければ効果は期待できない。
2	漸進性の原則	トレーニングの質と量は徐々に上げていくべき。急激な負荷の増加は効果が上がらないばかりか、障害を引き起こす危険もある。
3	全面性の原則	筋力だけでなく、持久力・柔軟性・敏捷性など、いろいろな要素をバランスよく取り入れてトレーニングすることが必要。
4	反復性の原則	トレーニングの効果は1回では得られない。適度な間隔で繰り返し反復することが必要になる。
5	個別性の原則	トレーニングは、性別・体力・目的などの要素を考慮して、人それぞれ個別な内容を考え、実践する必要がある。
6	意識性の原則	トレーニングを行うときは、どの筋を鍛えているのか、何の目的でトレーニングしているのか、などについて意識して行うとより効果的。
7	特異性の原則	長距離ランナーがダッシュの練習をしてもパフォーマンスの向上に直結しないように、目的によってトレーニングの内容や方法を考慮しないと効果的な結果は得られない。

効果的なトレーニング法

トレーニングの特異性から考えると、高く跳びたければジャンプの練習が最も効果的ということになります。しかし実際は、より効果的な結果を得るために、柔軟性の向上や低下している筋力の強化などを組み合わせながらトレーニングを行っていくことになります。

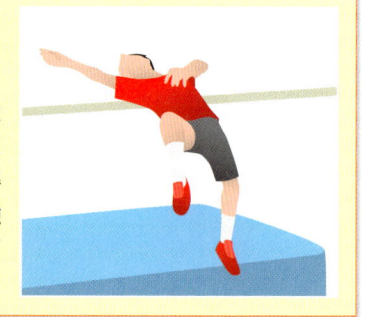

第3章
動作別 筋肉・関節の動き

＊本書では、外傷による傷害も「障害」と表記しています。

第3章❶ 歩行の定義

「歩行」による移動様式

直立二足移動である歩行では、意外と複雑な動作を行っている。

人間は直立二足移動

　動物が位置を移すための運動を**移動**（**ロコモーション**）といい、移動には魚が泳いだり、鳥が空を飛んだりすることも含まれる。四肢を使う場合、四足移動や二足移動になるが、直立での二足移動は人間特有の移動様式であり、「**歩行**」と呼ばれる。

　歩行は、重力に抗して立位姿勢を維持しながら全身を移動させる複雑な動作である反面、高度に自動化した運動でもあり、随意的要素だけでなくいろいろな反射要素も含まれている。

　歩行を解析するうえでいくつかの用語が定義されているので、解説しておきたい。

■用語の定義

歩行周期	歩行を時間的要素に沿って観察する際の基本的単位で、片側のかかとが接地して再び同側のかかとが接地するまでの時期。
歩 （ステップ）	片側のかかとが接地し、反対側のかかとが接地するまでの動作で、その距離が歩幅。
重複歩 （ストライド）	片側のかかとが接地し、再び同側のかかとが接地するまでの動作で、このときの両かかとの幅が歩隔。
立脚相	足部が地面に着いている時期。さらに、かかとが地面に接地する瞬間を**踵接地**（**ヒールコンタクト**）、足底全体が地面に接地する瞬間を**足底接地**（**フットフラット**）、体重が支持脚の真上を通過する時点を**立脚中期**（**ミッドスタンス**）、かかとが地面から離れる瞬間を**踵離地**（**ヒールオフ**）、足指が地面から離れる瞬間を**足指離地**（**トゥーオフ**）という。1歩行周期の約60％を占める。
遊脚相	足部が地面に着いていない時期をいい、**加速期・遊脚中期・減速期**に分けられる。1歩行周期の約40％を占める。
両脚支持期	両足ともに地面に着いている時期。

歩行の時間的定義と空間的定義

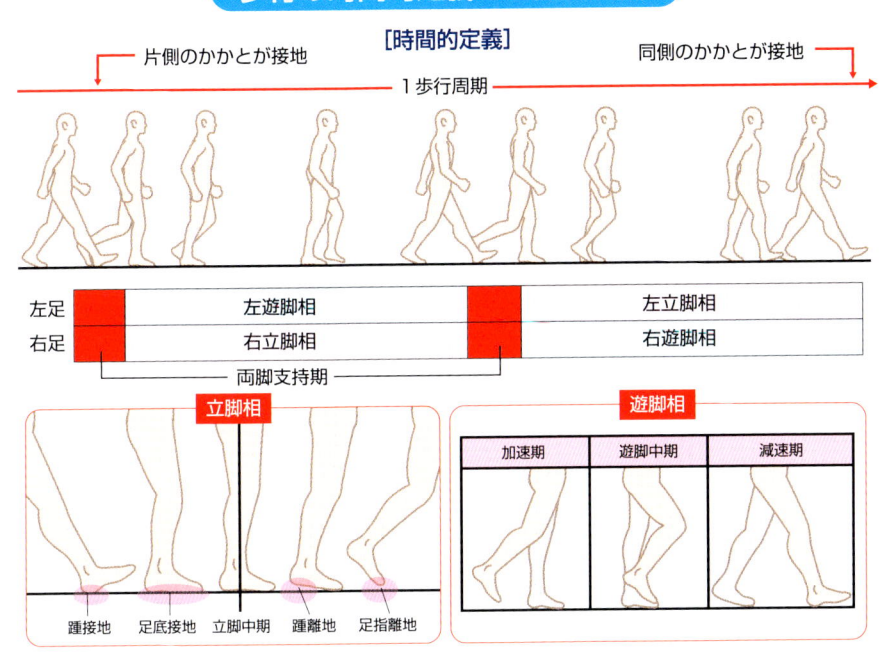

[時間的定義]

片側のかかとが接地 ── 1歩行周期 ── 同側のかかとが接地

| 左足 | | 左遊脚相 | | 左立脚相 |
| 右足 | | 右立脚相 | | 右遊脚相 |

両脚支持期

立脚相

踵接地　足底接地　立脚中期　踵離地　足指離地

遊脚相

| 加速期 | 遊脚中期 | 減速期 |

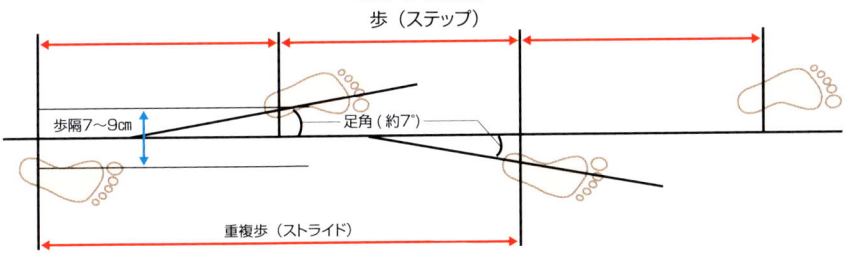

[空間的定義]

歩（ステップ）

歩隔7〜9cm　足角（約7°）

重複歩（ストライド）

歩行は簡単？ 難しい？

人は話をしながら、また景色を楽しみながら歩行しているように、いちいち意識しなくても自然に行っています。しかし、誕生から二足歩行獲得までには1年程度の期間が必要ですし、高齢になると筋力やバランス能力の低下により、つえや歩行器の助けが必要になることもあります。「歩行は簡単なのか？難しいのか？」とても微妙です。

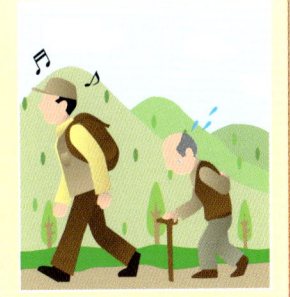

第3章　動作別 筋肉・関節の動き／歩行

第3章❷ 歩行分析

歩行と重心移動の関係

振幅を最小限にするとエネルギー効率のよい歩行が可能。

時間的・空間的指標

歩行の時間的指標の基本は**歩行率（ケイデンス）**で、単位時間当たりの歩数で表される（**歩調**ともいわれる）。また、1歩行周期当たりの時間を**ストライド時間**、右または左のステップの時間を**ステップ時間**として表される。

健常成人での歩行の正常値は、歩幅が約72cm（ストライドの距離は2倍）、歩行率が1分間で110ステップ、歩行速度が1秒間で約1.35mといわれている。

男女差で見ると、女性は男性より歩行率が高く歩幅が小さくなる。また、日常生活の中での歩行を見ると、居住地区、商業地区、ビジネス地区などの違いにより、歩行速度や歩幅が変化している。

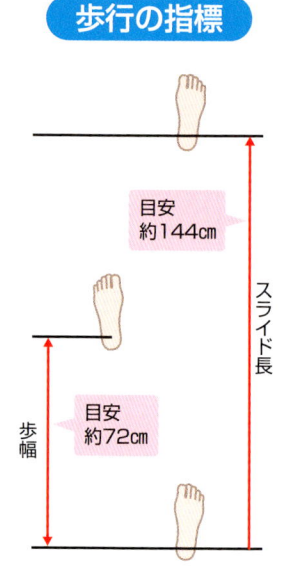

歩行の指標

目安 約144cm（スライド長）
目安 約72cm（歩幅）

重心の移動

歩行は、崩したバランスを回復する作業の繰り返しともいえる。つまり、**前方へ傾斜させた身体を転倒させないようにバランスを回復させるのが歩行**である。

成人の重心は、下から身長の55～56％の高さで仙骨の前面に位置している。1歩行周期当たりの重心の移動は、前方移動が最も大きいのは当然だが、前方移動に加え、重心は上下移動と側方移動に相当する**2つの正弦曲線パターン**を示して移動する。

重心の上下移動の軌跡は**立脚中期が最高**となり、**踵接地期が最低**となる。また、重心の側方移動は立脚中期が最も左右に移動する時期である。上下移動の振幅は約5cmで、左右方向の振幅は約4cmだが、頭部の左右方向の移動は重心の移動より大きく約6cmといわれ、どちらも歩行速度を上げると大きくなる。

エネルギー効率から考えると、この2方向の振幅を最小限にすることが経済的な歩行といえる。

重心の上下移動と側方移動

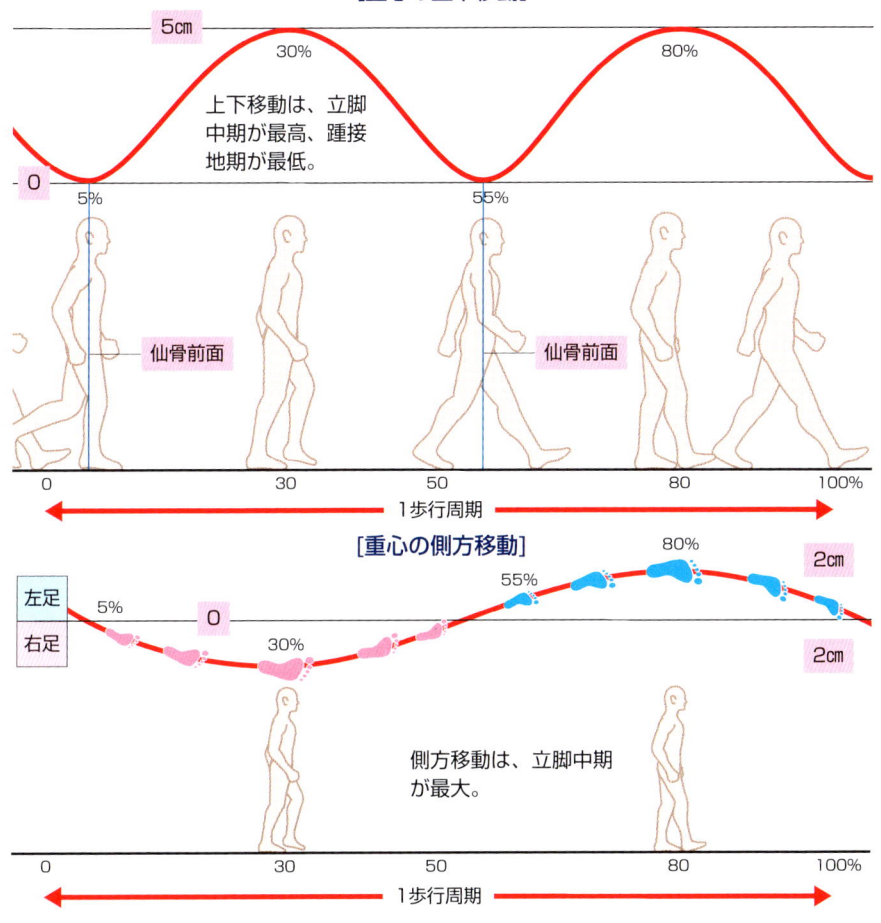

[重心の上下移動]

上下移動は、立脚中期が最高、踵接地期が最低。

[重心の側方移動]

側方移動は、立脚中期が最大。

歩行とエネルギー消費

一定の距離を歩行する際、速度を上げれば時間は短縮されますが、作業強度は上がり消費エネルギーも大きくなります。反対に速度を遅くすると時間が延長し、消費エネルギーが大きくなります。その中間に、最もエネルギー効率のよい「経済速度」と呼ばれる歩行速度があります。

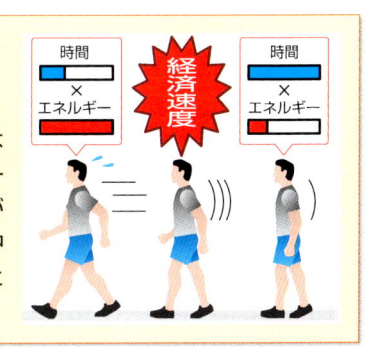

時間 × エネルギー　経済速度　時間 × エネルギー

第3章　動作別 筋肉・関節の動き／歩行

第3章❸ 歩行時の関節運動

歩行時の関節の動き

歩行には、股・膝・足関節だけでなく、肩・肘関節もかかわっている。

矢状面上の各関節の運動

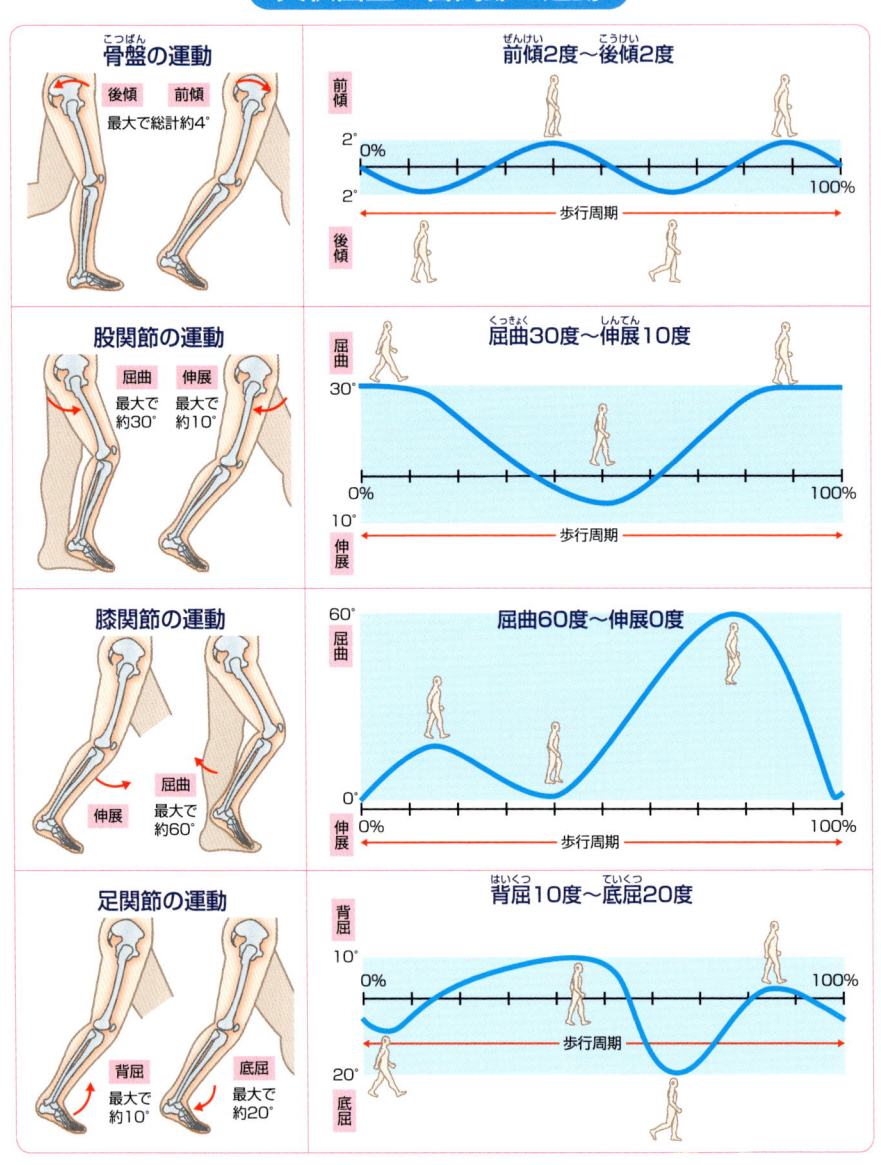

骨盤の運動
後傾　前傾
最大で総計約4°

前傾2度～後傾2度
前傾 2° 0%　100% 後傾 2°　歩行周期

股関節の運動
屈曲　伸展
最大で約30°　最大で約10°

屈曲30度～伸展10度
屈曲 30°　0%　100%　伸展 10°　歩行周期

膝関節の運動
伸展　屈曲
最大で約60°

屈曲60度～伸展0度
屈曲 60°　0%　100%　伸展 0°　歩行周期

足関節の運動
背屈　底屈
最大で約10°　最大で約20°

背屈10度～底屈20度
背屈 10°　0%　100%　底屈 20°　歩行周期

矢状面上の運動

　自然な歩行速度での骨盤の前傾と後傾は、総計で約2～4度と小さい。
　股関節は踵接地期に約20～30度屈曲位をとっているが、体幹が前方へ進むにつれて伸展し、立脚中期に中間位となり、踵離地期に約10度の最大伸展位となる。その後、遊脚相では下肢を前方へ振り出すために屈曲し、踵接地直前で30度をわずかに超えた最大屈曲位となる。
　膝関節は1歩行周期に屈曲運動と伸展運動を2回行うが、これは**二重膝作用** [double knee action] と呼ばれる。踵接地期では約5度の屈曲位となるが、ここから屈曲し、立脚中期は約15度の屈曲位となる。その後、伸展して踵離地期ではほぼ完全伸展する。その後、再び屈曲し、遊脚中期では約60度の最大屈曲位となるが、遊脚相後半では急激に伸展して踵接地期を迎える。
　足関節も、1歩行周期に背屈運動と底屈運動を2回行う。踵接地期は軽度の底屈位となるが、その後、さらに底屈して足底接地期には約8度の底屈位となる。体幹が前方へ進むにつれて再び背屈し、踵離地期には約10度の最大背屈位となるが、その後、急激な底屈運動を起こし、足指離地期には約20度の最大底屈位となる。遊脚相では再び背屈し、遊脚中期以降は約5度の背屈位を保つことになる。

水平面上の運動（回旋運動）

　骨盤の回旋運動は片側4度の合計8度、大腿骨と骨盤との相対的回旋は8度、脛骨と大腿骨の相対的回旋は約9度である。この3部位の回旋運動はほぼ連動し、合計の回旋角度は約25度となる。最大内旋位は踵接地後半に生じ、その後、外旋方向へ変化して遊脚相の始めまで続く。

トゥクリアランス

立脚肢は立脚中期以降、股関節と膝関節が伸展し、反対側の遊脚肢が地面につまずかないような高さに体重支持を行います。遊脚肢も地面につまずかないように股関節と膝関節は屈曲し、下肢全体を短縮させています。この足指と地面の距離を「トゥクリアランス」と呼び、健常では必要最小限の距離となっています。

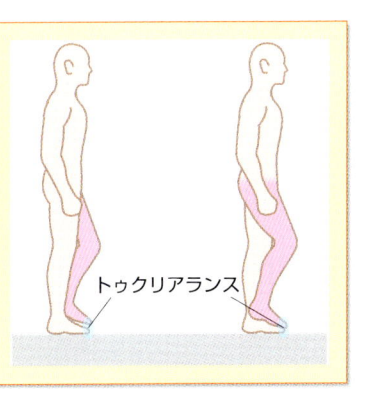

前額面上の各関節の運動

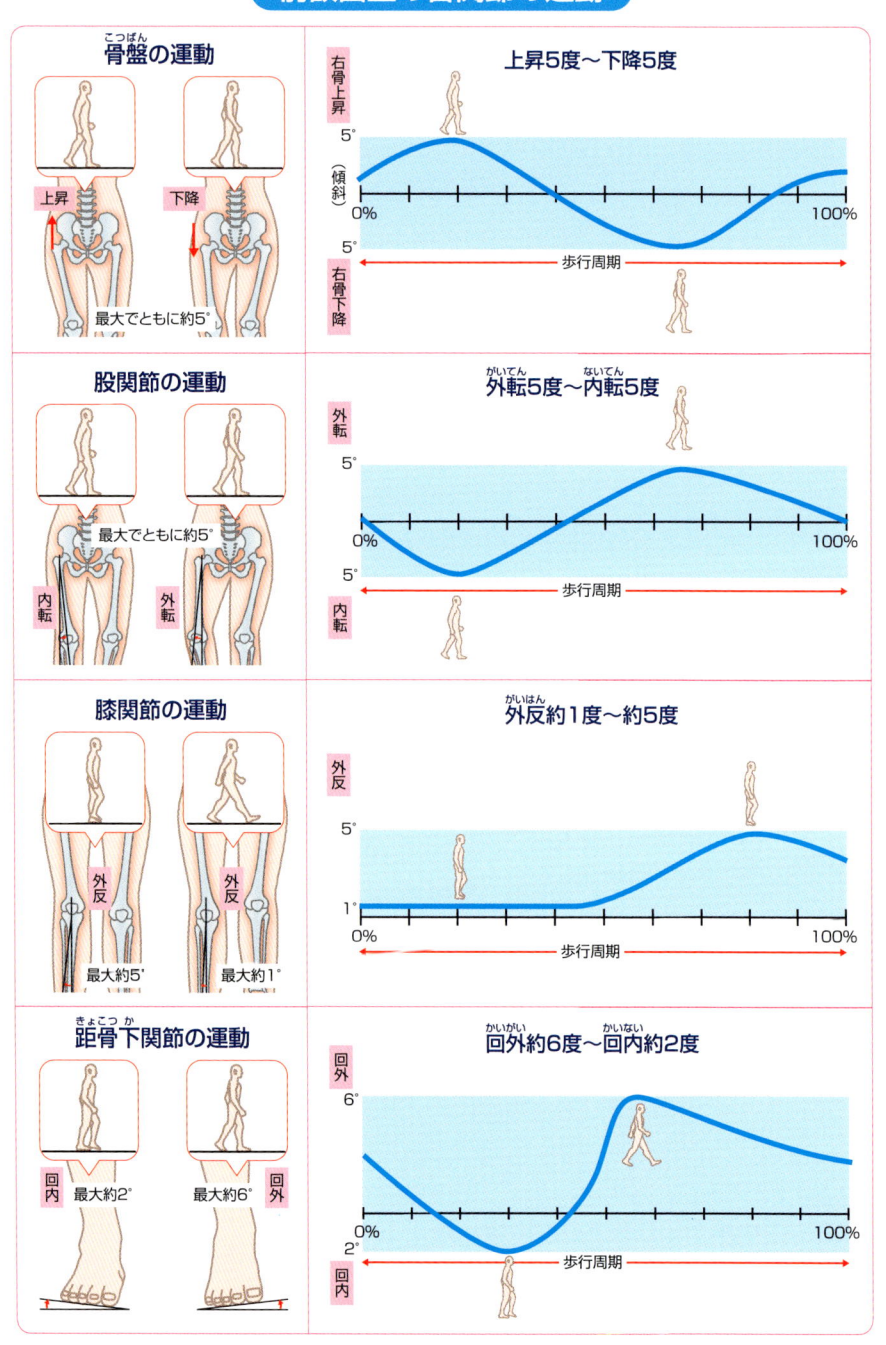

骨盤の運動

上昇 / 下降
最大でともに約5°

上昇5度〜下降5度

右骨上昇 5°（傾斜）〜右骨下降 5°
歩行周期 0%〜100%

股関節の運動

内転 / 外転
最大でともに約5°

外転5度〜内転5度

外転 5°〜内転 5°
歩行周期 0%〜100%

膝関節の運動

外反 / 外反
最大約5° / 最大約1°

外反約1度〜約5度

外反 1°〜5°
歩行周期 0%〜100%

距骨下関節の運動

回内 / 回外
最大約2° / 最大約6°

回外約6度〜回内約2度

回外 6°〜回内 2°
歩行周期 0%〜100%

前額面上の運動

　股関節の内転・外転運動は、大腿骨上での骨盤の運動によって起こる。踵接地期はほぼ中間位で、足底接地期まで約5度内転したあと、外転して踵離地期で約5度の最大外転位となる。そこから再び内転し、遊脚相の後半では中間位に戻っていく。

　膝関節は解剖学的構造上、前額面での動きは少なく、踵接地期で約1.2度外反し、立脚相を通して変化しないといわれる。遊脚初期には約5度外反し、膝関節の最大屈曲時に外反も最大になる。

　距骨下関節は踵接地期に約3度回外しているが、その直後急激に回内し、立脚中期では約2度の最大回内位となる。その後、回外して踵離地期では中間位となり、足指離地期では約6度の回外位となる。遊脚相では、踵接地期の軽度回外位まで戻るように回内する。

上肢の関節

　肩関節は、矢状面上で同側の股関節と相反する運動を示す。踵接地期には約30度の最大伸展位をとり、その後、屈曲して反対側の踵接地期には約10度の最大屈曲となる。遊脚相では、同側の股関節が屈曲するのに対して次第に伸展する。

　肘関節は、踵接地期に約20度屈曲している。その後、屈曲して肩関節が最大屈曲位に達してから肘関節も約45度の最大屈曲位に達する。遊脚期全体に渡り、肩関節と同時に肘関節も伸展する。

　肩・肘関節の屈曲・伸展運動は、いわゆる腕の振りであり、歩行速度によって変化する。歩行速度が速くなればなるほど、その運動範囲は大きくなる。

足圧中心の軌跡と床反力

立脚中に足底にかかる圧の中心の軌跡を追うと、踵接地にはかかと中央やや外側にあり、そこから前方へ移動し立脚中期には外側中足部へ、踵離地から足指離地には前足部内側に移動します。また、地面から足部に加わる力は床反力といわれ、垂直方向の床反力は最高で体重の約1.2倍です。

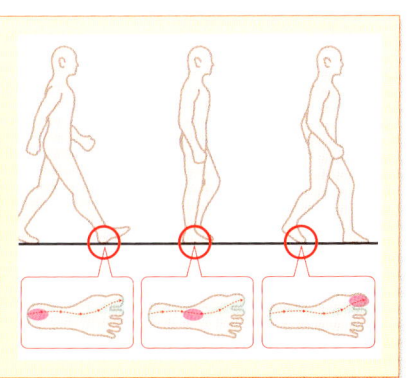

第3章　動作別 筋肉・関節の動き／歩行

第3章❹ 歩行時の筋運動

歩行時の筋活動

歩行時の筋は、その作用によって収縮形態を変えて活動する。

歩行時の筋活動

自然歩行時に活動する下肢筋には、おもに**立脚相に活動する筋**と**遊脚相に活動する筋**がある。

また、歩行時の筋は目的によりその収縮形態を変えて活動する。つまり、減速

歩行時に活動する筋

大殿筋	遊脚相終期の股関節屈曲の減速のために遠心性に収縮し、立脚相初期には強く求心性に収縮し、股関節伸展を維持する。また、立脚相における大殿筋の収縮は、二次的に膝関節の伸展にも作用する。
中殿筋	遊脚相終期に活動を始め、立脚相のとくに片脚支持期に最も活動する。中殿筋の活動は、歩行時の前額面上の骨盤の安定にとって重要である。
大腿四頭筋 （大腿直筋・中間広筋・内側広筋・外側広筋）	遊脚相終期に活動を始め、立脚相初期に強く遠心性に収縮し、膝関節屈曲を制御する。その後、立脚中期まで求心性に収縮し体重を支える。
ハムストリングス （大腿二頭筋・半腱様筋・半膜様筋）	遊脚相終期の膝関節伸展の減速のために遠心性に収縮し、立脚相初期まで活動して股関節の伸展を補助し、大腿四頭筋との同時収縮で膝関節を安定させる。
下腿三頭筋 （ヒラメ筋・腓腹筋）	立脚相全体に渡り活動するが、踵離地期から足指離地期で強く収縮する。この活動は身体の前進運動に重要であり、「プッシュオフ」といわれる。
前脛骨筋	一度、踵接地期に強く遠心性に収縮して足関節の底屈を制御し、その後、遊脚相では求心性に収縮することでトゥクリアランス（→P 139）を確保する。

作用には**遠心性収縮**（→P130）、加速作用には**求心性収縮**（→P130）、安定作用には**等尺性収縮**という収縮形態をとる。

歩行中の体幹筋の活動時期

　体幹の伸筋の脊柱起立筋と屈筋の腹直筋は、ともに２つの活動時期がある。若干のズレはあるがほぼ同時期で、この同時収縮により、体幹の矢状面上の安定性が高められると考えられている。

　また、腹直筋は股関節屈筋の収縮時期と一致し、骨盤や腰椎を安定させていると考えられる。

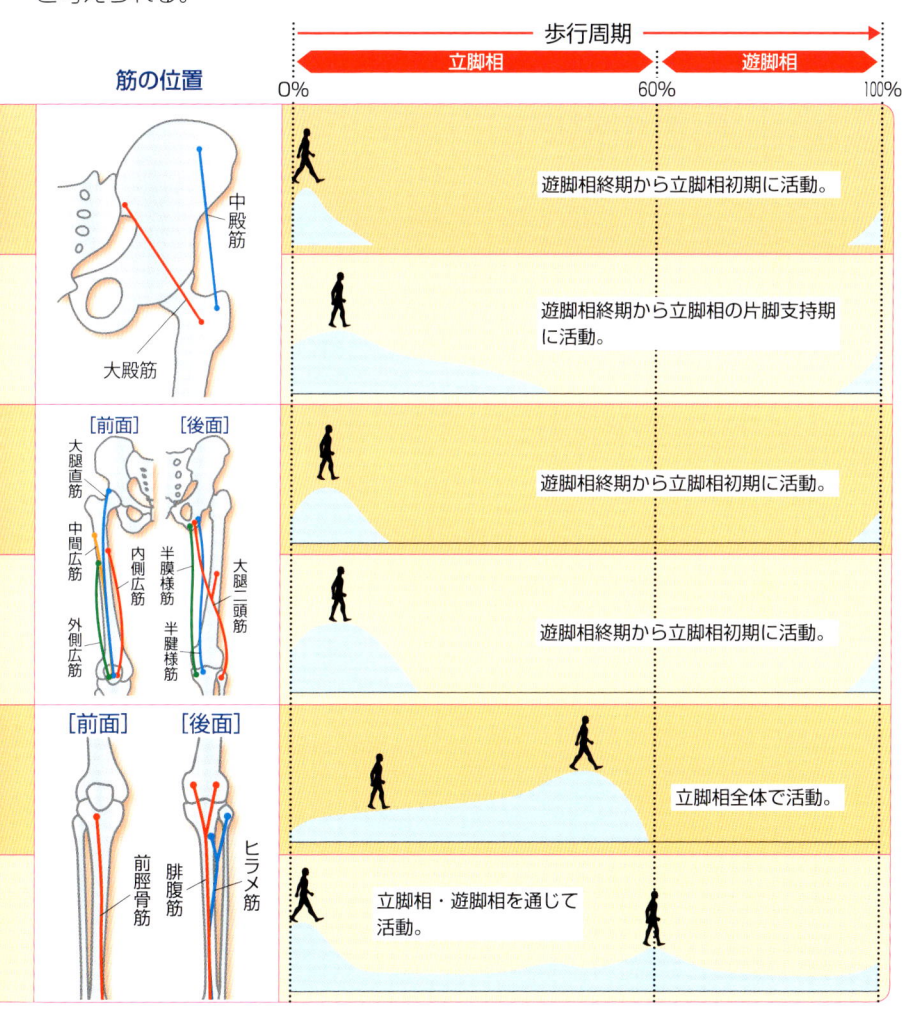

第３章　動作別 筋肉・関節の動き／歩行

筋の位置	歩行周期	
	立脚相 0%〜60%	遊脚相 60%〜100%
中殿筋／大殿筋		遊脚相終期から立脚相初期に活動。
		遊脚相終期から立脚相の片脚支持期に活動。
［前面］大腿直筋・中間広筋・外側広筋　［後面］内側広筋・半膜様筋・半腱様筋・大腿二頭筋		遊脚相終期から立脚相初期に活動。
		遊脚相終期から立脚相初期に活動。
［前面］前脛骨筋　［後面］腓腹筋・ヒラメ筋		立脚相全体で活動。
		立脚相・遊脚相を通じて活動。

143

第3章❺ 特殊な歩行

高齢者・病的な歩行様式

高齢者の歩行や病的な歩行は、非効率的な歩行となっている。

高齢者の歩行

高齢者は、一般的に歩行速度、歩幅、歩行率が低下する。62歳以降ではとくに歩行速度の低下が著しく、10歳ごとに男性では16.1％、女性では12.4％低下するが、これは**歩幅の低下が原因**といわれている。

高齢者の歩容（歩行時の身体の状態）は、上半身の前後動揺がある、前傾度が大きい、各関節の運動範囲が狭い、上肢の振りが小さいなどが特徴である。

筋活動では、活動量が多い、持続時間が長い、多くの筋活動が認められるなどが特徴で、**非効率的な歩行様式**となってしまっている。

高齢者の歩行の特徴

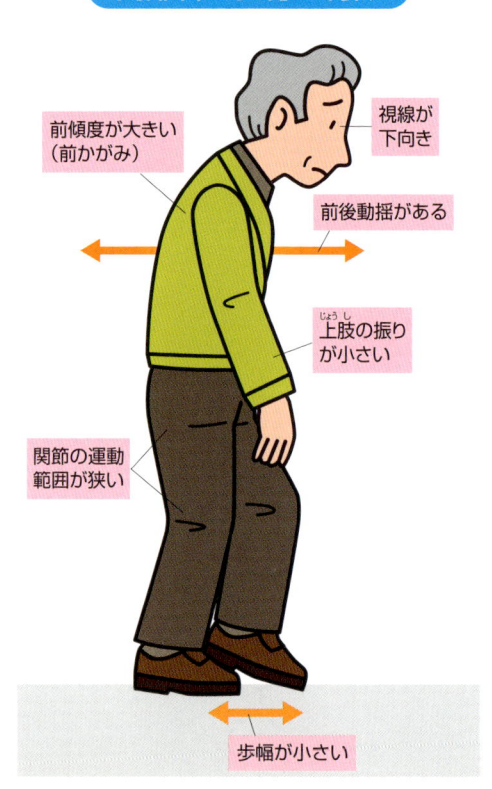

- 前傾度が大きい（前かがみ）
- 視線が下向き
- 前後動揺がある
- 上肢の振りが小さい
- 関節の運動範囲が狭い
- 歩幅が小さい

ハイヒールでの歩行

ハイヒールを履いて歩行する女性は多いと思いますが、ハイヒールでの歩行の特徴として、膝関節屈曲の増大、上体の前傾、すり足式歩行、歩幅の減少などが挙げられます。かかとの高さが7.5cmのハイヒールでは、エネルギー消費量が10〜15％増加するともいわれています。

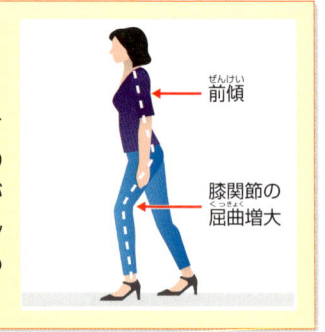

- 前傾
- 膝関節の屈曲増大

病的歩行の例

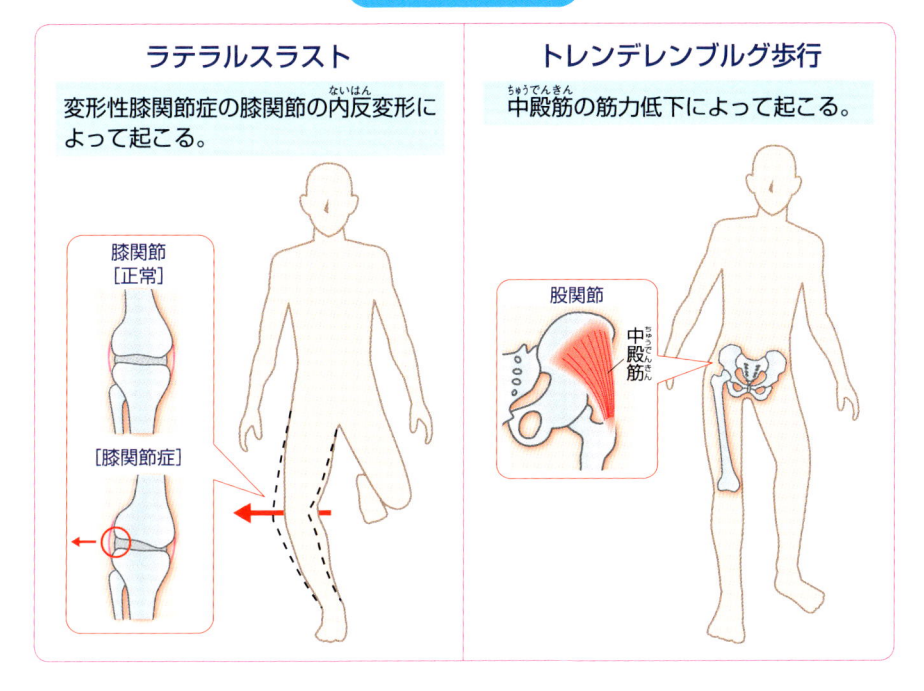

ラテラルスラスト
変形性膝関節症の膝関節の内反変形によって起こる。

膝関節[正常]
[膝関節症]

トレンデレンブルグ歩行
中殿筋の筋力低下によって起こる。

股関節
中殿筋

病的歩行とその原因

　何げなく行っている歩行は、前述のように各関節の十分な可動性や筋力、そして中枢神経系によるコントロールで成り立っており、その破綻により病的な歩行を呈する。病的な歩行の原因としては、**疼痛**、**中枢神経障害**、**筋骨格系障害**が挙げられる。

　筋骨格系障害による病的歩行の例を挙げると、足関節背屈筋の筋力低下は踵接地後に急激な足関節底屈運動を起こす「**フットスラップ**」や、遊脚相ではつま先を引きずるようになる「**ドロップフット**」を引き起こす。病的歩行とまではいえないが、扁平足の場合は、踵接地から立脚中期での回内運動が過剰になり、下腿を内旋して膝関節のアライメントにも影響をおよぼす。

　変形性膝関節症による膝関節の内反変形は、立脚期に膝が外方へ変位する「**ラテラルスラスト**」を起こし、膝関節の内反変形を助長してしまう。

　中殿筋の筋力低下は、前額面上で骨盤の安定性を低下させ、「**トレンデレンブルグ歩行**」を起こすことがある。

第3章❻ 走行の定義

走行と歩行の違い

> 走行では、足部が地面に着いていない「同時遊脚期」が出現する。

歩行と走行の違い

　走行は歩行とともに人間の移動手法の一つだが、歩行との違いは**両脚支持期が消失**し、**同時遊脚期が出現**することである。

　また、地面への接地パターンは走行速度によって変化するが、高速時では前足部から接地し、かかとが接地することなくそのまま蹴り出す場合もある。しかし、長距離走のような低速時では、かかとが接地して足底全体が接地する。

　股関節や膝関節の矢状面上の運動の継時的な変化パターンは歩行と類似しているが、足関節では、歩行時は接地後に底屈するのに対して、**走行時は背屈して衝撃を吸収**している。

同時遊脚期

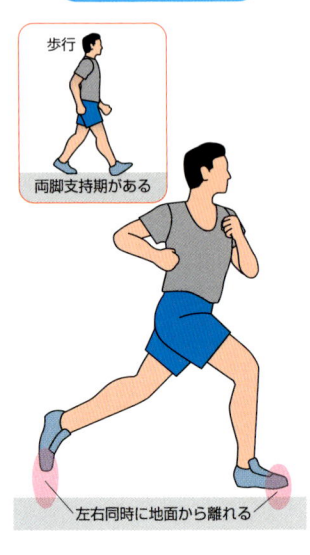

歩行
両脚支持期がある

走行
左右同時に地面から離れる

速度による走行姿勢の違い

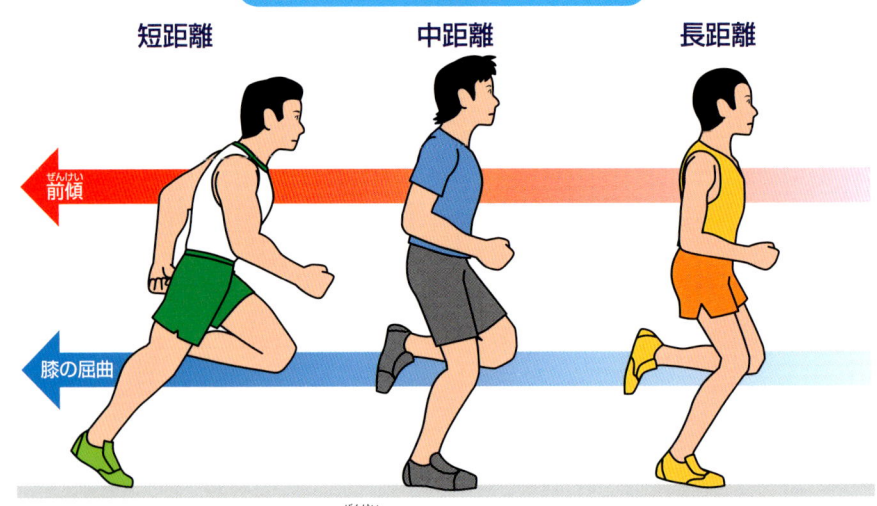

短距離　　中距離　　長距離

前傾
膝の屈曲

短距離走になるほど、加速するために前傾姿勢となり、腕振りが大きく、膝関節の位置も高くなる。

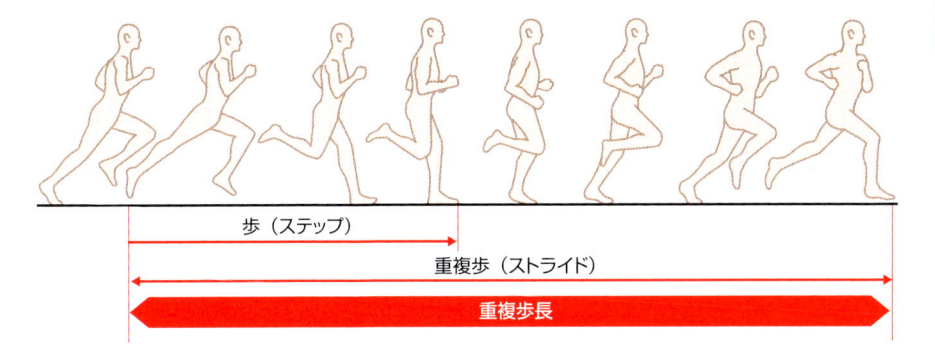

走行周期

歩（ステップ）
重複歩（ストライド）
重複歩長

走行の定義の違い

片側の足が地面から離れて反対側の足が接地するまでを**歩（ステップ）**といい、片側の足が地面から離れ、その後接地して、再び地面から離れるまでを**重複歩（ストライド）**といい、この距離を**重複歩長**という。

また、重複歩の時間当たりの頻度を**ピッチ**といい、重複歩長とピッチの積が**走行速度**となる。このように運動学的には、走行も歩行での用語の定義と同様である。しかし、スポーツの世界では**ストライドは1歩の距離**（ステップの距離）を指し、**ピッチは時間当たりの歩数**のことが一般的であるように、走行の用語の定義は歩行のように確立されていない。

たとえば、足部が接地している時期を**サポートフェイズ**、離地している時期を**フォワードリカバリーフェイズ**と呼び、それぞれの相をさらに3期に分類することもある。また、両足が離地している時期を**ノンサポートフェイズ**、または**フライトピリオド**と呼ぶこともある。

速く走るためには①
身長による違い

走行速度を上げるには、重複歩長を長くし、ピッチを上げればOK。身長が高いほど重複歩長は長くなりますが、脚の慣性モーメントが大きいことからピッチでは不利になり、身長が低い場合は反対になります。つまり、速く走るためには、高身長の人はピッチを上げることを目指し、低身長の人は重複歩長を長くすることを目指すのです。

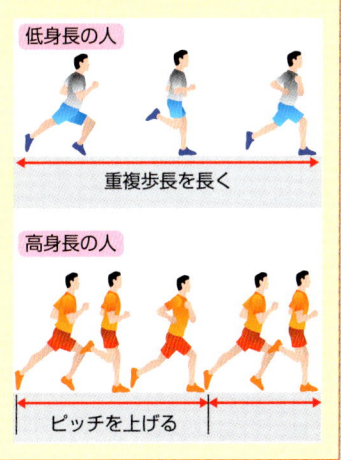

低身長の人
重複歩長を長く

高身長の人
ピッチを上げる

第3章 ❼ 走行分析

走行時の関節の動きと筋活動

▶走行時の関節の動きと筋活動は、歩行時とは若干異なる。

走行時の関節の運動

　短距離走での関節の動きを分析すると、**サポートフェイズ**（足部が接地している時期）は片側の前足部の接地で始まり、かかとが下がり足底全体で接地（かかとが接地しない場合もある）し、次に蹴り出しに移行し、両足が地面から離れることで**ノンサポートフェイズ**（両足が離地している時期）となる。

　フォワードリカバリーフェイズ（足部が離地している時期）では、股・膝関節が屈曲して背後の足部は高く上がり、さらに股関節は屈曲を続けて膝関節も最大屈曲し、体幹より前方に位置してかかとが殿部に近づく。そこから膝関節が伸展し、再び同側の足部が接地する。

　この間、上肢の動きは下肢に相反し、骨盤の回旋運動も歩行より大きい。

走行時の関節の動き

右足の場合

股関節（屈曲／0°／伸展）
股関節の最大伸展位はフォワードリカバリーフェイズ。
最大屈曲位は膝が最も高く上がる位置。

膝関節（屈曲／0°／伸展）
膝関節の最大屈曲位はサポートフェイズ中期。

足関節（底屈／0°／背屈）
足関節の最大底屈位は足尖離地直後。

走行時の筋の動き

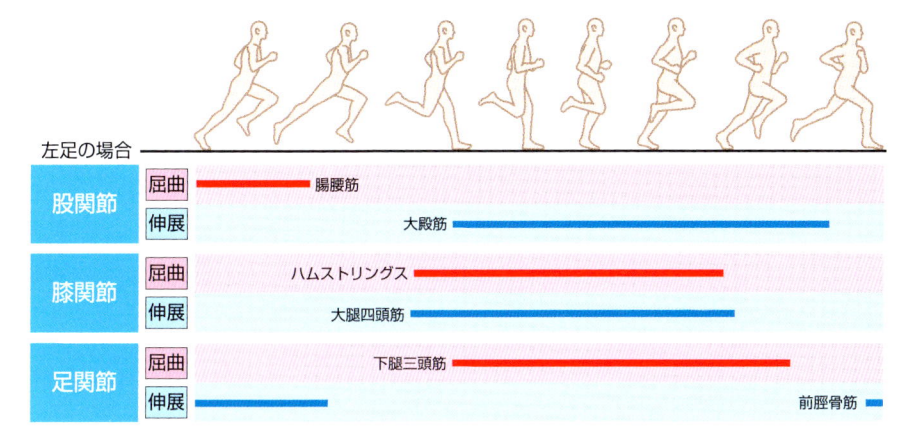

左足の場合

関節	動作	筋肉
股関節	屈曲	腸腰筋
股関節	伸展	大殿筋
膝関節	屈曲	ハムストリングス
膝関節	伸展	大腿四頭筋
足関節	屈曲	下腿三頭筋
足関節	伸展	前脛骨筋

　接地直後の足部は外返し運動が起こり、それに伴い下腿は内旋して膝関節は外反し、サポートフェイズ中期で足関節は最大背屈位となる。

　その後、足尖離地にかけて足部には内返し運動が起こり、それに伴い下腿は外旋して膝関節は内反し、足尖離地直後に足関節は最大底屈位となる。

走行時の筋活動

　大殿筋とハムストリングスは、フォワードリカバリーフェイズの最後からサポートフェイズ初期にかけて、接地前の減速機能として活動する。

　大腿四頭筋は、歩行では遊脚期終期からの活動だが、走行ではより早期のフォワードリカバリーフェイズ中間から働き、膝関節を伸展させる。

　下腿三頭筋は、歩行では衝撃吸収作用としては活動しないが、走行ではサポートフェイズでは遠心性収縮によって関節の背屈を制動し、サポートフェイズ後半には求心性収縮で足関節を底屈し、プッシュオフを行う。

速く走るためには②
もも上げトレーニング

これまで速く走るためには、ももを高く上げ、足部を殿部に引き付けるような指導が行われてきました。しかし、ある研究によると、もも上げ角度と引き付け角度は疾走速度との間に相関は認められなかったとのこと。つまり、高いもも上げ動作を目的としたトレーニングは、速く走るために重要ではないということになるのです。

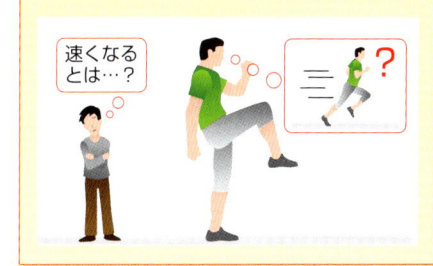

第3章❽ 走行とスポーツ障害

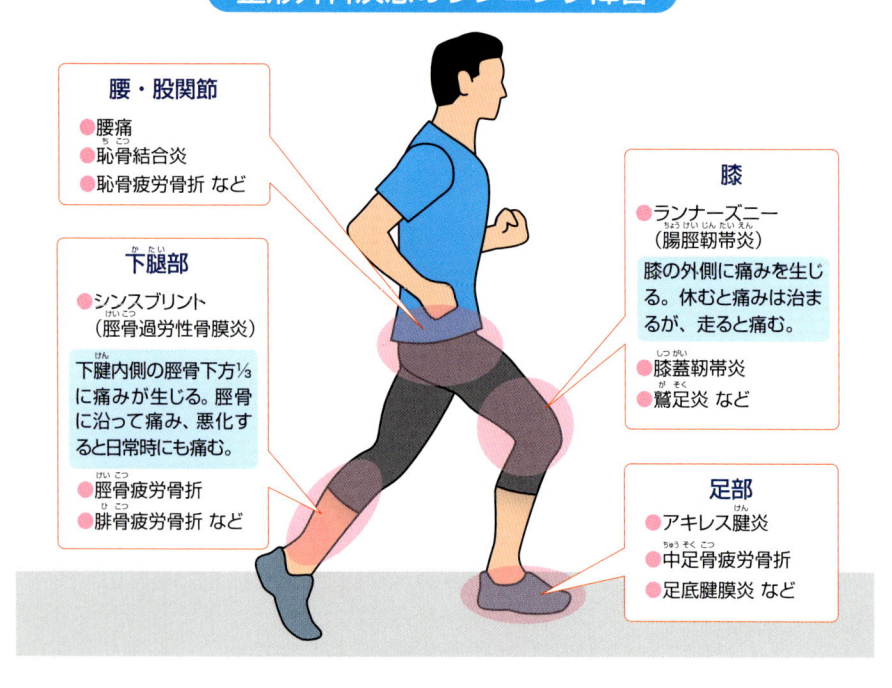

ランニング障害の発症要因

▶ランニング障害は、走法によって障害しやすい箇所が異なる。

ランニング障害は大きく２タイプ

　健康志向の盛り上がりにより、多くの人がジョギングを行い、数多くの市民マラソンが開催されるようになり、ランニング人口が増加した。それに伴い、ランニングが身体に与える有用性だけでなく、負の面も現れるようになった。それが**ランニング障害**で、疲労骨折や腱炎のような**整形外科疾患**と、貧血や月経異常のような**内科疾患**に分けられる。

　整形外科疾患のランニング障害の場合、ジョギングを卒業して速度を上げ、月間の走距離を増やしてきた経験の浅いマラソン愛好家に多く発症している。また、整形外科疾患は種類が数多いが、おもに足部から膝関節に発症する疼痛性疾患である。

整形外科疾患のランニング障害

腰・股関節
- 腰痛
- 恥骨結合炎
- 恥骨疲労骨折 など

下腿部
- シンスプリント（脛骨過労性骨膜炎）
  下腿内側の脛骨下方⅓に痛みが生じる。脛骨に沿って痛み、悪化すると日常時にも痛む。
- 脛骨疲労骨折
- 腓骨疲労骨折 など

膝
- ランナーズニー（腸脛靭帯炎）
  膝の外側に痛みを生じる。休むと痛みは治まるが、走ると痛む。
- 膝蓋靭帯炎
- 鵞足炎 など

足部
- アキレス腱炎
- 中足骨疲労骨折
- 足底腱膜炎 など

ランニング障害の原因

走行のサポートフェイズでは、床反力（→P141）の垂直分力が体重の3倍近くになる。外返しからの内返し運動に伴う距骨下関節の角度変化は12〜16度で、その動きがわずか0.03秒間に起こるといわれている。このように、走行は歩行よりも関節や筋に与える負荷が大きく、ランニング障害を引き起こす頻度も高まる。

さらにその発生要因を分析すると、ランナー自身が持っている問題（**内的要因**）とランニングを行っている環境の問題（**外的要因**）に分けられる。

内的要因にはアライメント不良、年齢、性差、肥満などがあり、外的要因にはランニングフォーム、走行距離、走路、シューズなどの問題がある。

また、自分の身体の状態を認識せずに自己流の練習を行ったり、練習環境への十分な配慮をしなかったりなど、気づかないうちにランニング障害を起こしている場合もある。

2つの発生要因

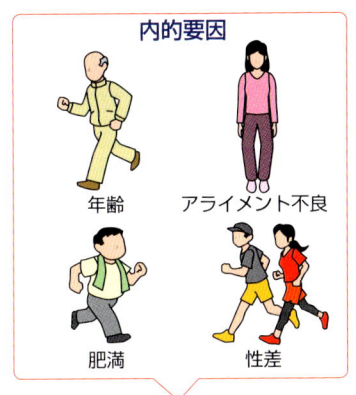

内的要因
- 年齢
- アライメント不良
- 肥満
- 性差

→ スポーツ障害 →

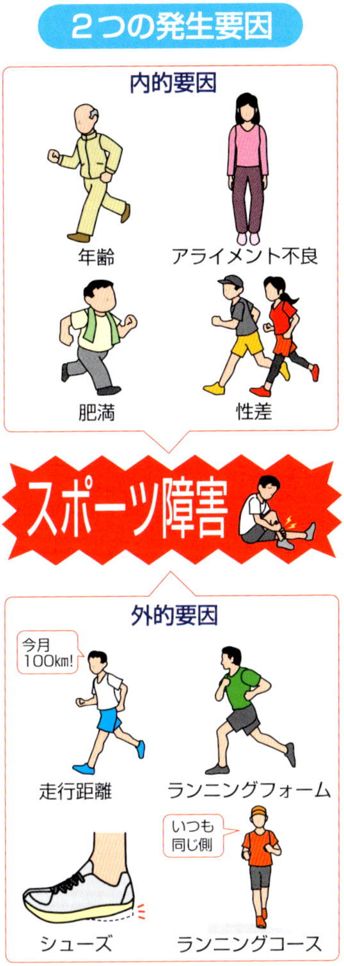

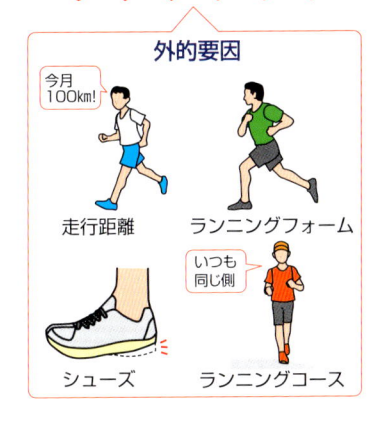

外的要因
- 走行距離（今月100km!）
- ランニングフォーム
- シューズ
- ランニングコース（いつも同じ側）

クラウチングスタートの利点

静止状態から走行に移行するスタート動作は、慣性に打ち勝つために大きな力が必要になります。クラウチング（しゃがんで手先を前方の地面に着いた姿勢）でのスタートは、蹴る力が水平方向に働き、下肢を水平近くに位置でき、踏み切り直後に大きく伸展できるため、駆動に必要な水平分力を得やすい利点があります。

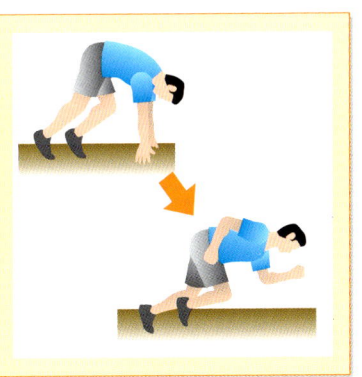

■ランニング障害の内的要因

年齢
30歳代後半に多く発症するが、筋や腱の疼痛性疾患は40～50歳代に多く、骨や関節の疼痛性疾患は60歳代より増加する。組織の退行性変化（老化現象）が引き金と考えられる。

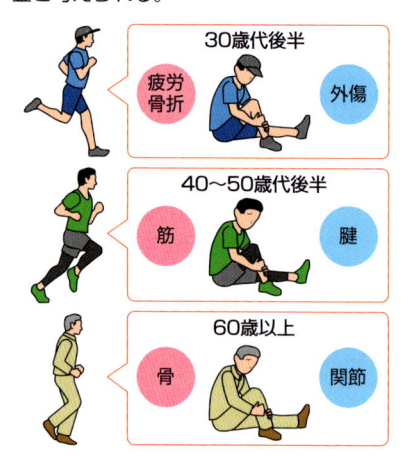

30歳代後半　疲労骨折　外傷
40～50歳代後半　筋　腱
60歳以上　骨　関節

アライメント不良（マルアライメント）
O脚の場合、膝関節の内側に圧迫力が集中するため、その部位の軟骨や半月板を痛めやすく、外側は伸長力が増加するため腸脛靱帯（→P221）の炎症を発症しやすい。

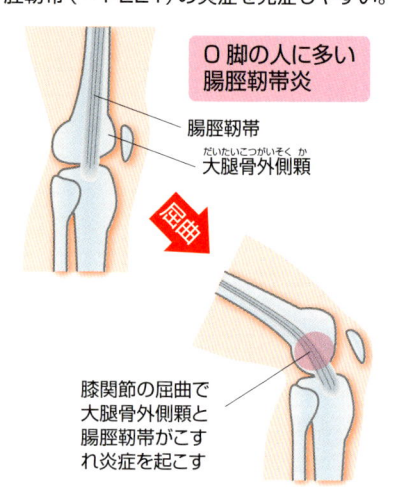

O脚の人に多い腸脛靱帯炎

腸脛靱帯
大腿骨外側顆

屈曲

膝関節の屈曲で大腿骨外側顆と腸脛靱帯がこすれ炎症を起こす

肥満
体重の増加は下肢の負担を増加させるだけでなく、腰痛の発生要因にもなる。

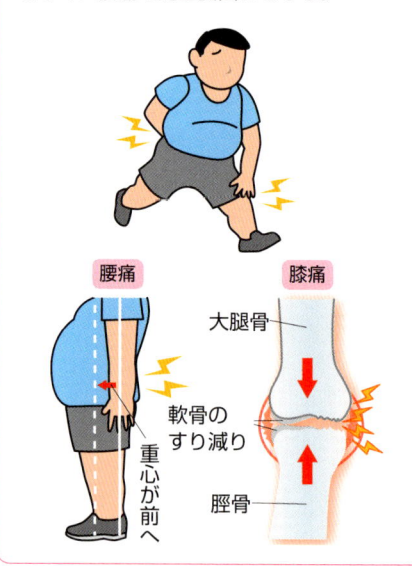

腰痛　膝痛
大腿骨
軟骨のすり減り
脛骨
重心が前へ

性差
骨盤が広い女性は、足部が外側から内側に入り込む接地となり足部に負担がかかりやすい。また、一般的に女性では過剰な関節の柔軟性が、男性では硬い筋が問題となることが多い。

骨盤の男女差

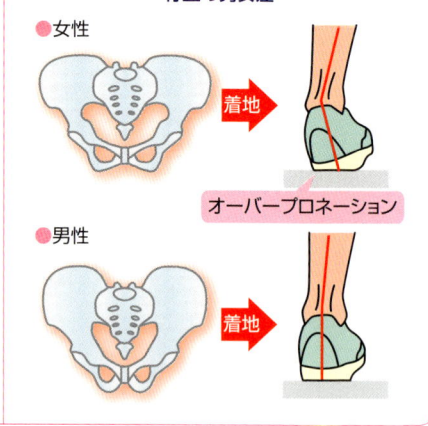

●女性　着地　オーバープロネーション
●男性　着地

■ランニング障害の外的要因

走行距離
統計的に単位期間（1か月や1週間）当たりの走行距離が長くなると、ランニング障害の発症率が高くなる。

月間走行距離150kmの人
5km　5km　5km　…

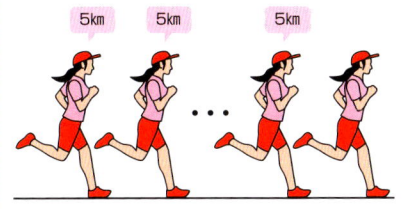

月間走行距離300kmの人
8km　8km　10km　…

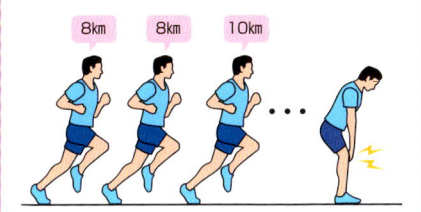

ランニングフォーム
ストライド走法のランナーは股関節や大腿部の肉離れなどが多く、ピッチ走法のランナーは下腿骨の疲労骨折や足底腱膜炎などを発症しやすいといわれる。

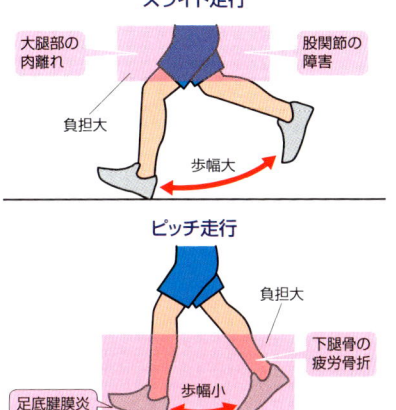

スライド走行
- 大腿部の肉離れ
- 股関節の障害
- 負担大
- 歩幅大

ピッチ走行
- 負担大
- 下腿骨の疲労骨折
- 足底腱膜炎
- 歩幅小

シューズ
すり減った靴底のシューズは床反力の吸収作用が減少し、身体に負担を与える。

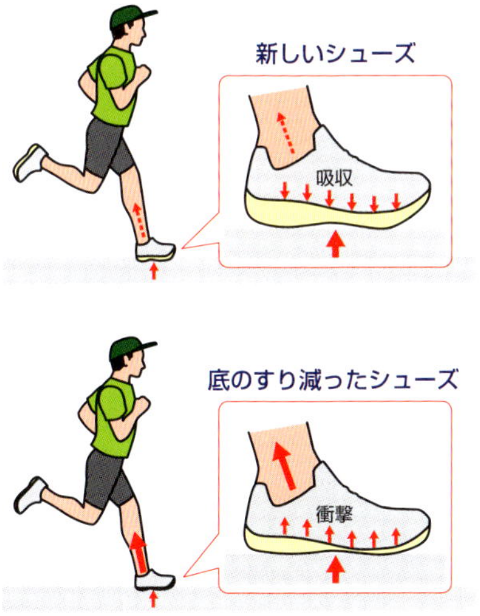

新しいシューズ：吸収

底のすり減ったシューズ：衝撃

ランニングコース
道路は路肩に向かって下方に傾斜しているため、いつも同じ側の路肩を走行していると、外側の下肢と内側の下肢が受ける負担のバランスが崩れる。

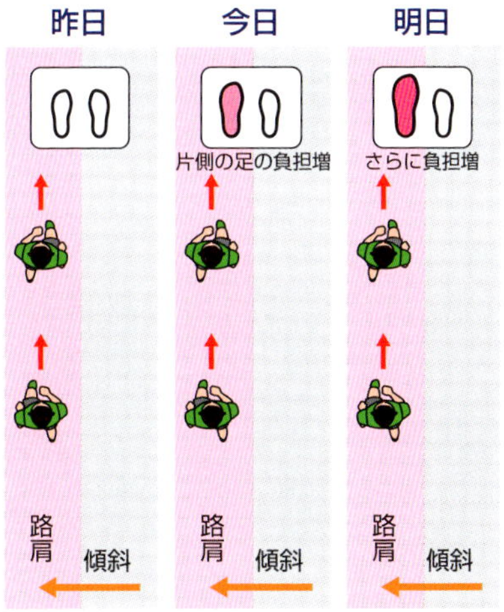

- 昨日
- 今日：片側の足の負担増
- 明日：さらに負担増

路肩　←傾斜

走行距離の制限

　身体が過使用状態にならないためには、走行距離を制限することが重要である。
　日本臨床スポーツ医学会は、ランニング障害と走行距離を調査した結果から、ランニング障害予防のための1日の走行距離の目安を、中学生は5～10km（月間200km）、高校生は15km（月間400km）、大学・実業団は30km（月間700km）とするように推奨し、中高年は月間200km以内が望ましいとしている。

■ランニング障害予防の一般的な注意事項

走行前は、十分なウォーミングアップとストレッチングを行う。	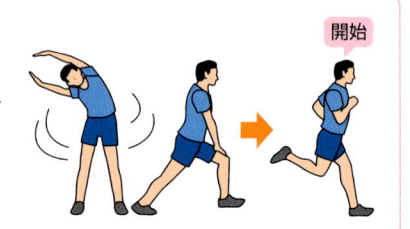 開始
走行後は、クールダウンとストレッチング、そして過去に障害があった場合はその部位のアイシングを行う。	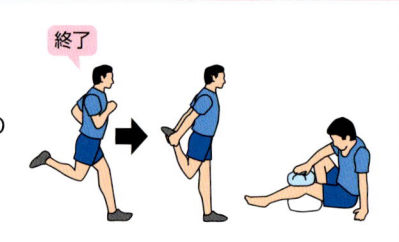 終了
長距離を走行後は、十分な休養をとるように心がける。	長距離走
ランニングシューズは、足型に合った靴底が厚めで踵部（しょうぶ）の作りがしっかりしたものを選択する。また、靴底の修理は早めに行い、走行距離500kmを交換の目安にする。	

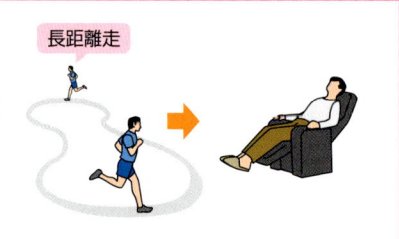

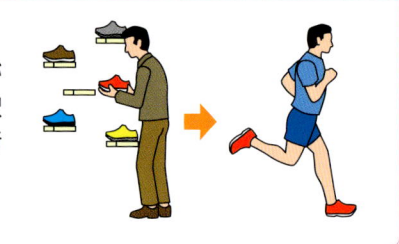

ランニング障害の対処法

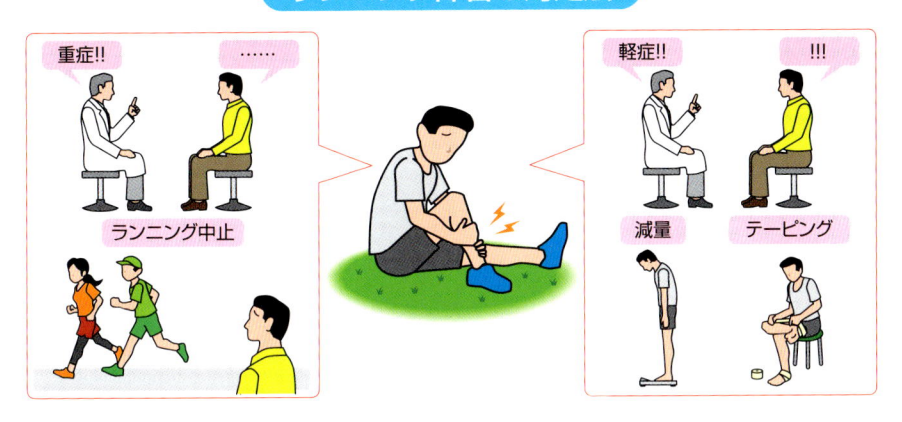

重症!! ……
ランニング中止

軽症!! !!!
減量　テーピング

ランニング障害の改善

　ランニング障害は、疾患によって治療法が異なる。詳細は第4章で解説するが、基本的に痛みが長く続く、または痛みが激しい場合はスポーツ専門の整形外科医を受診すべきである。**疼痛の原因疾患を明らかにする**ことが必要であり、疾患や重症度によってはランニングを完全に中止しなくてはならない場合もある。

　軽症の場合は、その疾患を引き起こした内的要因に着目して治療を行う。つまり、肥満であれば体重を減少させ、マルアライメントの場合はインソール（靴の中敷）の工夫やテーピングでの対応が効果的なことも多い。

　また、筋力の低下が問題と考えられる場合は、患部の疼痛を誘発させないような方法での筋力強化運動が必要であり、筋や関節の硬さが問題と考えられる場合は、十分なストレッチングが必要となる。

ランニングシューズの影響

走行着地時の衝撃吸収作用は靴底の厚さに影響され、9mm薄くなると80kg増えるといわれています。かかとの周りは「ヒールカウンター」と呼ばれ、着地時の足のローリングをコントロールしており、この部分が柔らかすぎると足部の動きが過剰になり、ランニング障害を引き起こす要因になります。

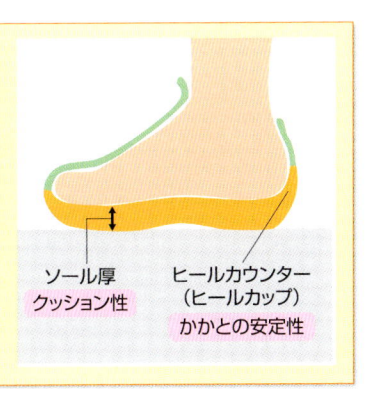

ソール厚　クッション性
ヒールカウンター（ヒールカップ）　かかとの安定性

第3章　動作別 筋肉・関節の動き／走行

第3章❾　跳躍動作

高く跳ぶための動作

しゃがみ込み動作と振り込み動作は、高く跳ぶために重要な動作。

しゃがみ込み動作

　高く跳ぼうとするときは、その直前で下肢の関節を深く屈曲し、**しゃがみ込み動作**を行うのが自然である。実際に高く跳ぶためには、踏み切り時の地面からの反作用の力を大きくする必要がある。踏み切り前にしゃがみ込み動作を行うと、一度反作用の力は減少するが、そこから下肢を伸展することで、最初からしゃがみ込んだ姿勢で踏み切るよりも大きな反作用を得ることができる。

　また、しゃがみ込み動作により下肢の筋が一度**遠心性収縮**（→P130）を起こし、そこからすばやく**求心性収縮**に切り替わる収縮様式となる（**ストレッチ・ショートニング・サイクル**）。この作用により、遠心性収縮時に筋力をあらかじめ立ち上げておくことができるとともに、伸ばされている筋や腱が戻ろうとする**弾性エネルギー**を利用することもできる。

しゃがみ込み動作

①まっすぐ立つ
②しゃがみ込む
③ジャンプ

最初からしゃがみ込んだ動作でジャンプ

伸ばした状態でしゃがみ込んでジャンプするときより、高く跳べない

しゃがみ込み　立ち上がり

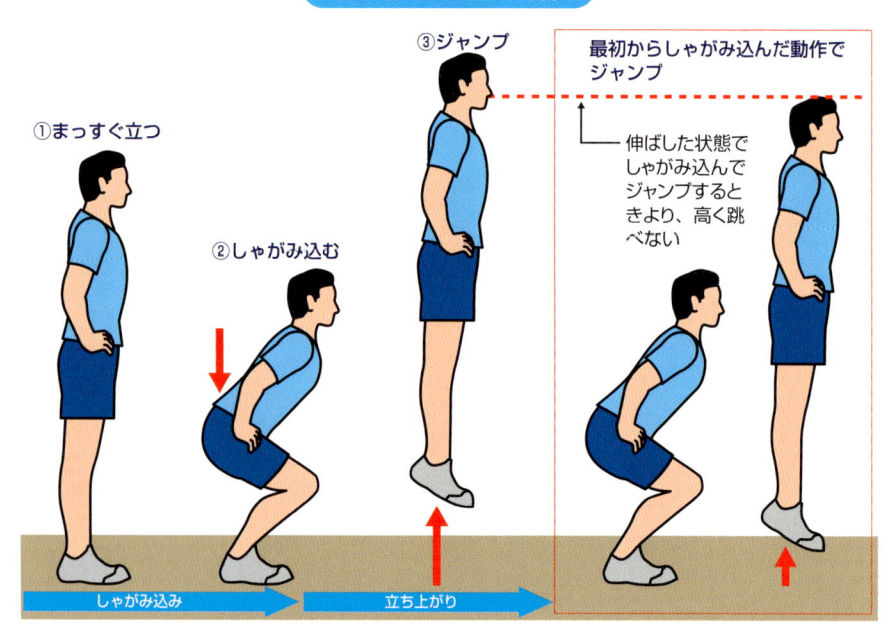

振り込み動作

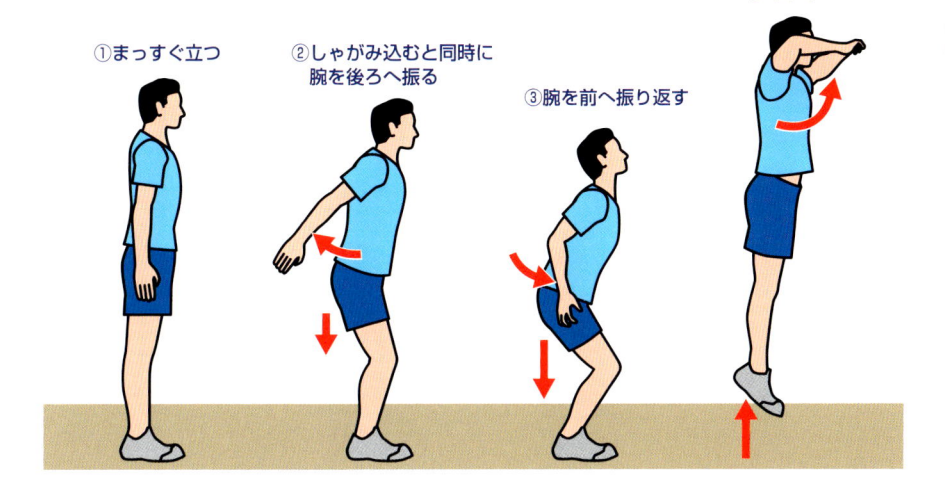

①まっすぐ立つ
②しゃがみ込むと同時に腕を後ろへ振る
③腕を前へ振り返す
④腕を振り上げてジャンプ

腕の振り込み動作

　高く跳ぼうとするときは、しゃがみ込み動作とともに上肢を振る動作も自然に行われる。これが**振り込み動作**で、踏み切り前に下肢が伸展していくのと同期して、両腕を体幹の後ろから前へ勢いよく振り上げる動作である。

　振り込み動作を行うと、しゃがみ込み動作と同様に、一度地面からの反作用の力が減少し、その後に増加する。しかし、上肢の重量は軽いため、大きな反作用は得られない。そのため、振り込み動作の回転速度を上げることで生まれる**遠心力**を利用している。

　具体的には、上肢が後方から下に位置したときの下向きの遠心力を、踏み切り動作の反作用の増大に転換させている。

プライオメトリクス

その場での跳躍より、高い台から飛び降りてすぐに跳躍したほうがより高く跳べます。地面からの反作用をより大きくすることができるだけでなく、筋のストレッチ・ショートニング・サイクルの効果をより高められるためであり、トレーニングの世界では「プライオメトリクス」と呼ばれる方法でもあります。

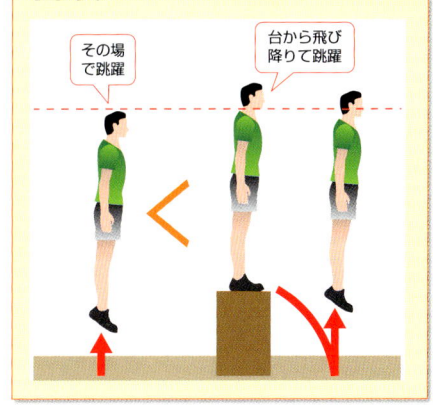

その場で跳躍　　台から飛び降りて跳躍

第3章⓾　跳躍後の着地動作

安全な着地動作

跳躍後の着地動作は、慢性のスポーツ障害の原因となる。

着地の重要性

　高いところから飛び降りると、着地時に大きな衝撃を受ける。自分の力だけで跳躍したときの着地では、1回の衝撃はそれほど大きくないが、スポーツで繰り返されると身体に与えるストレスは大きく、**慢性のスポーツ障害の原因**となる。
　また、**膝関節の前十字靱帯損傷**（→P206）はバスケットボールの着地動作で多発しており、**安全な着地動作**の習得はスポーツ障害予防のポイントでもある。
　物体に加わった力とその力が作用している時間の積を「**力積**」といい、ある高さまで跳躍するのに必要な力積は、その高さからの着地動作に必要な力積と同じである。着地時の衝撃（力）を低下させるには、力が作用する時間を延長する必要がある。
　具体的には、着地時に下肢の関節を深く屈曲し、足部が接地してから身体が止まるまでの時間をできるだけ長くするのがよい。

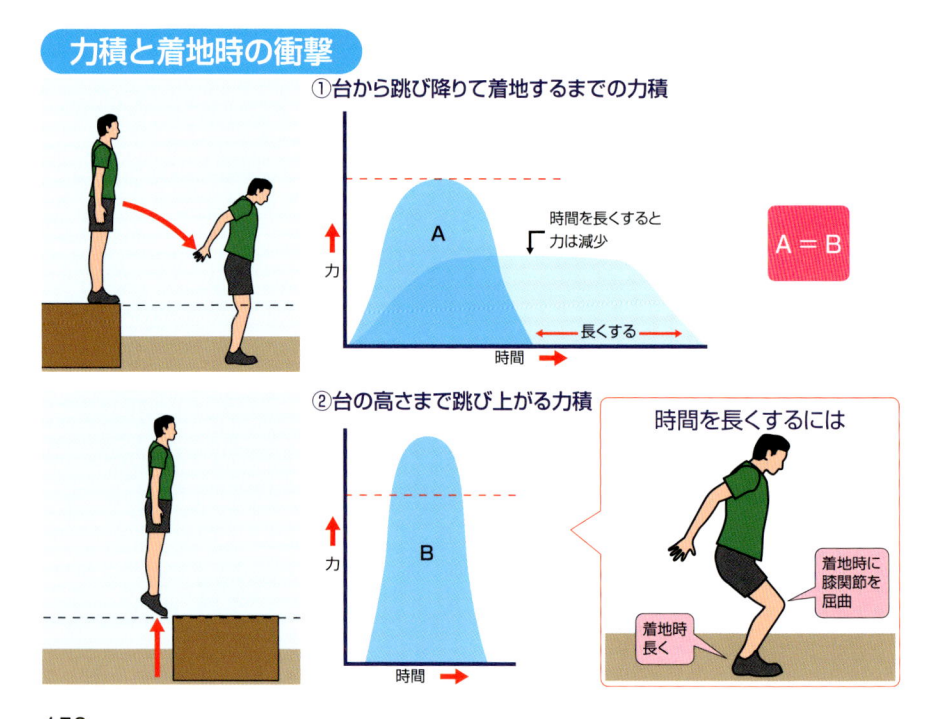

力積と着地時の衝撃

①台から跳び降りて着地するまでの力積

時間を長くすると力は減少
長くする

A = B

②台の高さまで跳び上がる力積

時間を長くするには
着地時に膝関節を屈曲
着地時長く

着地時の不良な動的アライメント

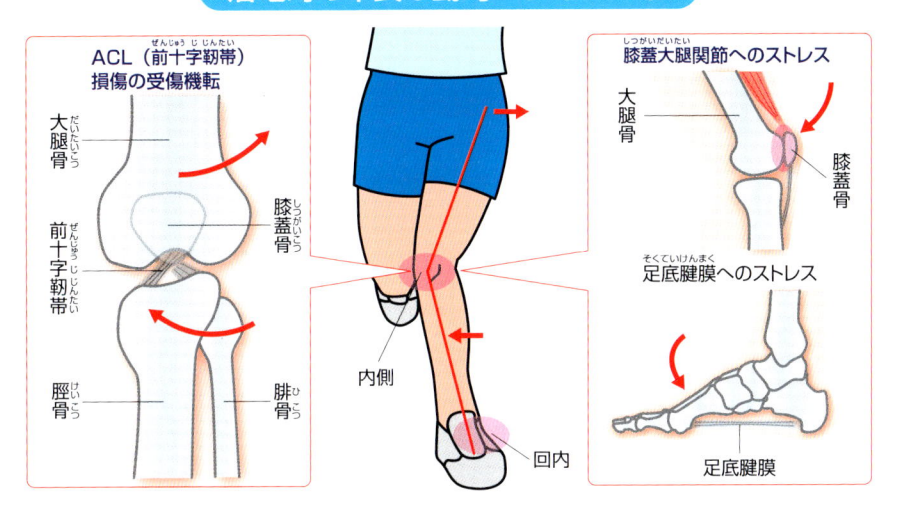

ACL（前十字靭帯）損傷の受傷機転
- 大腿骨
- 前十字靭帯
- 膝蓋骨
- 脛骨
- 腓骨
- 内側
- 回内

膝蓋大腿関節へのストレス
- 大腿骨
- 膝蓋骨
- 足底腱膜へのストレス
- 足底腱膜

動的アライメントの修正

　着地時によく見られる不良な動的アライメントとして、足尖が外方を向き、足部が回内して下腿が内側に倒れ、膝関節が内側に入り外反しながら屈曲する形態がある。

　このようなアライメントで着地動作を繰り返すと、**足底腱膜や膝蓋大腿関節にストレス**を与え、慢性のスポーツ障害の原因になるおそれがある。

　また、片脚での着地動作でこのようなアライメントをとると、衝撃を受け止められず、膝関節を外反強制し、膝前十字靭帯損傷の受傷機転となることが多い。

　着地時の不良アライメントの修正には、バランスボードなどでのバランス訓練や股関節外転筋（中殿筋）の強化、鏡を利用した着地姿勢のアライメント矯正などが行われる。

動物の高跳び

動物のその場跳びは、カンガルーが240cm、カエルが23cm、バッタが20cm、ノミが15cmといわれます。しかし、対体長比で比較すると、カンガルーが0.5倍であるのに対してノミは100倍で、ノミの優勝となります。高跳びが得意な動物は、足が相対的に長く、ほっそりした体型なのが特徴です。

第3章⓫ 持ち上げ動作

前かがみ動作としゃがみ込み動作

▶持ち上げ動作では、腰部伸筋群への負担軽減で腰痛を予防する。

腰部にかかる負荷

　重い物を持ち上げる動作（**リフティング**）は日常生活や労働中に行われ、全身の多くの筋が参加し、とくに腰部には大きな圧迫力や張力、剪断力が発生する。そのため、**腰痛を発生させる危険な動作**と考えられ、米国では腰痛発生の危険因子のトップとなっている。

　静的平衡の仮説から、体重の25％の重量物を持ち上げる際に第2腰椎に加わる圧迫力を推定すると、体重の約4倍といわれる。腰痛予防のためには、この負荷による腰部伸筋群への負担を少しでも減少させる必要がある。

持ち上げ動作時の筋活動

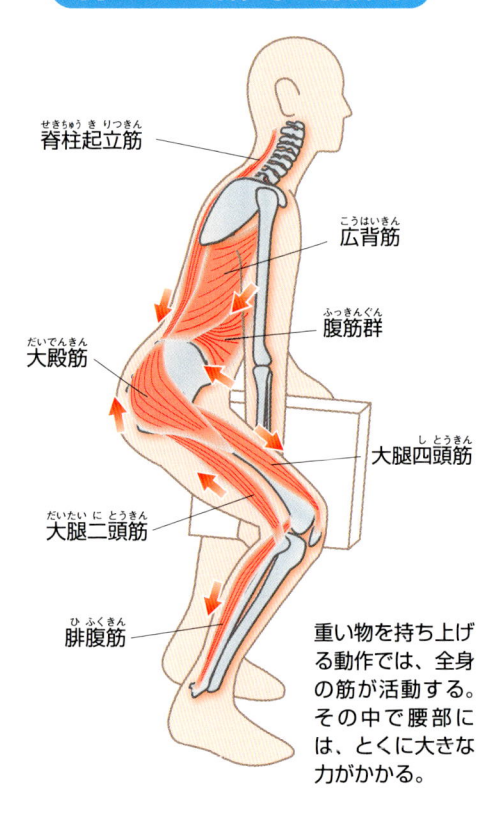

脊柱起立筋
広背筋
腹筋群
大殿筋
大腿四頭筋
大腿二頭筋
腓腹筋

重い物を持ち上げる動作では、全身の筋が活動する。その中で腰部には、とくに大きな力がかかる。

持ち上げ動作と腹腔内圧

息を止めて腹筋を収縮させることで腹腔内圧を高めると腰椎への負担が軽減するという説があります。肯定論・否定論ともにありますが、持ち上げ動作時に腹筋を強く収縮させることは、コルセットのような効果を生み腰椎を安定化させるため、持ち上げ動作時に腹筋を強く収縮させる意義は高いと考えます。

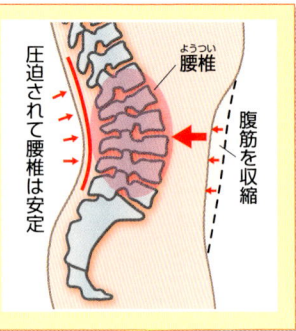

圧迫されて腰椎は安定
腰椎
腹筋を収縮

2種類の持ち上げ動作

[前かがみ持ち上げ動作]

大きな負担

エネルギー効率は優れているが、腰部への負担が大きい。

[しゃがみ込み持ち上げ動作]

腰部への負担は軽減されるが、膝関節への負担が大きい。

大きな負担

安全な持ち上げ動作

持ち上げ動作は人により個性があるが、対照的な持ち上げ動作として「**前かがみ持ち上げ動作**」と「**しゃがみ込み持ち上げ動作**」がある。腰部への負担軽減という視点からは「しゃがみ込み持ち上げ動作」が優れているが、膝関節への負担が大きい。また、エネルギー効率では、「前かがみ持ち上げ動作」のほうが優れている。

このように「理想的な持ち上げ動作」という確立された方法はないが、右表のように考慮すべきいくつかのポイントがある。

また、腰痛の既往歴のある人は自分自身の限界を知り、可能であれば荷物を分散したり、機器を使用したり、複数で行ったりするべきである。

■「持ち上げ動作」のポイント

- 荷物はできるだけ身体に密着させる。
- 腰椎の生理的前弯（→P77）を維持し、極端な屈曲・伸展は避ける。
- できるだけゆっくりと同じ速度で行う。
- 両足を広げ、支持基底面を適度に広く保つ。
- できるだけ回旋や側屈要素が加わらないようにする。
- 股・膝関節の伸筋群を十分に参加させる。

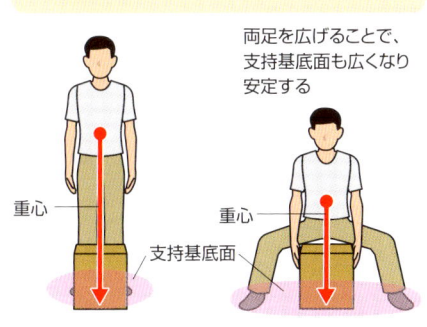

両足を広げることで、支持基底面も広くなり安定する

重心　重心　支持基底面

161

第3章⓬ 投球相

野球の投球動作

物を投げる動作は肩と肘の負担が大きく、障害を起こしやすい。

投球過多による肩・肘の障害

　「投げ」は格闘技で相手を投げる動作を指すこともあるが、一般的には**手で遠くへ物を放る動作**である。

　スポーツで投げられたボール、砲丸、槍、円盤、ハンマーなどは、放物線を描いて飛ぶ。投げの動作は種目によって大きな違いがあり、同じボールを投げる動作でも、野球、ソフトボール、バスケットボールなど競技によっても異なる。

　投げの動作は全身運動だが、身体の使い方が悪いと肩に障害を発生させることもある。とくに野球の投手は、**投球過多**により肩や肘の障害を発症しやすい。そのため、野球の投球動作は、医学的にも解析が行われている。

投球動作の時間的な分類

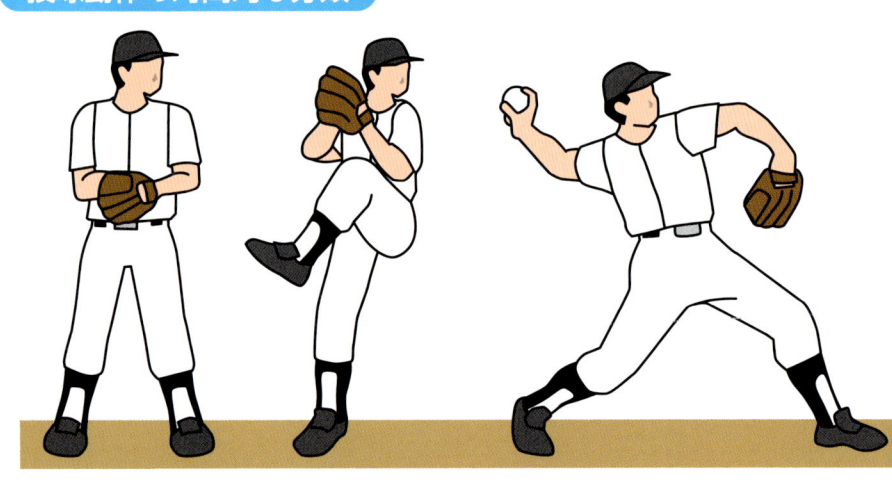

ワインドアップ
投球動作開始から非支持脚（右投げなら左脚）の膝が最も高く上がるところまでをいい、ボールがまだグローブの中にある時期である。

コッキング
ワインドアップ に続き、非投球側の手からボールが離れ、投球側の肩が最大後方位（トップポジション）になるまでをいう。踏み込み足が地面に接地するまでを「アーリーコッキング」、その後を「レイトコッキング」と分ける場合もある。

砲丸投げ、槍投げ

[砲丸投げ]
投げる方向に背を向けてしゃがむような体勢をとる「グライド投法」が特徴。腰部への負担が大きい。

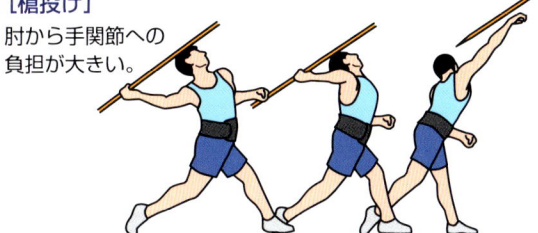

[槍投げ]
肘から手関節への負担が大きい。

投球動作の発達

投球動作は全身運動ですが、成長とともに磨きのかかった投げ方に発達していきます。2歳頃は上肢だけを使った投げ方で、4歳頃になると両足を開き、上体を使って少し倒すような投げ方になり、7歳頃からは後方に上肢を引き、非投球側の下肢を踏み出し、体幹の回旋と全身運動を使った投げ方になってきます。

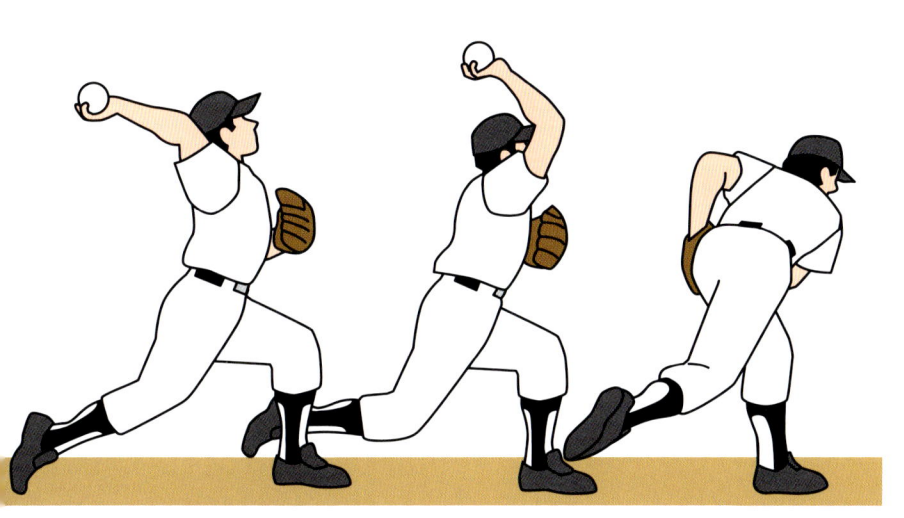

第3章　動作別 筋肉・関節の動き／投球動作

アクセレレーション
コッキングに続き、肩関節が急激に内転・内旋され、ボールが手から離れるまでをいう。時間にして大リーグ（MLB）の投手で平均50msec（ミリセカンド。1000分の1秒）といわれている。

フォロースルー
ボールが手から離れ、投球動作が終了するまでをいう。

第3章⑬　投球動作の分析

投球動作の筋活動

▶投球動作での関節や筋の動きは、それぞれの段階で異なる。

投球相での動きと筋活動

投球動作の初動である**ワインドアップ**では、肩関節周囲の筋活動は低い。

次の**コッキング**では、**トップポジション**に移行するために肩甲骨は内転し、肩関節は外転・外旋・水平伸展（水平面上で肘が後方に引かれる）し、肘関節は屈曲する。トップポジションでは肩関節の外旋が見かけ上150〜160度になるが、これには胸椎の伸展と肩甲骨の後傾も含まれている。そして、トップポジションの保持のため、棘上筋・三角筋・棘下筋・小円筋が収縮する。

トップポジションからの筋活動

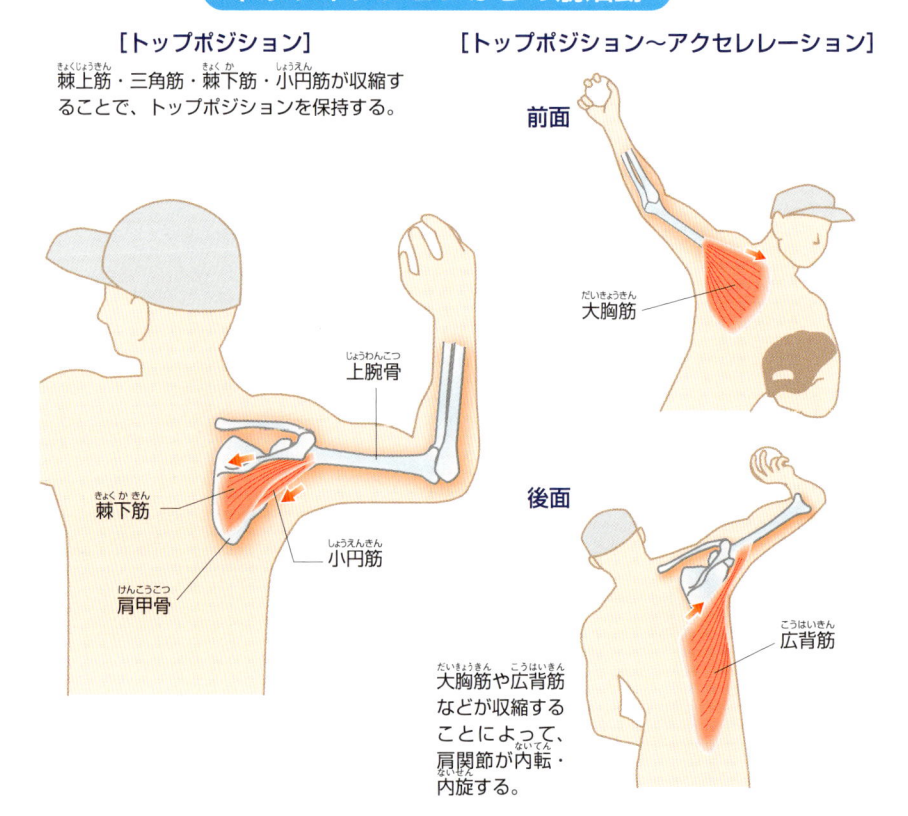

[トップポジション]
棘上筋・三角筋・棘下筋・小円筋が収縮することで、トップポジションを保持する。

上腕骨
棘下筋
小円筋
肩甲骨

[トップポジション〜アクセレーション]

前面
大胸筋

後面
広背筋

大胸筋や広背筋などが収縮することによって、肩関節が内転・内旋する。

アクセレレーションでは、肩甲骨は上方回旋・外転し、肩関節は伸展・内転・内旋し、肘関節は伸展する。前鋸筋などの肩甲骨周囲筋は強く収縮し、肩関節を内転・内旋させる肩甲下筋・広背筋・大胸筋が収縮する。

最後のフォロースルーでは、アクセレレーションの動きが継続するが、ボールリリース後は運動が急激に減速される。ボールは離れているが、三角筋・肩甲下筋・棘上筋・棘下筋などの収縮は強い。

投球動作時のエネルギー伝達

投球は、効率よくボールに運動エネルギーを伝える動作ともいえる。

投球動作は上肢のみで行われるのではなく、下肢・体幹から発生したエネルギーを効率よく上肢に伝達する必要がある。そのためには、下肢遠位の部位からの運動が次の部位へ伝達され、ボールに伝わるまでに前の部位の速度がピークになったときに次の運動を開始させるような**運動連鎖**が理想的である。

しかし、実際の投球動作を解析すると、前の部位が最大速度になる前に次の運動が開始されている。これは、筋の反動を用いる「**ストレッチ・ショートニング・サイクル（SSC）**」を利用していることが理由として考えられる。

運動連鎖

[理想的な運動連鎖]
各部位の速度がピークのときに次の運動が開始されるのが理想。

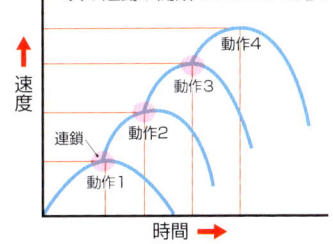

[実際の投球動作]
前の部位の速度がピークの前に次の運動が開始される。

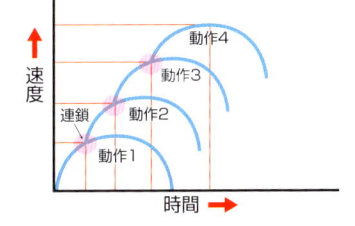

投球動作と安定化機構

投球動作は全身運動ですが、とくに肩甲上腕関節の大きな可動域を必要とします。そのため、肩の障害を発生させないためには、安定化機構（→P15）が重要な役割を担います。実際には、静的安定化機構である関節包にある神経終末からの情報で、動的安定化機構である筋の収縮を調節していると考えられています。

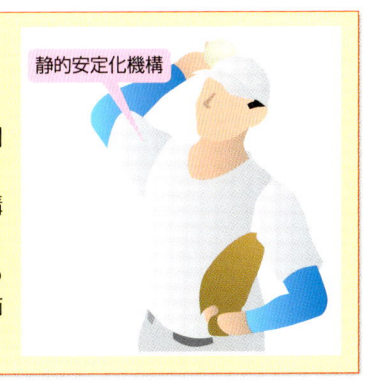

静的安定化機構

第3章⓮　投球時の肩への負担

投球動作ごとの問題点

▶負担を強いる箇所は投球動作ごとに異なる。

コッキングでの問題

　投球は肩関節へ負荷をかける動作であり、**過使用**や**誤使用**により**投球障害肩**（→P182）を発症することがある。

　レイトコッキングでは、上腕骨頭には関節窩に対して前方へ変位する力が加わり、前方へ亜脱臼しようとするため、肩甲下筋の付着部での損傷や炎症、前方関節唇、関節上腕靱帯の炎症・弛緩・断裂が生じることがある。これが投球時の上腕骨頭の前方への不安定化を招くことになり、結果的にこの前方亜脱臼傾向が烏

過角形成とインピンジメント

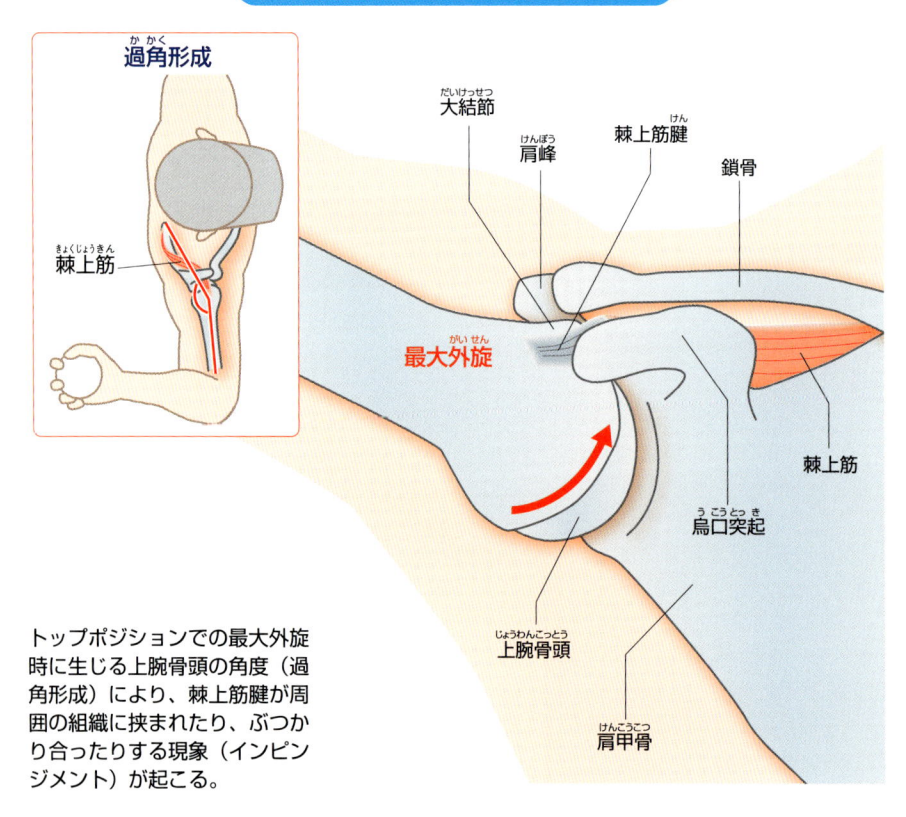

過角形成
棘上筋

大結節
肩峰
棘上筋腱
鎖骨
最大外旋
棘上筋
烏口突起
上腕骨頭
肩甲骨

トップポジションでの最大外旋時に生じる上腕骨頭の角度（過角形成）により、棘上筋腱が周囲の組織に挟まれたり、ぶつかり合ったりする現象（インピンジメント）が起こる。

烏口肩峰アーチ（腱板の上層にある骨と靭帯）による腱板の圧迫を引き起こす。

トップポジションでは、肘が肩甲平面（→P22）より後方へ大きく引かれ、最大外旋が生じると上腕骨頭は後上方の関節唇に接触するような角度を形成する。このような肢位は「過角形成」と呼ばれ、棘上筋腱の深層面が**関節窩後上方縁**と**上腕骨大結節**（上腕骨近位外側にある隆起部）との間に挟まれる現象が見られる。

アクセレレーションでの問題

腱板機能が低下してくると、アクセレレーションで水平外転位からのすばやい内転と過外旋位からの内旋に対して骨頭を関節窩に保つことができなくなり、骨頭の不安定性が生じる。そのため、腱板は烏口肩峰アーチで圧迫、摩擦を受け、充血や浮腫が生じてくる。このような腱板や**滑液包**（関節の滑りをよくする組織）の炎症が慢性化すると、非可逆的な肥厚や癒着といった変化を生じ、滑液包が十分に滑動を起こさなくなってくる。

また、アクセレレーションでは身体の重心が前方に移り、体幹が回旋するときに上腕二頭筋長頭腱に負担がかかり、炎症が生じる。

フォロースルーでの問題

ボールが離れた直後は上肢の動きが急激に減速されるため、関節の後方構成体に大きな負荷がかかり、棘下筋を中心に**腱板炎**や**腱板不全断裂**が生じる。また、上腕二頭筋長頭腱にも張力がかかるため、その付着部である**上方関節唇損傷**も生じやすい。

後半では肩関節が内旋することに加え、上腕骨頭が後捻（後方にねじれる）しているため、上腕骨頭には後方へ**亜脱臼**しようとする力が働く。その結果、後方関節包や関節唇へ張力が加わり、同部の炎症・弛緩・断裂を起こし、**上腕骨頭の不安定性**を招いたり、**関節窩後下縁の骨増殖**をきたしたりする。

誤使用（マルユース）

投球障害肩のようなスポーツ障害は、使いすぎ（過使用：オーバーユース）が原因といわれますが、フォームの破綻や技術不足により肩関節に負担をかけてしまう「誤使用：マルユース」も大きな原因と考えられています。全身をうまく使い、肩甲上腕関節に過負荷がかからないようにすべきです。

投球障害肩

過使用（オーバーユース） 連投 と 誤使用（マルユース）

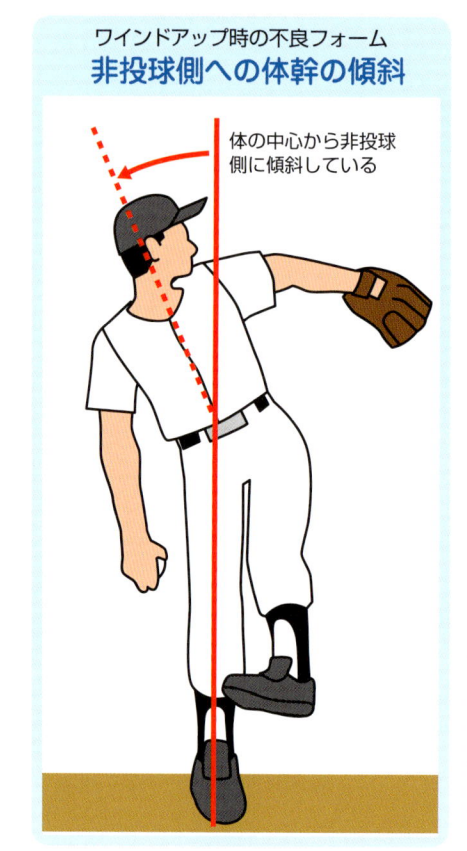

ワインドアップ時の不良フォーム
非投球側への体幹の傾斜

体の中心から非投球側に傾斜している

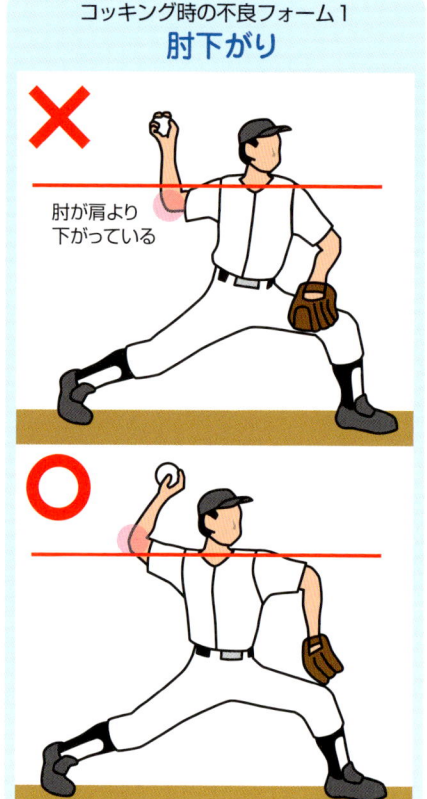

コッキング時の不良フォーム１
肘下がり

✕
肘が肩より下がっている

○

投球フォームのチェック

　野球の投球フォームは、オーバースロー、アンダースローなど多彩だが、基本的に守らなければならないポイントがある。

　ワインドアップでは体幹が直立位となるべきだが、熟練していない人では非投球側や後方へ傾斜するケースが見られる。

　コッキング、とくに**トップポジション**では、熟練していない人は投球側の肩に対して肘が下がる、いわゆる「**肘下がり**」の状態になることがある。この状態では**アクセレーション**の移行期に肩甲上腕関節は急激に外旋強制されるため、**投球障害肩の誘因**になりやすい。

　また、体幹の回旋（右投げの場合は右回旋）や投球側の肩甲骨の内転が不十分だと**過角形成**を生じやすく、投球障害肩の要因となる。熟練していない人では、

コッキング時の不良フォーム2
後方への体幹の傾斜

体の中心から後方に傾斜している

フォロースルー時の不良フォーム
体幹の回旋

× 体幹が回旋していない手投げで、ステップが内側を向いている

○

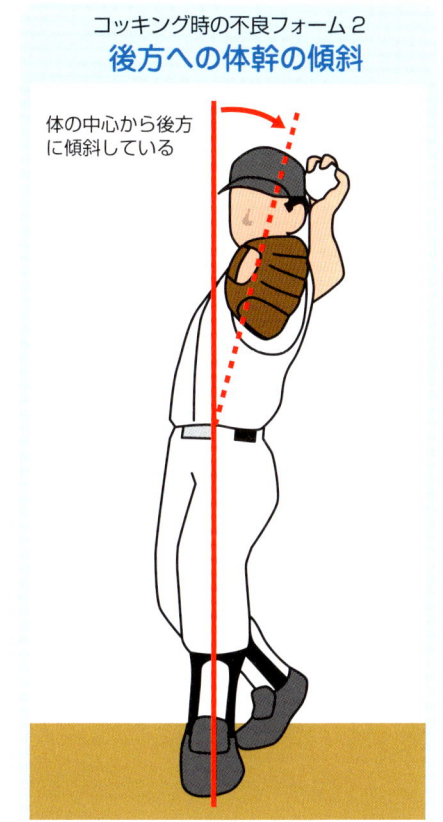

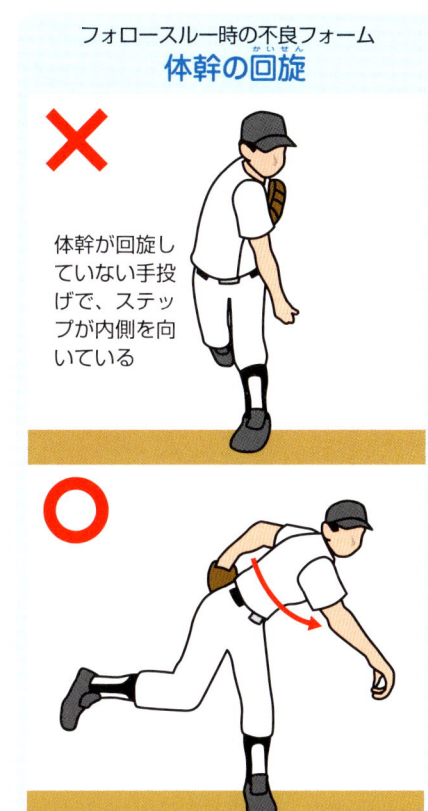

踏み込み足の位置がコントロールできずに、ばらついてしまうこともある。

　アクセレーションから**フォロースルー**では、体幹下部から上部への回旋の連動がうまくいかずに、体幹全体での回旋運動となることがある。

> ### メンコ遊びの投げ方
>
> メンコ遊びでは、相手のメンコを裏返すため、メンコを地面に強く打ちつける必要があります。いわゆる"手投げ"ではダメで、体幹下部から上部への回旋、肩甲骨の内転・外転運動などが必要です。これは野球の投球動作にも結びつく投げ方ですが、メンコ遊びを通じて自然に全身を使うことを覚えたといえるでしょう。

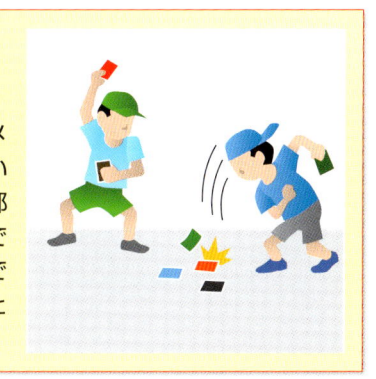

第3章　動作別　筋肉・関節の動き／投球動作

第3章⑮　蹴る動作

キックの動きとエネルギー

鋭いキックは、上半身の効果的な動きによって生み出される。

キックの際の動きとエネルギーの伝達

　サッカーのトップレベルの選手がフルスウィングでボールを蹴ると、そのボールスピードは時速100km以上にもなる。その速度を生む運動エネルギーは非常に大きく、下肢の筋力だけでは不十分であり、**上半身の効果的な動き**がキック中の爆発的筋収縮に重要であるといわれている。

　トップレベルの選手がインステップキックをした際の蹴り足の各関節の矢状面方向の速度を分析すると、股関節部の速度のピークの次に膝関節部の速度のピーク、そして足関節部の速度のピークとなり、ボールをインパクトしている。これは投球動作でのエネルギーの伝達と同じであり、多くの関節の運動連鎖により、末端部分（投球では手部、キックでは足部）の速度を飛躍的に向上させている。

キック相（インサイドキック）の分類

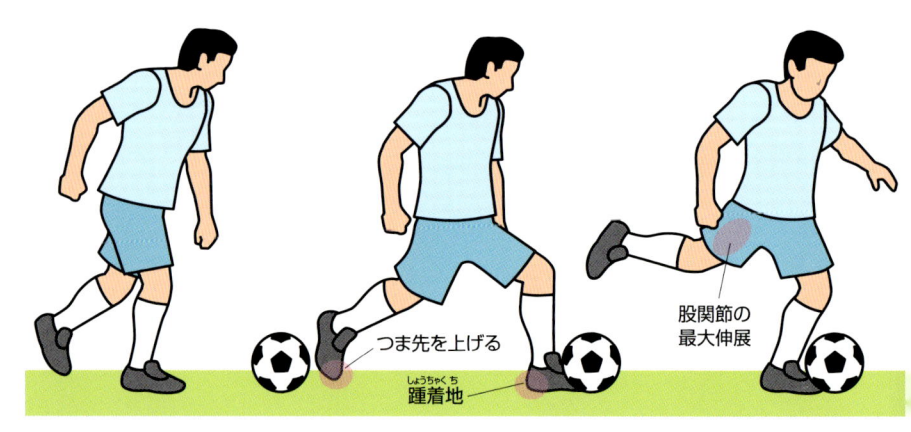

プレパレーション
蹴り足を踏み込んで踵部が接地してつま先が離地するまでの時期。

バックスウィング
股関節が最大伸展するまでの時期。

蹴り足の関節速度

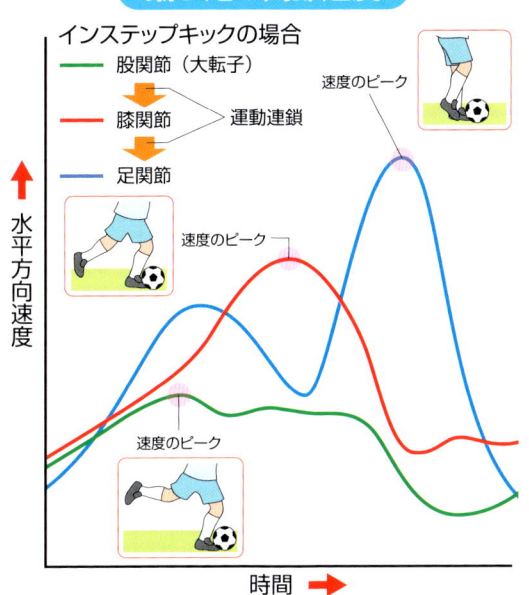

インステップキックの場合
- 股関節（大転子）
- 膝関節
- 足関節

運動連鎖

速度のピーク

縦軸：水平方向速度
横軸：時間

カーブキック

ボールに回転をかけてその軌跡を変化させるカーブキックは、サッカーの基本技術の1つです。ボールに対する足部の接触面に垂直なフェイスベクトルと、運動方向のスウィングベクトルが同じ方向（0度）であれば回転はかかりませんが、その向きを変化させることで回転が生まれます。

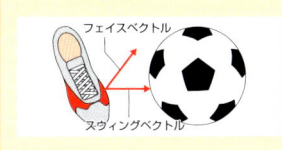

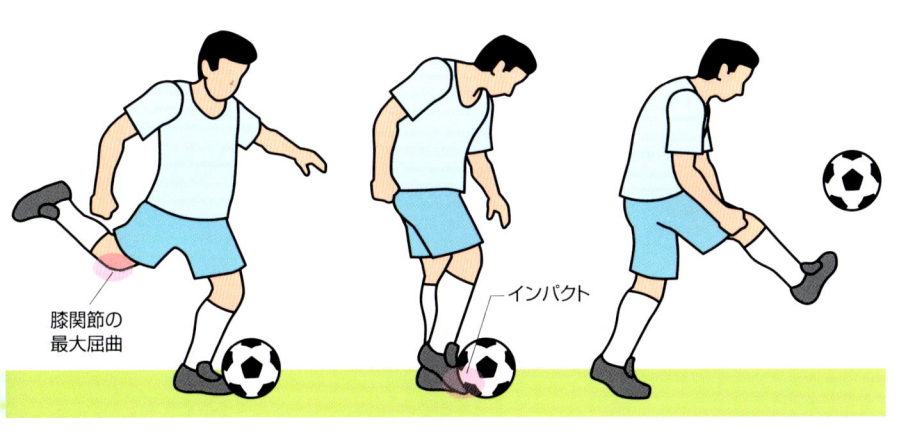

フェイスベクトル／スウィングベクトル

第3章　動作別 筋肉・関節の動き／蹴る動作

レッグコッキング
膝関節が最大屈曲するまでの時期。

膝関節の最大屈曲

アクセレレーション
膝関節が伸展し、ボールをインパクトするまでの時期。

インパクト

フォロースルー
ボールインパクト後、キック動作が終了するまでの時期で、時間的な割合で40％以上を占める。

171

第3章⓰　振る動作

ゴルフスウィングの動きと筋活動

筋活動は、ポジションによって変化し、運動連鎖も起きている。

ゴルフスウィングでの筋活動

　右利きの場合、右上肢を**トレイリングアーム**、左上肢を**リーディングアーム**と呼ぶ。腱板の筋はスウィング中、両側ともにつねに活動しているが、三角筋の活動はそれほど強くないといわれている。また、僧帽筋はトレイリングアームでは**テイクアウェイ**で、リーディングアームでは**アクセレレーション**で活動する。

　体幹の筋では、フォワードスウィングからアクセレレーションでは**両側脊柱起立筋**、**腹筋群**の活動が大きくなり、とくに**腹斜筋**はアーリーフォロースルーからレイトフォロースルーまで活動が大きい。

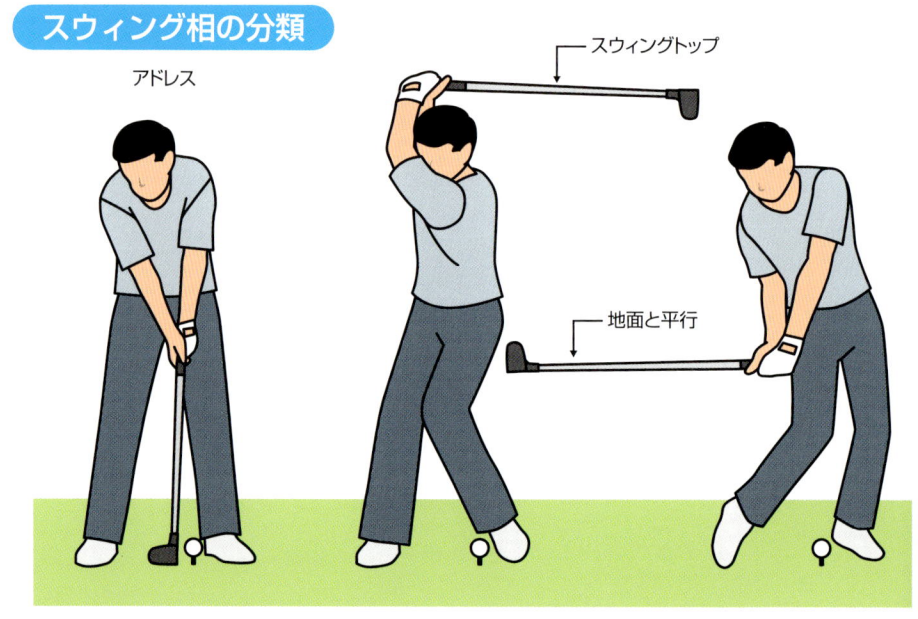

スウィング相の分類

アドレス　　　　　　　　　　　スウィングトップ

　　　　　　　　　　　　　　　　　　　　　　　地面と平行

テイクアウェイ
アドレスからバックスウィング終了までの時期。

フォワードスウィング
ダウンスウィング開始からクラブヘッドが地面に水平になるまでの時期。

下肢の筋では、フォワードスウィングでトレイリングアーム側の**大殿筋**、**中殿筋**、リーディングアーム側の**大内転筋**が活動する。

筋の最大収縮の時期をみると、膝・股関節の筋は体幹や肩関節の筋より早い相で起こっていることから、効果的な運動連鎖が発生していることが推察される。

ゴルフスウィングと体重移動

プロのスウィングでの体重移動を見ると、バックスウィング終了時には体重のほとんどをトレイリングアーム側の足に乗せ、フォワードスウィングからアクセレレーションで急激にリーディングアーム側の足へ移動しています。これに対してアマチュアの場合は、そのような体重移動が少ないといわれます。

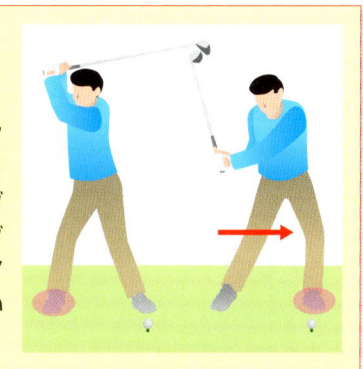

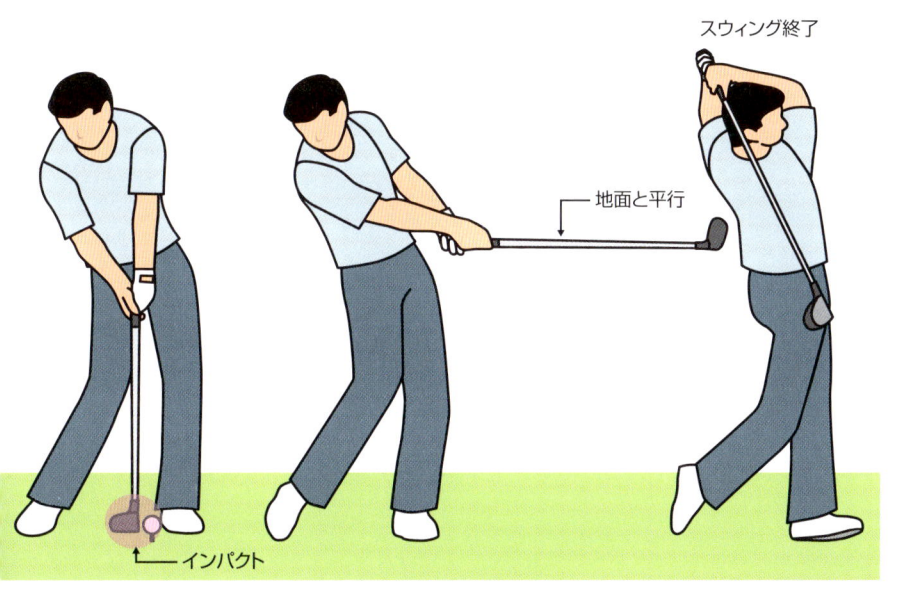

アクセレレーション
クラブヘッドが水平になってからボールインパクトまでの時期。

アーリーフォロースルー
ボールインパクトからクラブヘッドが水平になるまでの時期。

レイトフォロースルー
クラブヘッドが水平になってからスウィング終了までの時期。

スウィング相の筋活動

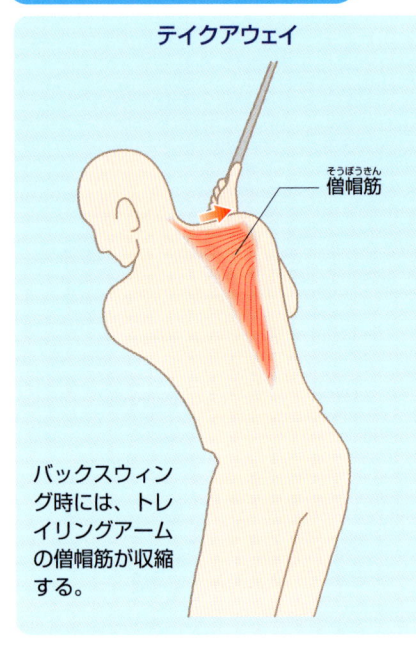

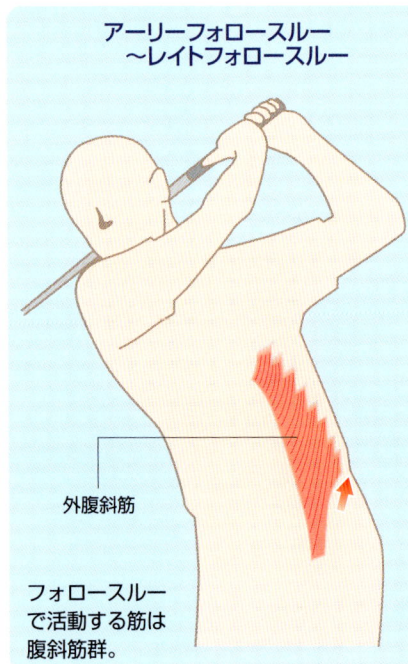

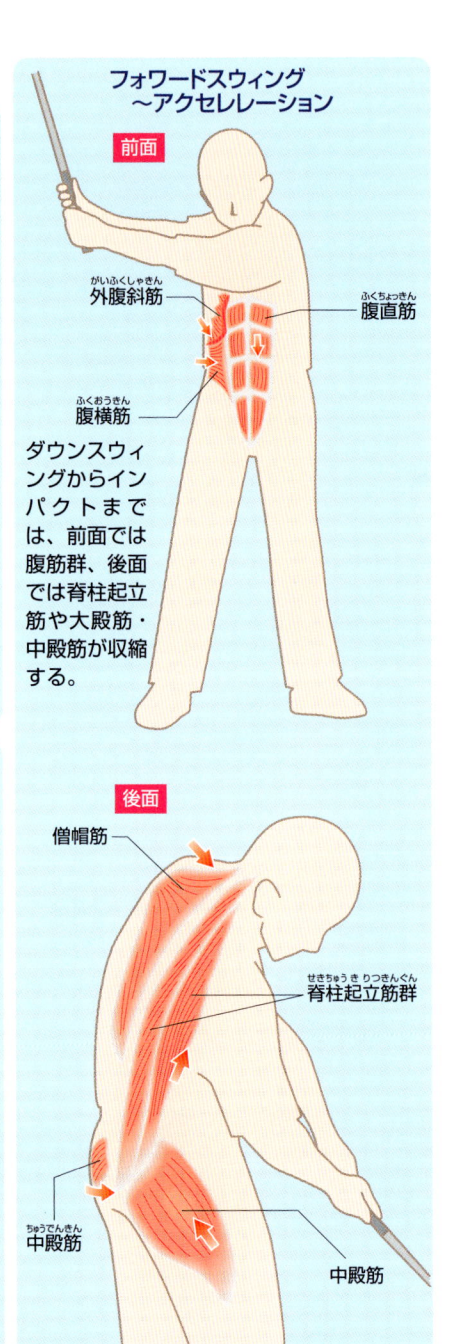

テイクアウェイ

僧帽筋（そうぼうきん）

バックスウィング時には、トレイリングアームの僧帽筋が収縮する。

フォワードスウィング〜アクセレレーション

前面

外腹斜筋（がいふくしゃきん）
腹直筋（ふくちょっきん）
腹横筋（ふくおうきん）

ダウンスウィングからインパクトまでは、前面では腹筋群、後面では脊柱起立筋や大殿筋・中殿筋が収縮する。

アーリーフォロースルー〜レイトフォロースルー

外腹斜筋

フォロースルーで活動する筋は腹斜筋群。

後面

僧帽筋
脊柱起立筋群（せきちゅうきりつきんぐん）
中殿筋（ちゅうでんきん）
中殿筋

第4章

運動で起こる障害と動作

＊本書では、外傷による傷害も「障害」と表記しています。

第4章❶ 肩こりの発生要因

肩こりを起こす不良姿勢

後頸部から肩甲部にかけては、大きな力学的負担がかかっている。

頸部の力学的特徴

　肩こりは、後頸部から肩甲部にかけての**筋のこわばり**や**不快感**、**違和感**、**鈍痛**をいう。頸部は、体重の約 13%の重さがある頭部を、環椎後頭関節の狭い支持面で保持している。頸椎は椎骨の中で最も小さいが、その可動性は大きい。この支持性と可動性という機能を両立するため、頸椎周囲の軟部組織に大きな力学的負担がかかりやすい。

　頸椎上の頭部は、**第一のテコ**（バランスのテコ。→ P98）により保持されている。しかし、頭部が前方に出るような不良姿勢になると、このバランスが崩れる。この姿勢での頸椎の状態は、下部頸椎が屈曲するのに対して、上部頸椎は視線が下がらないように、代償的に伸展する。これにより、正常な**頸椎前弯**（→ P83）というアライメントが崩れ、頸椎の伸筋群には過剰な収縮力が要求され、過緊張状態が誘発される。

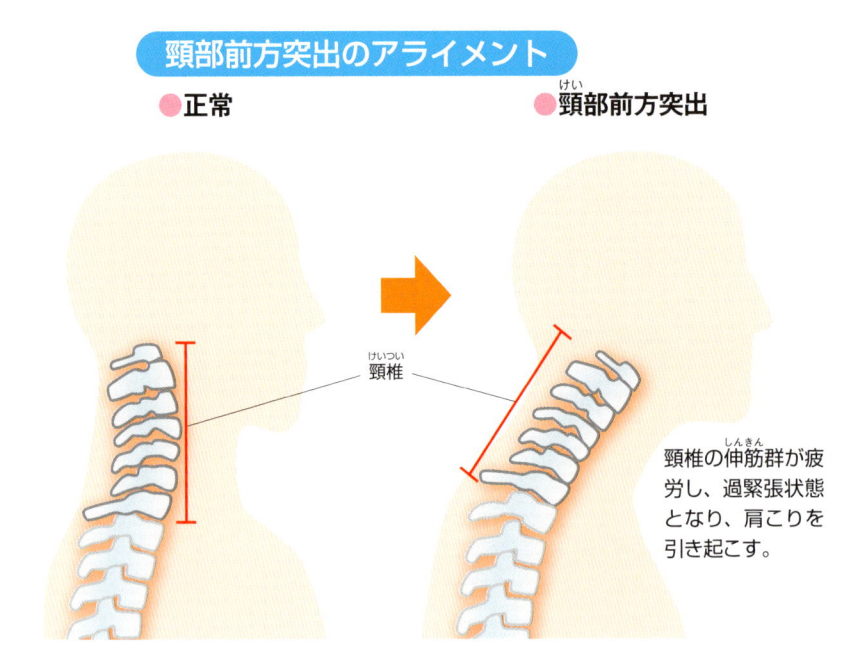

頸部前方突出のアライメント

●正常　　　　　　　　　　　●頸部前方突出

頸椎

頸椎の伸筋群が疲労し、過緊張状態となり、肩こりを引き起こす。

肩甲挙筋、僧帽筋上部線維による肩の懸垂

● 肩甲挙筋（けんこうきょきん）

● 僧帽筋上部線維（そうぼうきん）

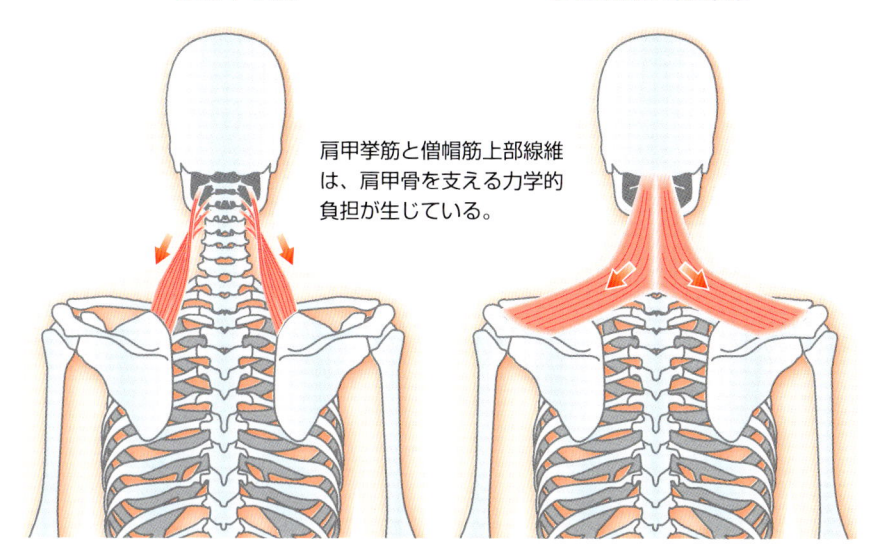

肩甲挙筋と僧帽筋上部線維は、肩甲骨を支える力学的負担が生じている。

肩甲胸郭関節の力学的特徴

座位や立位では、体重の約10%の上肢の重量が肩甲骨と鎖骨にかかる。このため、これを保持している**僧帽筋上部線維**や**肩甲挙筋**には、牽引力として持続的な力学的負担が生じている。頭部が前方に出た不良姿勢では、肩甲骨のアライメントも不良になるといわれ、**肩甲上腕リズム**（→P13）にも影響を与え、僧帽筋上部線維や肩甲挙筋にも負担を強いる。

日常生活や仕事による同一姿勢の保持や不良姿勢は、頸部伸筋群や僧帽筋上部線維を過緊張させ、筋内の血流を阻害し、容易に筋を疲労させるとともに、**発痛物質**の蓄積を生じやすい。

頸肩腕症候群（けいけんわんしょうこうぐん）

頸部・肩・腕・手などの上肢帯の広い範囲に痛み、しびれ、異常感覚などの症状を訴える症候群の総称を、整形外科では「頸肩腕症候群」と呼びます。通常、頸椎や肩に器質的変化を認めず、自律神経系の関与も考えられます。肩こりも、頸肩腕症候群の症状の1つとして現れることがあります。

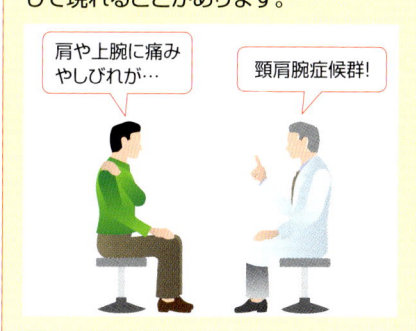

「肩や上腕に痛みやしびれが…」

「頸肩腕症候群！」

第4章 運動で起こる障害と動作／肩の障害

第4章❷ 肩こりの解消

肩こりに効くストレッチング

緊張している筋をストレッチングすることで肩こりは解消する。

肩こりに効果的なストレッチング

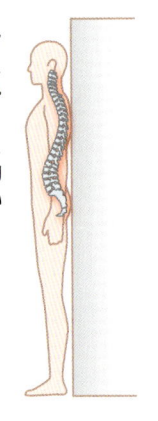

①ストレッチングする側の上肢は背中に回した内転位として、反対側の手で頭部を保持し、引っ張るように頸椎を側屈する。

②ストレッチングする側の肘を反対側の肩に近づけるように他方の腕で肩関節を内転し、肩甲骨を胸椎から引き離すように外転する。

③両手を組んで後頭部に当て、頭部を前方に倒すように頸椎を前屈する。

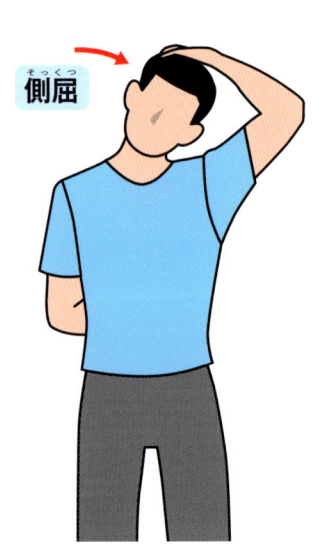

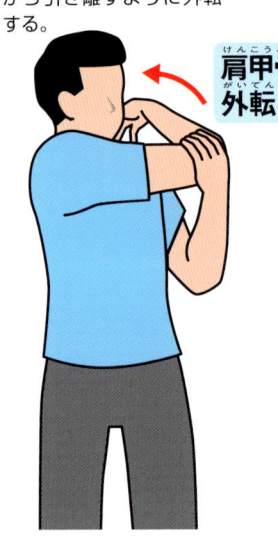

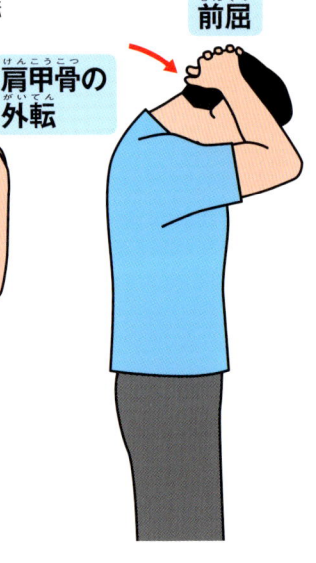

側屈

肩甲骨の外転

前屈

姿勢の矯正

[臥位]
入眠姿勢はできるだけ脊柱の生理的弯曲を保持させる。そのためには、柔らかすぎないマットや適度な高さと硬さのある枕を使用する。

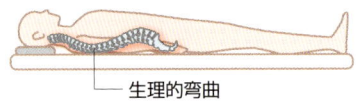

生理的弯曲

[座位]
デスクワークでの長時間の座位では、頭部前方位、円背姿勢にならないように机と椅子の高さと位置関係を配慮する。

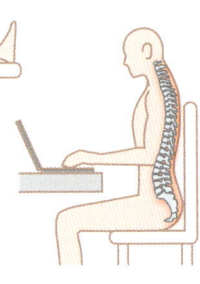

[立位]
頭部前方位、円背姿勢にならないように鏡などで姿勢をチェックする。また、壁に背中と後頭部を当て、胸を張ることでよい姿勢を確認する。

ストレッチングとリラクゼーション

　肩こりといっても、実際に問題となっている筋は肩関節の筋ではない。過緊張しているのは**僧帽筋上部線維**や**肩甲挙筋**であり、円背姿勢のために短縮位をとっているのは**大胸筋**や**肋間筋**である。それらの筋を主体にストレッチングを行う。

④両手を組んで前額部に当て、頭部を後方に倒すように頸椎を後屈する。

⑤胸を張るように胸椎を伸展し、両肩甲骨の内側を合わせるように内転する。

⑥肩をすくめるようなしぐさで両方の肩甲骨を挙上し、数秒維持した後に脱力し、リラックスする。

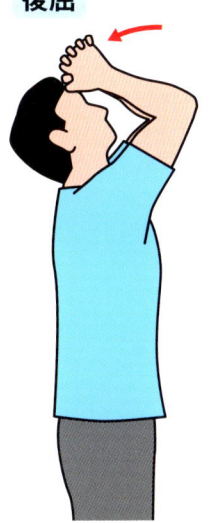

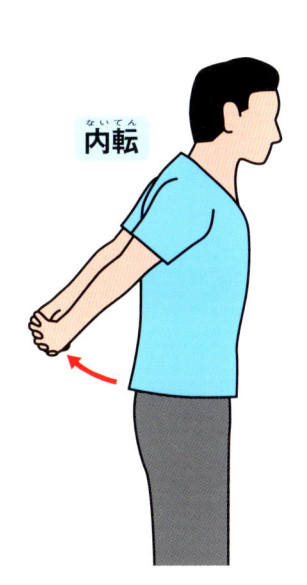

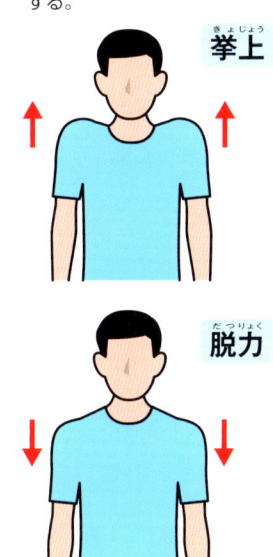

後屈

内転

挙上

脱力

ストレッチングの注意点

- 極端に寒いところでは行わず、身体が冷えている場合は軽く身体を動かしてから行う。
- 息を吐きながら行い、保持しているときは呼吸は止めないこと。
- 二関節筋（→ P48）のストレッチングでは、その起始・停止を考慮する。
- ストレッチングしている筋を意識しながら行う。

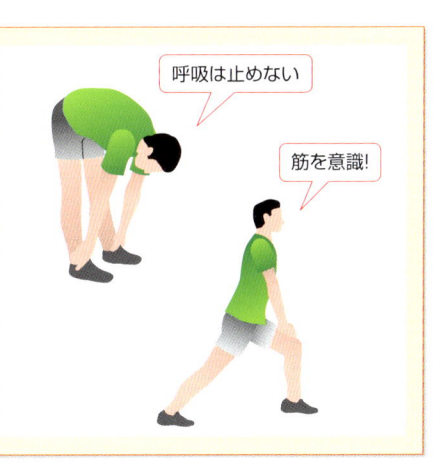

呼吸は止めない

筋を意識！

第4章　運動で起こる障害と動作／肩の障害

第4章❸ 肩関節周囲炎

四十肩・五十肩のリハビリテーション

肩関節周囲炎では、肩関節の疼痛と運動制限を発症する。

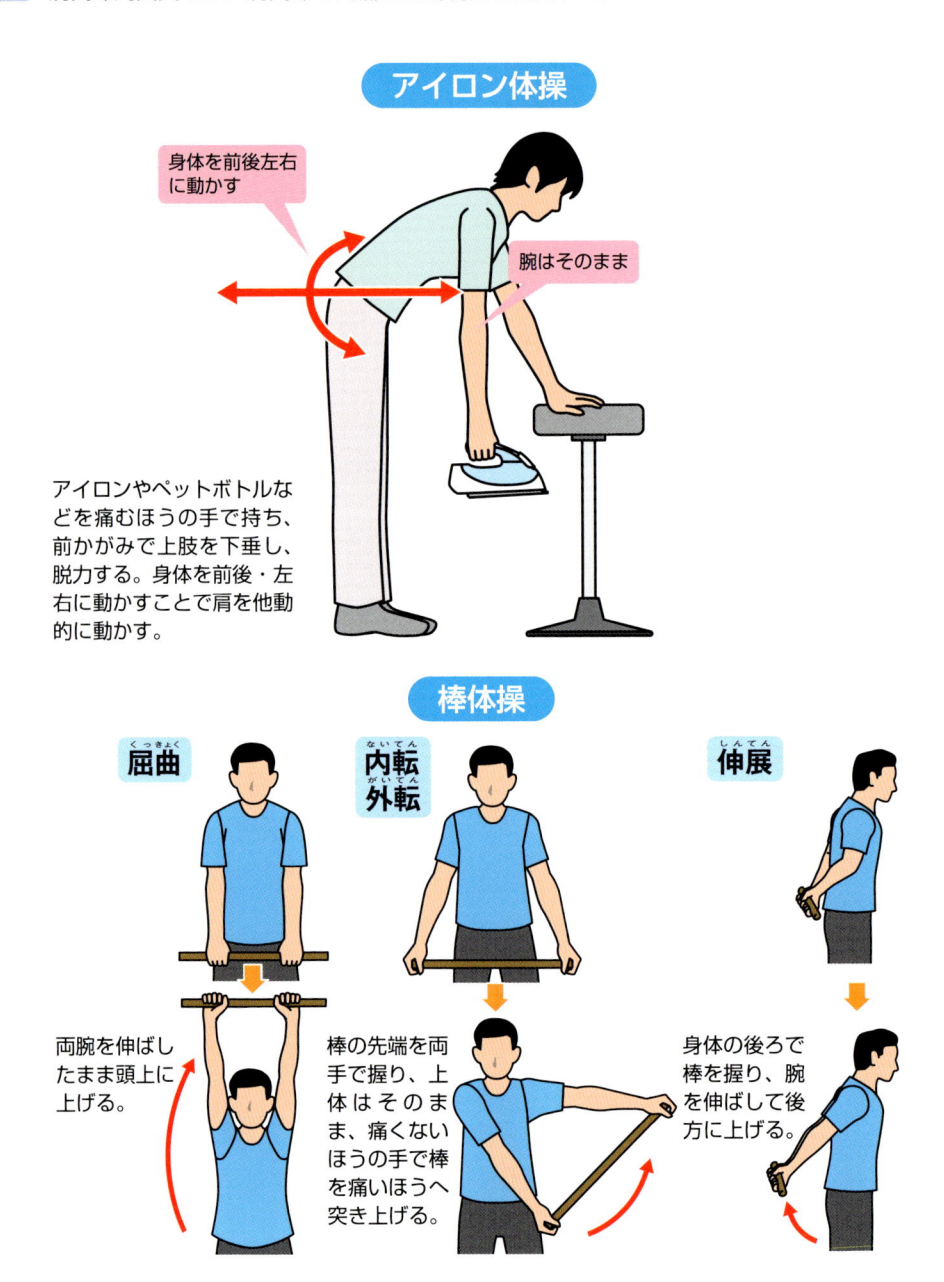

アイロン体操

身体を前後左右に動かす

腕はそのまま

アイロンやペットボトルなどを痛むほうの手で持ち、前かがみで上肢を下垂し、脱力する。身体を前後・左右に動かすことで肩を他動的に動かす。

棒体操

屈曲（くっきょく）
両腕を伸ばしたまま頭上に上げる。

内転（ないてん）・外転（がいてん）
棒の先端を両手で握り、上体はそのまま、痛くないほうの手で棒を痛いほうへ突き上げる。

伸展（しんてん）
身体の後ろで棒を握り、腕を伸ばして後方に上げる。

肩関節周囲炎の症状と原因

　肩関節周囲炎は、中年以降に肩関節構成体の加齢的変化を基盤として発生する**肩関節の疼痛と運動制限**を症状とする疾患である。一般的には、発症する年齢から「四十肩」「五十肩」と呼ばれることが多い。

　症状は、肩関節周辺の疼痛、可動域制限、筋力低下である。疼痛は、明らかな誘因がなく突然発症し、寒冷時、夜間に強く上腕や手へ放散する。疼痛は時間の経過とともに軽減していくが、肩関節の可動域制限が出現してくる。具体的には、病期が疼痛の強い「**痙縮期**」、関節可動域制限が出現する「**拘縮期**」、症状が改善してくる「**回復期**」の3期に分けられる。

　肩関節周囲炎の原因は不明だが、加齢による回旋筋腱板や上腕二頭筋長頭腱などの退行変性を基盤に肩関節に炎症が生じ、関節包が短縮して運動制限をきたすと考えられている。

肩関節周囲炎のリハビリテーション

　予後は比較的良好だが、疼痛が消失しても関節拘縮が残存してしまうことがある。そのため、疼痛の強い急性期を過ぎたときから軽いセルフストレッチングを開始する。

　具体的には、可動域制限が強い時期にはアイロン程度の重みの物を持ち、前かがみで上肢を下垂して脱力し、身体を前後・左右に動かすことで肩を他動的に動かす（**アイロン体操**）。

　また、1m程度の棒を使い、健側の力を利用し、屈曲や外転、内旋や外旋運動を行う（**棒体操**）。

　疼痛が軽減し、軽い抵抗運動が可能になれば、**腱板訓練**（→P187）を開始する。

凍結肩（フローズンショルダー）

肩関節周囲炎などにより、高度の肩関節運動制限（拘縮）を生じた状態の肩が凍結肩です。難治性で運動療法などでは改善がみられない場合、手術により関節可動域を広げる場合もあります。肩関節周囲炎の疼痛は、時間とともに軽減していくことが多いのですが、拘縮を残さないように努めなくてはなりません。

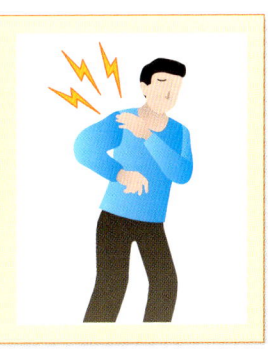

第4章❹ 野球肩の発症要因

投球障害肩の発症要因

▶投球障害肩は、過角形成などによる誤使用が発症要因となる。

投球動作時に肩に痛みや違和感がある状態

　投球障害肩は、投球動作時に肩に痛みや違和感を伴い、思うようにボールが投げられない状態、つまり**投球を障害する肩の病変の総称**である。野球だけでなく、バレーボールのアタックやテニスのサーブなどでも同様の障害が発生し、これらも広義での投球障害肩である。

　病変は、**肩峰下滑液包炎**、**腱板炎・腱板損傷**、**関節唇損傷**、**インピンジメント症候群**など多彩だが、リハビリテーションでは病名にとらわれるのではなく、患者が持っている機能的な問題を把握し、それを解決することが重要となる。

投球障害肩の病変

肩峰下滑液包炎	肩関節の挙上によって、肩峰と上腕骨の間にある肩峰下滑液包に炎症を起こす病変。
腱板炎・腱板損傷	腱板を構成する棘上筋・棘下筋・肩甲下筋・小円筋に炎症または損傷を起こす病変。
関節唇損傷	投球動作の繰り返しなどで関節内の関節唇が損傷する病変。
インピンジメント症候群	腱板や肩峰下滑液包が、肩の外転や外旋運動などにより、烏口肩峰アーチと衝突することで発症する病変。

図の各部名称：烏口肩峰アーチ、烏口肩峰靱帯、肩峰下滑液包、烏口突起、棘上筋腱、肩峰、棘下筋腱、肩甲下筋腱、関節窩、小円筋腱、関節唇

誤使用による投球障害肩

● 投球時の肘下がり

負担大

● 体幹の回旋不足

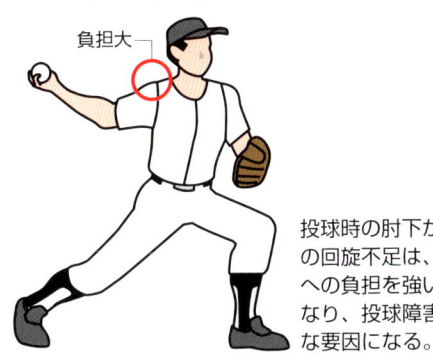

負担大

投球時の肘下がりや体幹の回旋不足は、ともに肩への負担を強いることになり、投球障害肩の大きな要因になる。

肩の使用過多と誤使用

　肩の「**使い過ぎ（オーバーユース）**」が発症要因といわれているが、投球動作は下肢・体幹・上肢と身体全体で生み出されたエネルギーをボールに伝達する運動であるため、フォームの破綻や技術不足によって肩に大きな負担をかけてしまう。このような「**誤使用（マルユース）**」も発症要因と考えられる。

　具体的には、トップポジションでの体幹の回旋、胸椎の伸展、肩甲骨の内転運動などが不足すると、肘が肩甲平面より大きく後方へ引かれる。このような**過角形成**（→P166）は、投球障害肩を発症する要因となる。

　また、肩自体には問題がない場合でも、前腕の回内や股関節の内旋・内転が制限されていると、アクセレレーションからフォロースルーで肩甲上腕関節に過剰な運動を強いるようになり、これも投球障害の発症要因になる。

過柔軟性（ルーズショルダー）

投球障害肩の多くは、関節や筋の硬さが問題となることが多くなります。しかし、反対に肩甲上腕関節の過柔軟性とともに不安定性を呈する場合があります。これは「ルーズショルダー」と呼ばれ、自覚症状は投球時の疼痛や不安感（抜けるような感覚）です。リハビリテーションとしては、腱板の筋を主体にした筋力強化が中心になります。

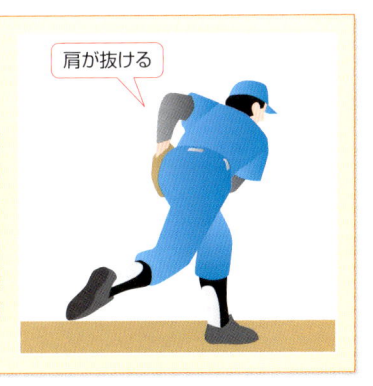

> 肩が抜ける

第4章　運動で起こる障害と動作／肩の障害

第4章❺ 野球肩になるケース

肩の可動域と筋力チェック

投球障害肩は、関節あるいは筋に問題があるケースが考えられる。

肩の可動域のチェックポイント

投球障害肩を呈する疾患（しっかん）はP182のように多彩だが、機能的な問題点から大きく分けると**関節の硬さ**が問題となるケースと、**筋力低下や緩さ**が問題となるケースがある。

投球動作を成長期から行っていると肩関節の外旋（がいせん）可動域が増大し、内旋（ないせん）可動域が減少することが多い。この現象は健常な野球選手にもみられるが、投球障害肩の患者は内旋可動域の減少が大きく、健側と比較して**20度**以上減少していることもある。

これを簡単にチェックする方法は、うつ伏せで両手を腰に回した際の床面と肘の位置を左右で比較する。内旋可動域が減少していると、肘が床面から大きく浮き上がる。また、挙上（きょじょう）の可動域をチェックするには、あお向けでバンザイするように、診療台から下垂（かすい）した手の位置を左右で比較するとわかりやすい。

肩甲骨の可動域チェック
●肩関節の内旋（ないせん）可動域のチェック

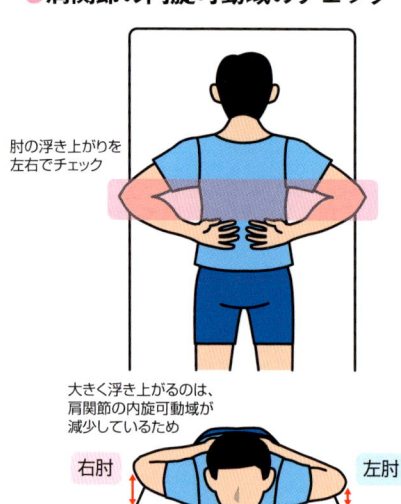

肘の浮き上がりを左右でチェック

大きく浮き上がるのは、肩関節の内旋可動域が減少しているため

右肘　　左肘

●肩関節の挙上（きょじょう）可動域のチェック

両腕の下垂位置をチェック

可動域減少　右腕

左腕

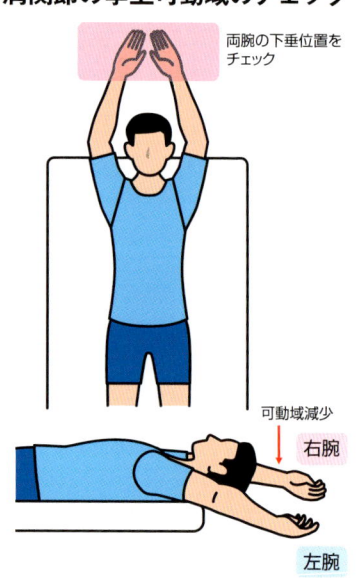

腱板の筋力評価（外旋、外転）

●外旋筋の筋力チェック

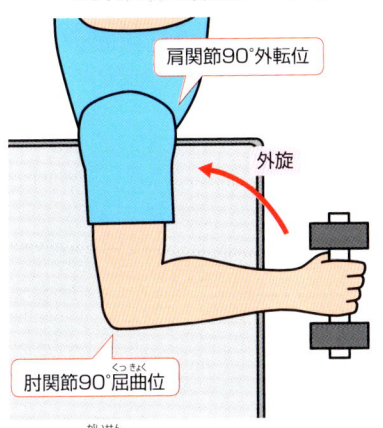

肩関節90°外転位
外旋
肘関節90°屈曲位

左右で外旋運動を行い、疲労度を比較する。

●外転筋の筋力チェック

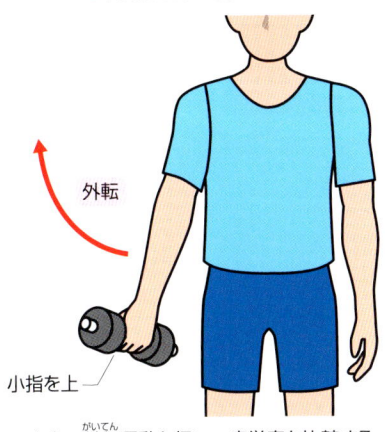

外転
小指を上

左右で外転運動を行い、疲労度を比較する。

肩の筋力のチェックポイント

　投球障害肩の患者は、腱板の筋が疼痛とともにその筋力が低下することが多い。とくに、**外旋筋**（棘下筋・小円筋）と**外転筋**（棘上筋）にその徴候が多くみられる。

　それをチェックするには、外旋筋の場合では、肩関節90度外転位・肘関節90度屈曲位でテーブルに肘を乗せ、2～3kgのダンベルを外旋で持ち上げる動作を繰り返し、左右でその疲労度を比較するとわかりやすい。外転筋の場合では、同じように下垂位でダンベルを小指を上に向けて持ち、肩甲平面で外転動作を繰り返し、その疲労度を左右で比較する。これらの運動の際に、違和感や疼痛を感じるか否かも重要なチェックポイントとなる。

インピンジメントサイン

エクスターナルインピンジメント症候群をみる方法には、肩関節90度屈曲位で他動的に肩関節を内旋する方法や、一方の手で肩甲骨を固定し、内旋した上腕を関節窩に圧迫しながら外転する方法があります。これにより、上腕骨大結節が烏口肩峰靭帯に衝突し、疼痛が誘発されるのです。

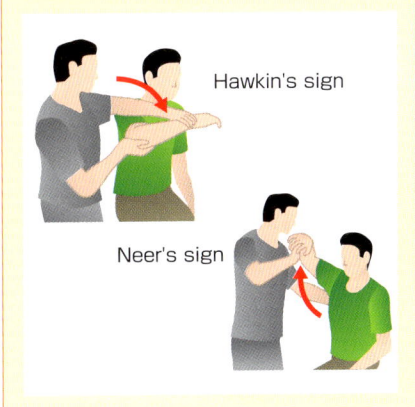

Hawkin's sign
Neer's sign

第4章　運動で起こる障害と動作／肩の障害

第4章❻ 野球肩のリハビリテーション

ストレッチングと腱板訓練

ストレッチングと腱板訓練が野球肩の代表的なリハビリテーション。

投球障害肩のストレッチング

代表的なセルフストレッチングを紹介する。肩の可動域をチェックし、問題となるタイトネスがあれば、その方向を主体にストレッチングを行う。なお、ストレッチングの際に関節内で挟まるような痛みがある場合は、無理に行わないこと。

●内旋方向のストレッチング

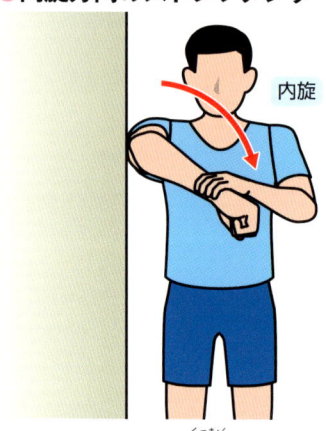

内旋

壁を横にして立ち、90°屈曲位で肩から上腕、そして肘まで壁に付け、反対側の手でストレッチング側の手を下げるように肩関節を内旋する。

●トップポジションへのストレッチング

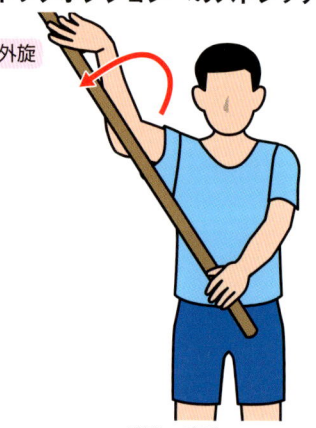

外旋

肩関節を外転・外旋し、あとから棒やバットを持つ。反対側の手で他方の端を持ち、肩関節を外旋させるように棒を前方へ移動させる。

●水平内転方向のストレッチング

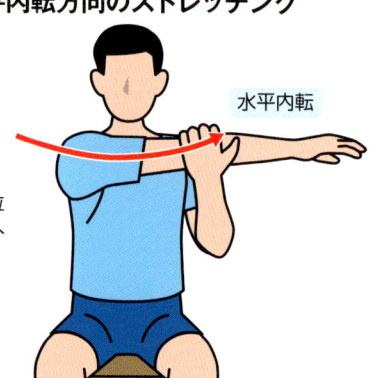

水平内転

立位や座位で、肩関節90°屈曲位から反対側の手で肘を反対側の肩へ近づけるように水平内転する。

ストレッチングの原則

静的ストレッチングは、ゆっくりした速度で強度を徐々に増していき、持続時間は20秒程度、回数は3回程度が適当といわれています。また、運動直前には障害予防を目的に、運動直後には疲労回復を目的に、運動前後にストレッチングを行うことがすすめられています。

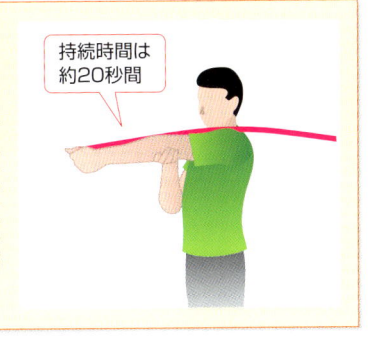

持続時間は約20秒間

投球障害肩の腱板訓練

肩関節の動的安定化機構である回旋筋腱板(かいせんきんけんばん)の強化訓練は重要だが、アウターマッスルの筋トレのような強い負荷(ふか)ではなく、ダンベルであれば2kg程度、弾性(だんせい)バンドでも軽い張力の物を使用する。ダンベルで行う方法を紹介する。

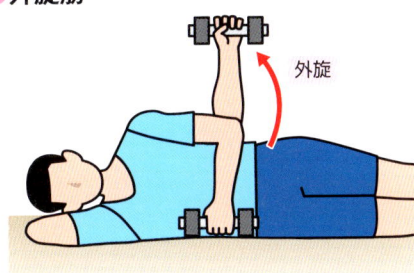

●外旋筋(がいせんきん)

外旋

トレーニング側を上にした側臥位(そくがい)で、肘関節を90°屈曲位として、肩関節の外旋動作でダンベルを腹部から上へ持ち上げる。

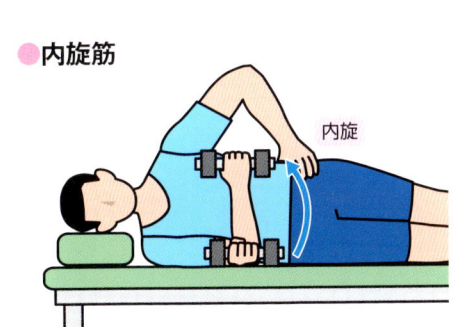

●内旋筋

内旋

トレーニング側を下にした側臥位で、肘関節を90°屈曲位として、肩関節の内旋動作でダンベルを床面から上へ持ち上げる。

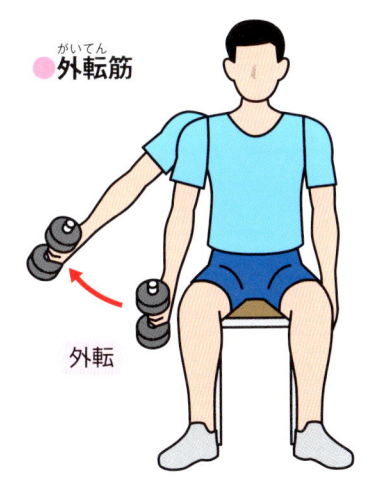

●外転筋(がいてんきん)

外転

立位や座位で小指を上に向けた肩関節内旋位で、肩甲平面でダンベルを挙上動作で持ち上げる。

第4章❼　上腕骨外側上顆炎

テニス肘の種類

肘関節周辺に疼痛を訴える「テニス肘」は、外側・内側の2種類がある。

肘関節周辺に疼痛を訴える

　テニスのようにボールを打つスポーツを行っている人が、明確な原因を認めずに肘関節周辺の疼痛を訴えた場合を「**テニス肘**」といい、一般的なテニスプレーヤーの約 **30%** が経験しているともいわれている。

　テニス肘は、上腕骨外側上顆周囲から手伸筋の痛みを主症状とする「**外側テニス肘**」と、上腕骨内側上顆周囲から手屈筋の痛みを主症状とする「**内側テニス肘**」に分けられる。

　外側テニス肘は、バックハンドストロークを打つ際に疼痛が出現することが多いため「**バックハンドテニス肘**」とも呼ばれる。反対に、内側テニス肘はフォアハンドストロークを打つ際に疼痛が出現することが多いため「**フォアハンドテニス肘**」とも呼ばれる。

　統計的・臨床的には外側型が多く、テニスだけでなく、ゴルフ、野球、バレーボールなどの打球・投球動作を行うスポーツを行う人にもみられる。

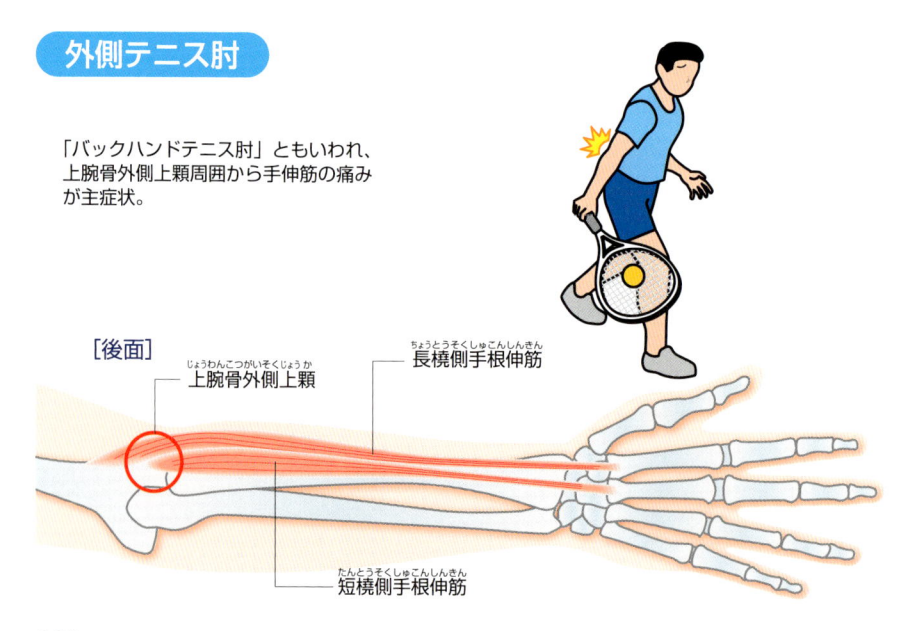

外側テニス肘

「バックハンドテニス肘」ともいわれ、上腕骨外側上顆周囲から手伸筋の痛みが主症状。

[後面]
上腕骨外側上顆
長橈側手根伸筋
短橈側手根伸筋

野球肘、テニス肘、ゴルフ肘

肘の障害は、上肢を使用するスポーツで発症しやすく、行っているスポーツの種目を冠して「野球肘」「テニス肘」「ゴルフ肘」などと呼ばれます。野球肘は後述のように多彩ですが、一般的にテニス肘は「上腕骨外側上顆炎」、ゴルフ肘は「上腕骨内側上顆炎」を指すことが多くなっています。

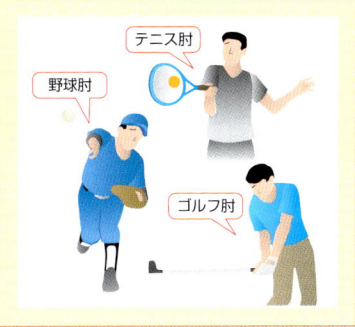

テニス肘の多くは「上腕骨外側上顆炎」

テニス肘の病因には諸説があるが、(1)上腕骨外側上顆周囲の表在性軟部組織の炎症、(2)上腕骨外側・内側上顆に起始する前腕伸筋・屈筋の炎症や退行変性、(3)関節内の炎症や退行変性、(4)橈骨神経障害、などに分類される。

このうち最も支持されるのは(2)で、その中でも短橈側手根伸筋起始部の微細な断裂と炎症、線維化、変性がおもな成因であり、外側テニス肘における疼痛の原因と考えられる。この場合、整形外科的な疾患名としては、「**上腕骨外側上顆炎**」と診断されることが多い。

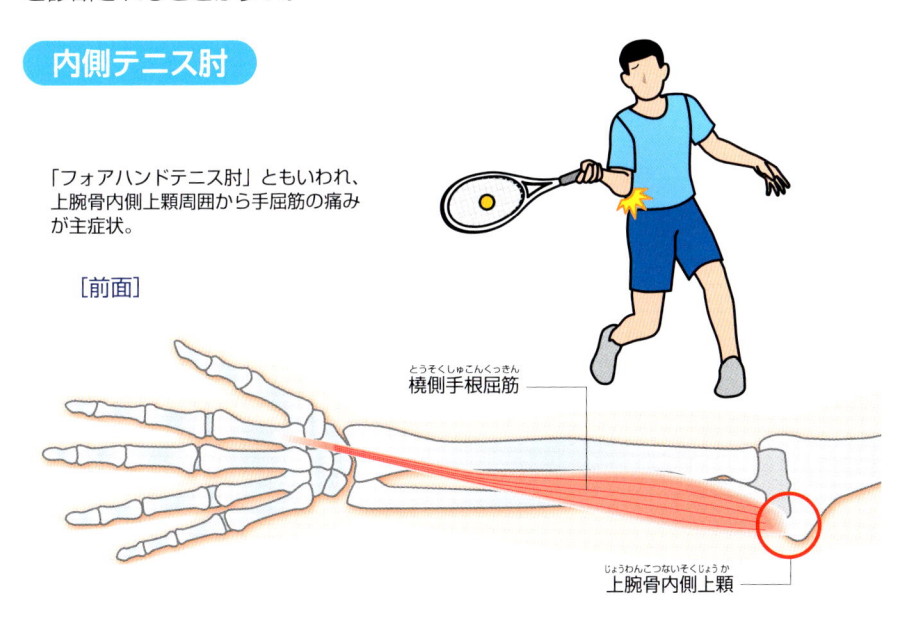

内側テニス肘

「フォアハンドテニス肘」ともいわれ、上腕骨内側上顆周囲から手屈筋の痛みが主症状。

[前面]

橈側手根屈筋
上腕骨内側上顆

第4章❽　テニス肘の発症要因

テニス肘の内的要因・外的要因

テニス肘は、年齢などの内的要因と技術などの外的要因で発症する。

テニス肘発症の内的要因

　テニス肘は、年齢的には35〜50歳に多く発症し、スポーツを行っていない主婦にもみられることから、筋・腱（けん）の退行変性などの**加齢的変化**が基礎にあると考えられる。

　片手バックハンドストロークでは、強い手の背屈（はいくつ）動作が必要であり、手の伸筋（しんきん）はすべてのストロークで顕著な活動をしている。このことから、その筋力と柔軟性の低下はテニス肘の発症要因と関連があると考えられる。

片手バックハンドストロークによる衝撃

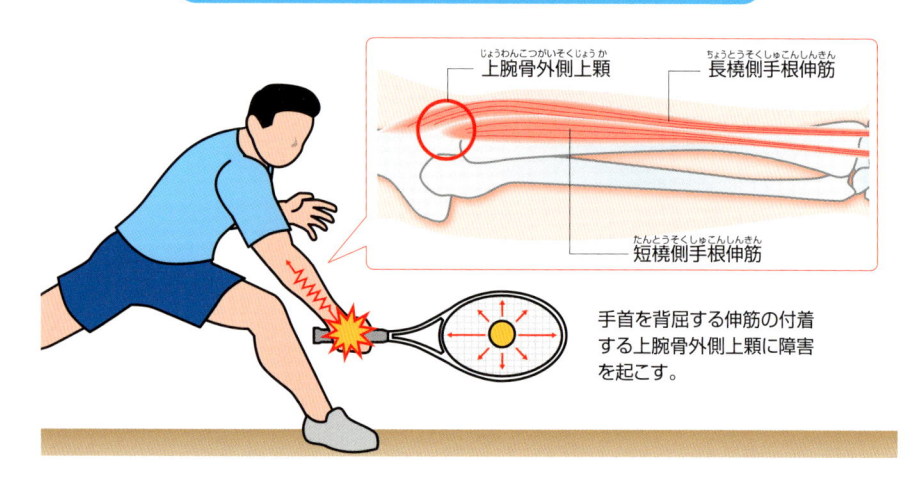

上腕骨外側上顆（じょうわんこつがいそくじょうか）
長橈側手根伸筋（ちょうとうそくしゅこんしんきん）
短橈側手根伸筋（たんとうそくしゅこんしんきん）

手首を背屈する伸筋の付着する上腕骨外側上顆に障害を起こす。

テニスレッグ

テニスを冠したスポーツ障害に「テニスレッグ（テニス脚）」があり、これは腓腹筋（ひふくきん）の肉離れを指します。テニスでは瞬間的に前後・左右に飛び出す動作が多く、これには腓腹筋の強い収縮が必要で、これが原因と考えられます。他のスポーツでみられる肉離れと異なり、中年に多いのも特徴です。

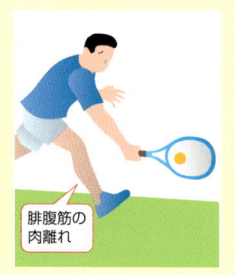

腓腹筋の肉離れ

スウィートスポットと打点

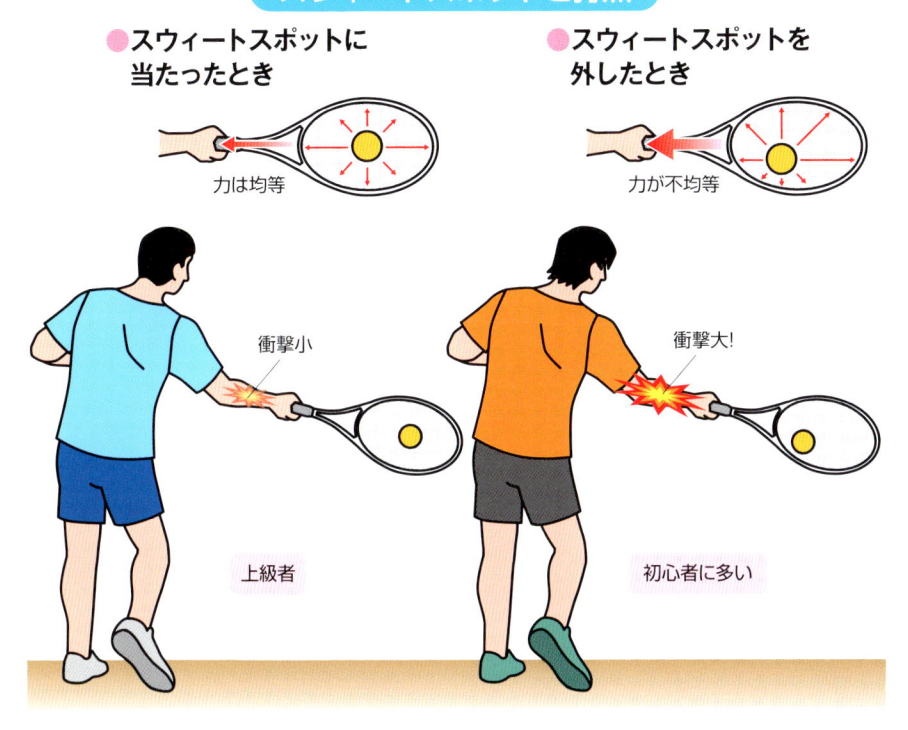

●スウィートスポットに当たったとき　　力は均等　　衝撃小　　上級者

●スウィートスポットを外したとき　　力が不均等　　衝撃大!　　初心者に多い

テニス肘発症の外的要因

　技術的に未熟な人ほど、いわゆる**スウィートスポット**から打点が外れるため、ボールインパクト時の振動が大きくなり、これもテニス肘の発症要因になると考えられている。

　上級者はインパクト時にのみ手伸筋・屈筋の大きな収縮がみられるのに対して、初心者はスウィングの間中、両筋が作用しているといわれている。このため、初心者ほど筋が早期に疲労し、これもテニス肘の発症要因になると考えられる。また、練習の時間とその頻度が高いほど発症しやすくなる。

　硬い材質のラケットほどボールインパクト時の振動を早く減少させるが、スウィートスポットを外した衝撃は大きい。さらに、ラケットのサイズ、重量、グリップサイズ、ストリングスの種類やテンションも発症要因に関与するといわれる。

　濡れて重くなったボール、ボールのバウンド、イレギュラーの多いコート、球速の速いコートもテニス肘の発症に関与するといわれる。

第4章⑨ テニス肘のリハビリテーション

フォームの修正と筋力強化運動

外側テニス肘では手伸筋群、内側テニス肘では手屈筋群を強化する。

外側テニス肘の疼痛誘発テスト

●チェアテスト

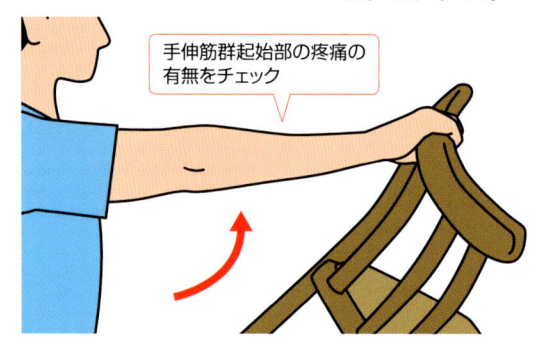

手伸筋群起始部の疼痛の有無をチェック

肘を伸ばしたまま椅子を持ち上げさせ、手伸筋群起始部の疼痛の有無をみる。

●トムソンテスト（テニスエルボーテスト）

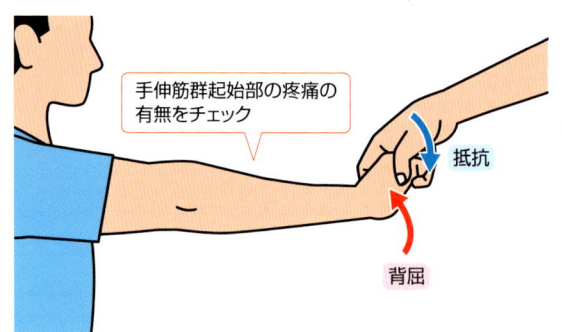

手伸筋群起始部の疼痛の有無をチェック

抵抗

背屈

肘を伸ばしたまま手関節の背屈に対して抵抗を与え、手伸筋群起始部の疼痛の有無をみる。テニス肘では高頻度に疼痛が出現する。

●中指伸展テスト

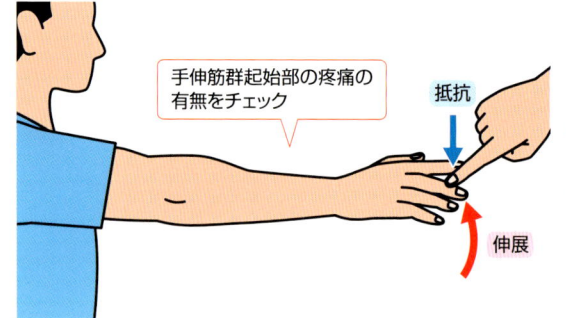

手伸筋群起始部の疼痛の有無をチェック

抵抗

伸展

肘を伸ばしたまま中指の伸展に対して抵抗を与え、手伸筋群起始部の疼痛の有無をみる。

テニス肘のリハビリテーション

疼痛の激しい急性期はテニスを中止して**アイシング**を行うが、完全な固定は必要ない。日常生活で強い疼痛が出現しなくなれば、前腕筋群の筋力と柔軟性の向上を目的に筋力強化運動とストレッチングを開始する。**外側テニス肘では手伸筋群**のストレッチングと筋力強化を、**内側テニス肘では手屈筋群**のストレッチングと筋力強化を主体に行う。

具体的には、投球障害肘のリハビリテーション（→P197）で紹介しているようなリストカールやストレッチングを行う。

テニスを開始する際は、再発させないために、手打ちにならないような正しいフォームでのストロークを心がけるとともに、装具を使用することも考慮する。テニス肘用装具は、さまざまな種類が販売されている。外側テニス肘に対しては、プレー中の手伸筋収縮による上腕骨外側上顆へのストレスを軽減させることを目的に、手伸筋起始部を圧迫する **forearm support band** タイプが多い。

テニス肘用装具

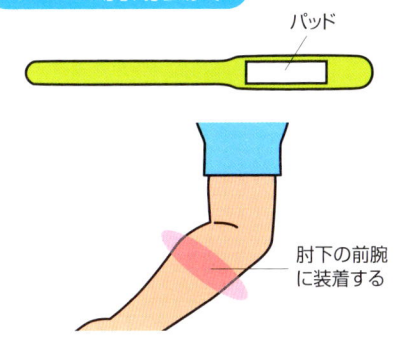

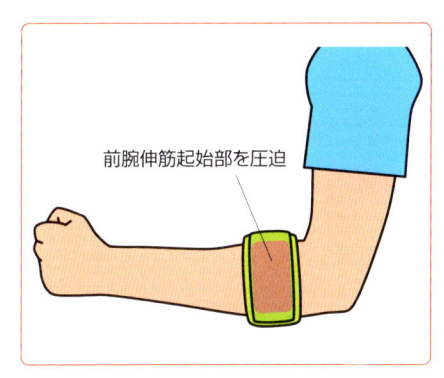

- パッド
- 肘下の前腕に装着する
- 前腕伸筋起始部を圧迫

プレースタイルの変更

片手バックハンドストロークで順回転のボールを打つと、強い手関節伸筋群の収縮が必要で、外側テニス肘の原因になります。再発を避けるためには、スライスボールの多用や、片手から両手でのバックハンドストロークへの変更も考慮します。

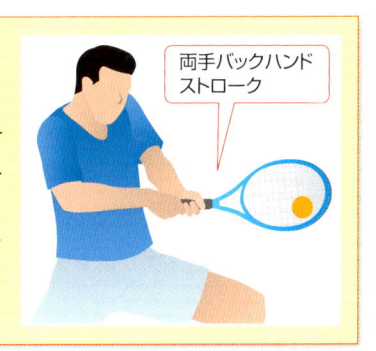

- 両手バックハンドストローク

第4章⓾　野球肘の発症要因

野球肘の種類と肘への負担

投球時には肘関節に強い外反力が加わり、炎症や損傷の要因となる。

投球動作時に肘に痛みや違和感を伴う

　投球障害肘は一般的に「**野球肘**」と呼ばれ、投球動作時に肘に痛みや違和感を伴い、思うようにボールが投げられない状態をいう。投球を障害する肘の病変の総称であり、**内側型**・**外側型**・**後側型**に分けられる。

野球肘の種類

●**内側型投球障害肘**
内側側副靭帯損傷、手関節および手指屈筋群の起始部の炎症である上腕骨内側上顆炎

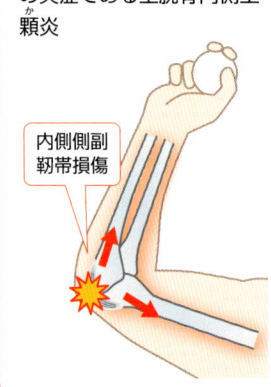

内側側副靭帯損傷

●**外側型投球障害肘**
上腕骨小頭の軟骨下骨および関節軟骨が壊死する上腕骨小頭離断性骨軟骨炎

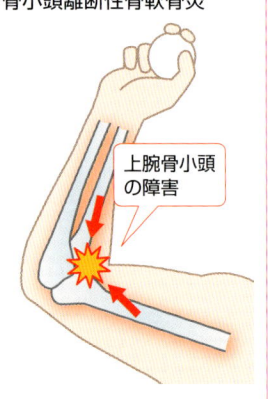

上腕骨小頭の障害

●**後側型投球障害肘**
肘頭疲労骨折、関節包内に関節構成体とつながりを持たない骨・軟骨（関節鼠ともいう）が存在する肘頭窩遊離体

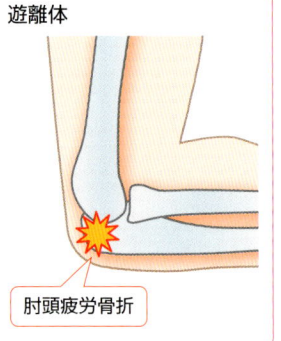

肘頭疲労骨折

投球障害としびれ

手指のしびれにより投球障害を訴える場合があります。前腕から手部の尺側に訴えることが多く、その原因としては、胸郭出口症候群や肘部管症候群という疾患によることが多く、進行すると手指の筋力低下や小指球筋の萎縮が出現することもあるので、専門の医療機関の受診をおすすめします。

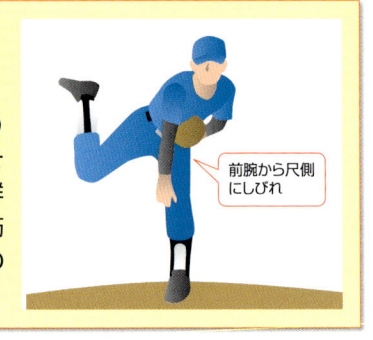

前腕から尺側にしびれ

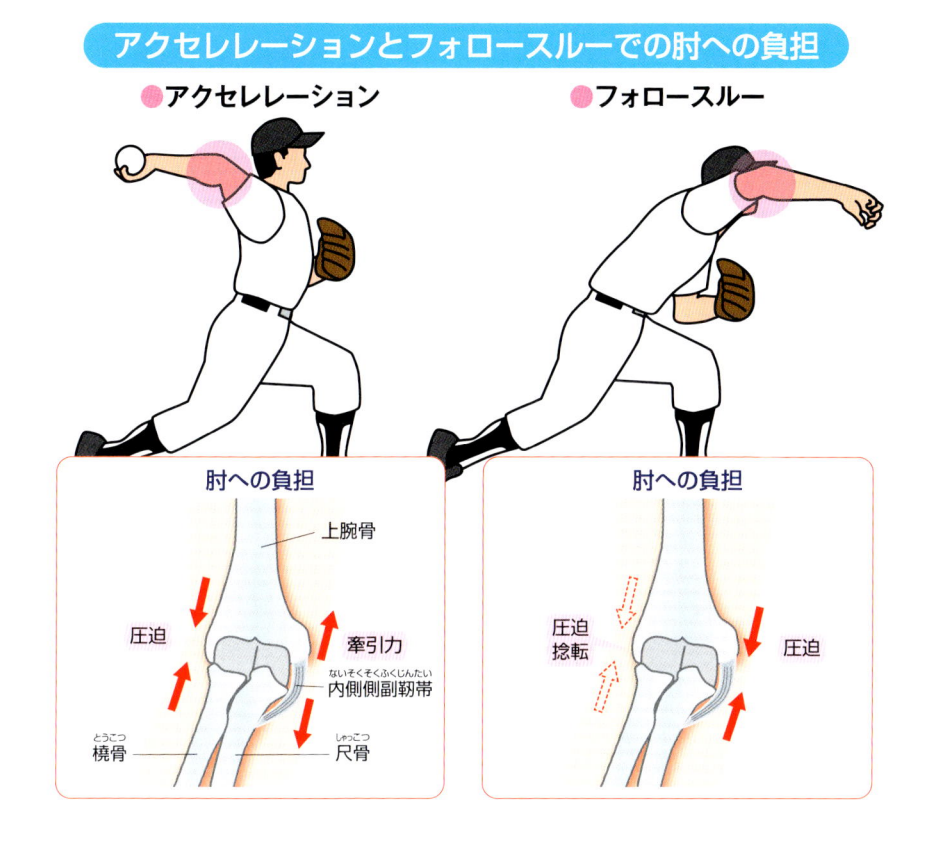

アクセレレーションとフォロースルーでの肘への負担

● アクセレレーション
● フォロースルー

肘への負担

上腕骨
圧迫
牽引力
内側側副靭帯
橈骨
尺骨

肘への負担

圧迫
捻転
圧迫

投球障害肘の発症要因

　投球動作は肩関節に負担を強いる動作だが、同時に肘関節にも力学的な負担を与える。

　アクセレレーションでの肩関節は、水平外転位からのすばやい内転運動と過外旋位からの内旋運動が起こる。このとき、ボールと肩関節の中間に位置する肘関節には強い外反力が加わる。そのため、肘関節の内側では腕尺関節に対して牽引力が発生し、内側側副靭帯を伸長し、炎症や損傷の要因となる。

　また、外側では腕橈関節に対して圧迫力が発生し、上腕骨小頭への繰り返しの圧迫刺激が上腕骨小頭離断性骨軟骨炎の要因となる。

　フォロースルーでは、上肢の動きが急激に減速されるが、肘関節に対しては強制的な伸展力が加わる。このため、肘頭と肘頭窩に衝突ストレスが生じ、肘頭疲労骨折や肘頭窩遊離体の要因となる。

第4章⓫ 野球肘のリハビリテーション

筋力強化とストレッチング

▶内側側副靭帯損傷では、carrying angle（外反角）の角度が増加する。

投球障害肘のチェックポイント

　肘関節のアライメントは男性で約10度、女性で約15度のcarrying angleと呼ばれる外反角が認められる（肘角→P29）。内側側副靭帯損傷では、この角度の増加とともに、肘関節軽度屈曲位で他動的に肘関節を外反すると外反動揺や内側部に疼痛が出現することがある。

　また、肩関節の外旋が制限されているとアクセレレーション（→P163）で肘関節への外反ストレスを増加させることになるので、肩関節の柔軟性のチェックも重要である。

　後方型の場合、疼痛とともに肘関節の伸展制限が認められることが多いので、左右で比較してみる。

肘関節のアライメント

男性

carrying angle 約10°

女性

carrying angle 約15°

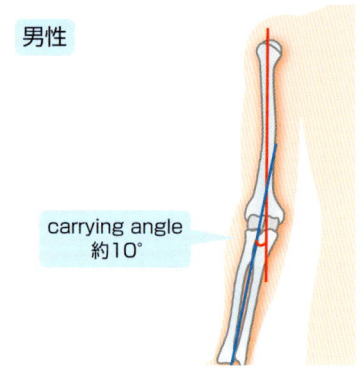

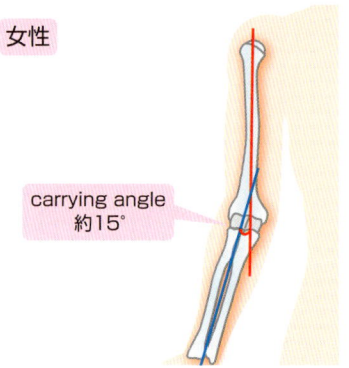

関節鼠

関節腔内に遊離した軟骨性・骨性の組織の総称を関節鼠（関節腔内をねずみのように動き回るため）といいます。原因となる疾患には、離断性骨軟骨炎、変形性関節症、骨軟骨骨折などがあります。関節面に挟まり込むと、激痛とともに関節運動が不能となることがあり、嵌頓症状と呼ばれます。

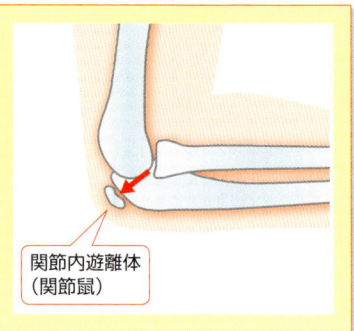

関節内遊離体（関節鼠）

投球障害肘のリハビリテーション

肩関節の柔軟性に問題がある場合は、肩関節のストレッチング（→P186）を行う必要があるが、肘関節を通過する前腕の筋群の筋力強化とストレッチングが重要となる。

●リストカール

前腕回外位で、1〜2kgのダンベルを握り、掌屈動作を行う。

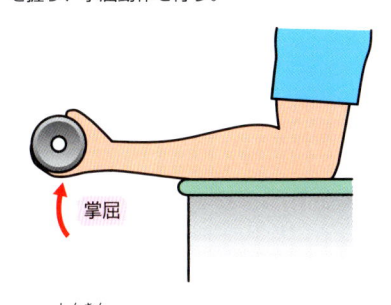

●リバースリストカール

前腕回内位で、1〜2kgのダンベルを握り、背屈動作を行う。

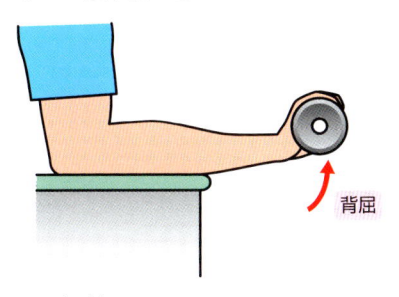

●前腕伸筋群のストレッチング

前腕回内位で、他方の手で他動的に手関節から手指を掌屈させる。

●前腕屈筋群のストレッチング

前腕回外位で、他方の手で他動的に手関節から手指を背屈させる。

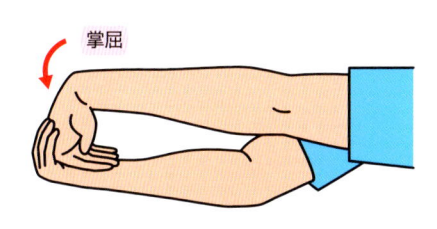

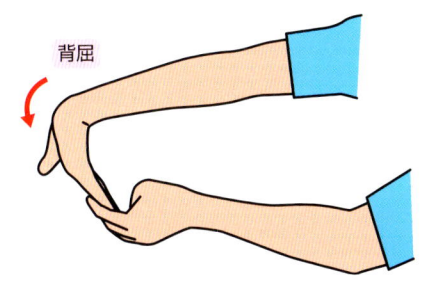

●内側側副靱帯損傷の場合のテーピング

上腕内側に沿ったテーピングと前腕内側に沿ったテーピングが、肘関節内側で交差するようなテーピングが効果的な場合がある。

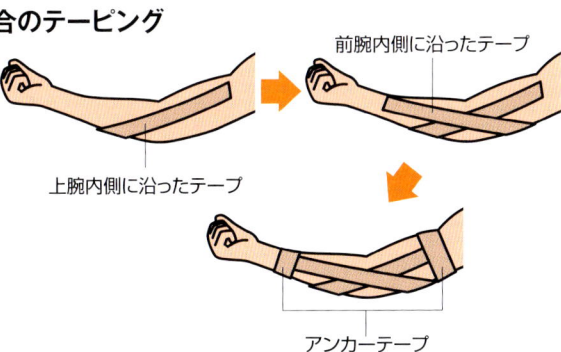

上腕内側に沿ったテープ
前腕内側に沿ったテープ
アンカーテープ

第4章⑫　変形性関節症の種類

一次性関節症・二次性関節症

変形性股関節症や変形性膝関節症では、独特な跛行がみられる。

「変形性関節症」には一次性と二次性がある

　変形性関節症は**関節軟骨の変性**によって起こる疾患であり、老化がおもな原因で起こる**一次性関節症**と、外傷や関節炎などの先行疾患が原因で発症する**二次性関節症**に分けられる。

　一次性関節症は一般的に初老期以降に発症し、部位では膝関節、肘関節、第1中足指節関節、股関節の順に多い。しかし、上肢の場合、疼痛は消失しやすく、治療上問題になることが少ない。

　それに対して、**荷重関節**（体重を支持する関節）である膝関節や股関節は、歩行時の疼痛や関節可動域制限、変形の進行が問題となることが多い。

変形性関節症にみられる跛行

　変形性股関節症では、股関節外転筋力の低下により、重心が立脚側の股関節より内側になる瞬間に反対側の骨盤が落ち込む**トレンデレンブルグ歩行**（→P145）がみられることがある。さらに股関節外転筋力が低下すると、上半身の重心を立脚側へ移動させる**デュシャンヌ歩行**がみられることがある。

　また、股関節の伸展制限があると、立脚中期以降に骨盤が前傾し、腰椎の前弯が増強する。

　変形性膝関節症では、**内反**変形を呈することが多く、両側では**O脚**（→P62）となる。このようなアライメントで歩行すると、足底接地から立脚中期にかけて急

痛風

高尿酸血症が原因で関節に尿酸塩が沈着して起こる関節炎が痛風です。変形性関節症と違い、夜間に強い疼痛発作を起こし、風に吹かれただけでも痛いというほどの症状から痛風といわれます。30〜40歳代の男性に多く、疼痛部位は足の第1中足指節関節が最も多くなります。

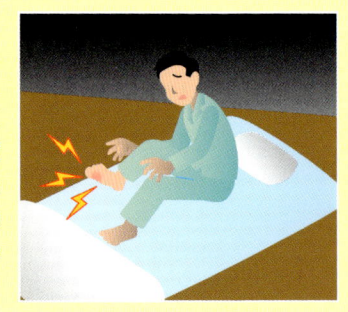

激に膝が外側へ動揺する**ラテラルスラスト現象**（→ P145）がみられることがある。
　また、膝関節の伸展制限により、踵接地では膝関節の伸展が不完全で、立脚中期では身体重心を支持面の真上に位置させようとするため、足関節の過度な背屈が生じる。

変形性股関節症にみられる跛行

●トレンデレンブルグ歩行　●デュシャンヌ歩行　●股関節屈曲位歩行

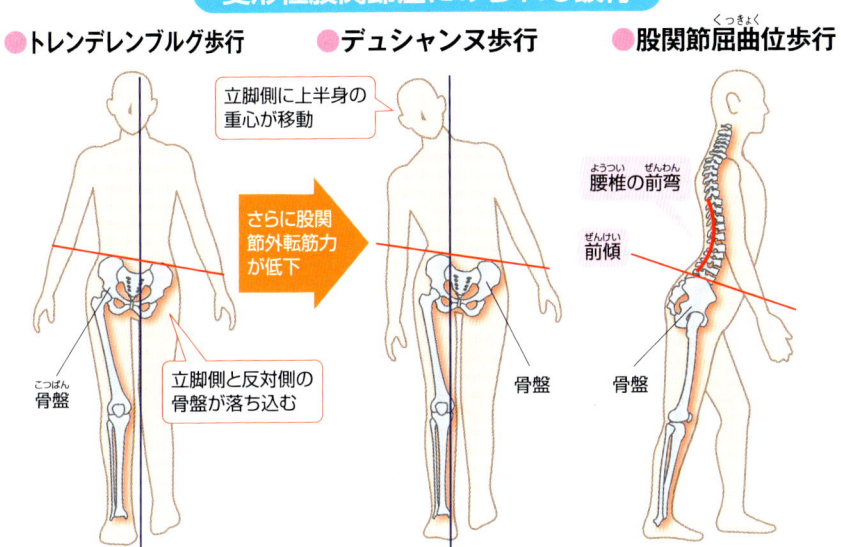

- 立脚側に上半身の重心が移動
- さらに股関節外転筋力が低下
- 腰椎の前弯
- 前傾
- 骨盤
- 立脚側と反対側の骨盤が落ち込む
- 骨盤
- 骨盤

変形性膝関節症にみられる跛行

●ラテラルスラスト現象　●膝関節屈曲位歩行

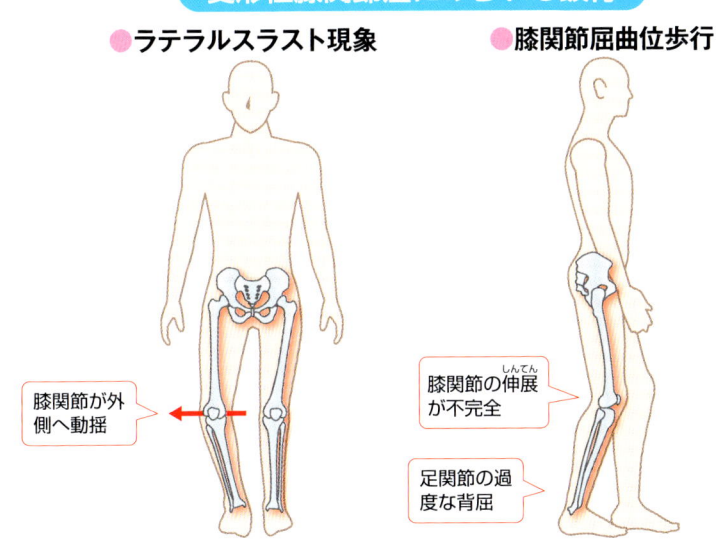

- 膝関節が外側へ動揺
- 膝関節の伸展が不完全
- 足関節の過度な背屈

中殿筋・大殿筋の筋力強化法

軽症の変形性股関節症では、とくに中殿筋と大殿筋の強化が重要。

変形性股関節症の症状

先天性股関節脱臼（出生前・出生時に大腿骨頭が関節包の中で脱臼している疾患）や**臼蓋形成不全**を基盤とする二次性の変形性股関節症が80％を占め、圧倒的に女性に多い。

おもな症状は、股関節痛、跛行、運動制限で、病態とともに悪化と軽快を繰り返す。関節に生じる病変には、軟骨の変性、関節裂隙（骨頭と関節窩のすき間）の狭小化から消失、骨棘（関節非荷重部での骨増殖）などである。進行すると疼痛はさらに強くなり、筋力低下、筋萎縮、股関節の運動制限による跛行が顕著となる。

また、骨頭の扁平化や上方への変位により脚長差（患側の下肢が健側より短縮する）が現れる。

変形性股関節症のリハビリテーション

病期や年齢などを考慮して手術が適応となることもあり、**人工関節置換術**をはじめ、多くの術式がある。この場合、医療機関において術後のリハビリテーションが行われることが通常である。

軽症で手術が適応でない場合は、運動療法が適応となる。具体的には、疼痛を増強させない範囲での可動域訓練と筋力強化訓練だが、とくに**中殿筋と大殿筋の強化**が重要である。

中殿筋の筋力低下と横歩き

中殿筋の筋力が著しく低下すると、横歩きの際に、進行方向の股・膝関節を屈曲しないと振り出せなくなります。これは、支えている側の中殿筋が弱いために股関節が内転してしまい、進行方向の骨盤が下がり、伸展位のままでは足が床面から離れないためです。

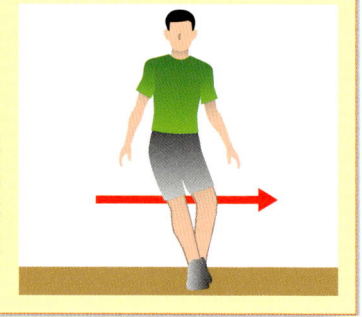

中殿筋の筋力強化法

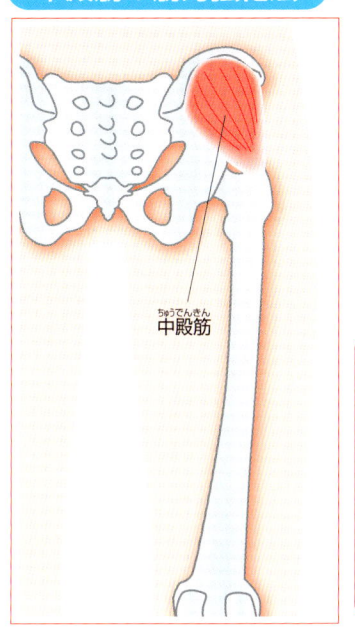

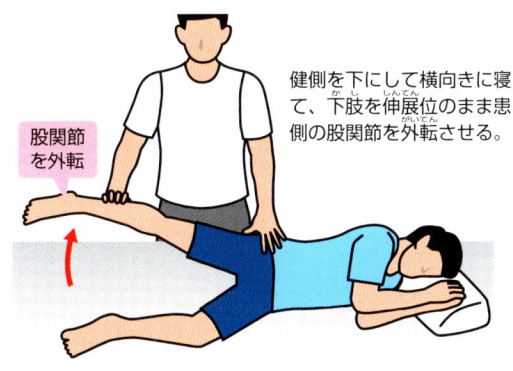

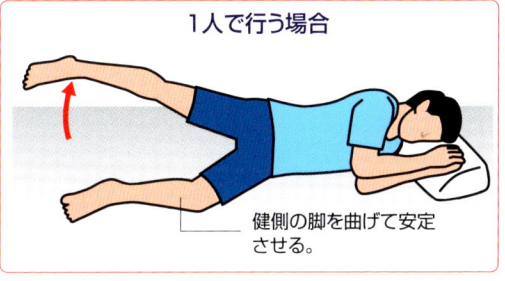

中殿筋

健側を下にして横向きに寝て、下肢を伸展位のまま患側の股関節を外転させる。

股関節を外転

1人で行う場合

健側の脚を曲げて安定させる。

大殿筋の筋力強化法

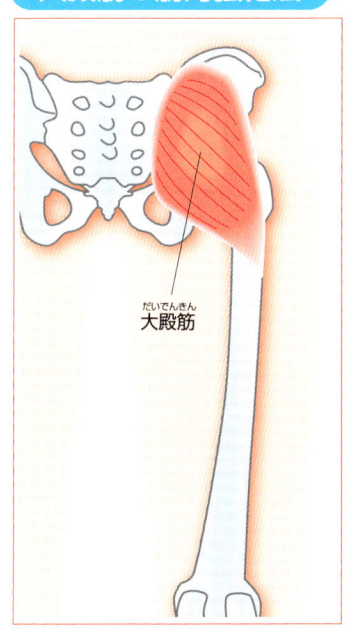

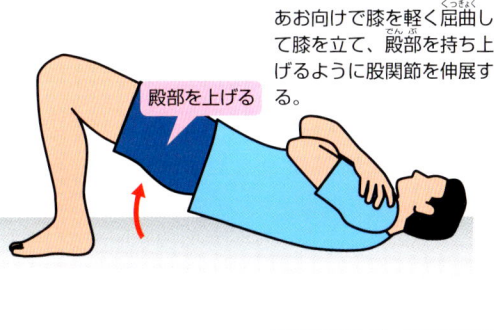

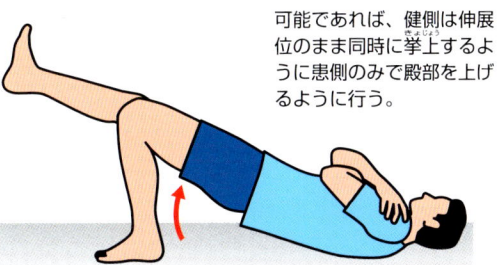

大殿筋

あお向けで膝を軽く屈曲して膝を立て、殿部を持ち上げるように股関節を伸展する。

殿部を上げる

可能であれば、健側は伸展位のまま同時に挙上するように患側のみで殿部を上げるように行う。

第4章 運動で起こる障害と動作 下肢の障害

第4章⓮　変形性膝関節症

大腿四頭筋・ハムストリングスの筋力強化法

保存療法では、下肢の筋力強化とストレッチングが主体になる。

変形性膝関節症の症状

　変形性膝関節症は、変形性関節症の中で**最も頻度が高い疾患**である。変形性股関節症と同様に女性に多いが、変形性膝関節症の場合は老化や機械的ストレスを基盤とする一次性が多く、**肥満との関係**が指摘されている。

　症状は、当初は膝関節のこわばりだが、進行すると階段昇降時や歩行時に膝関節に痛みを感じ、**関節水腫**（関節に関節液が溜まる）や関節の変形が生じる。

　関節に生じる病変には、変形性股関節症と同様に軟骨の変性、関節裂隙の狭小化から消失、骨棘などがある。多くは関節内側の裂隙が狭小し、内反変形する内側型である。

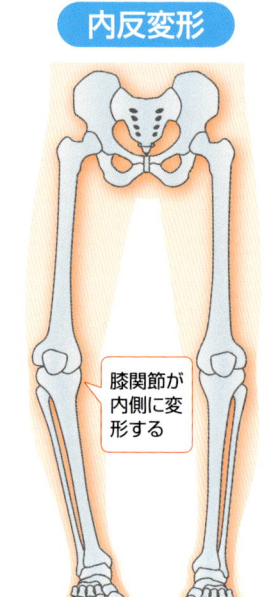

内反変形

膝関節が内側に変形する

変形性膝関節症のリハビリテーション

　病期や年齢などを考慮して手術が適応となることもあり、**人工関節置換術**をはじめ、多くの術式がある。この場合、医療機関で術後のリハビリテーションが行

足底挿板療法

足底から身体に加わる荷重方向を変化させ、良好なアライメントを得ることを目的に靴の中敷を細工する治療法が足底挿板療法です。足底のアーチを高めたり、踵部を回内したり、回外したりするようにパッドを入れる方法が代表的です。変形性膝関節症の治療法の1つとして、足底板療法も選択されます。

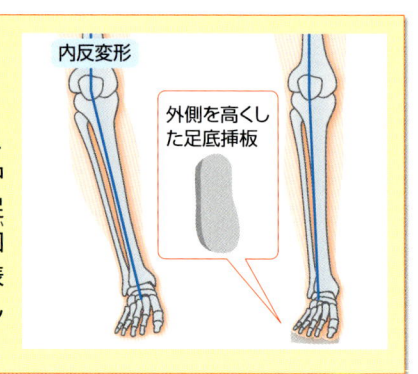

内反変形

外側を高くした足底挿板

われることが通常だが、ほとんどの場合、**保存療法**（手術をしない治療法）が適応となる。

保存療法の代表に運動療法があり、下肢(かし)の筋力強化とストレッチングが主体となる。膝関節を支えている筋で重要なのは、**大腿四頭筋(だいたいしとうきん)とハムストリングス**で、この筋を同時に収縮させながら鍛えることが重要である。

大腿四頭筋とハムストリングスの筋力強化法

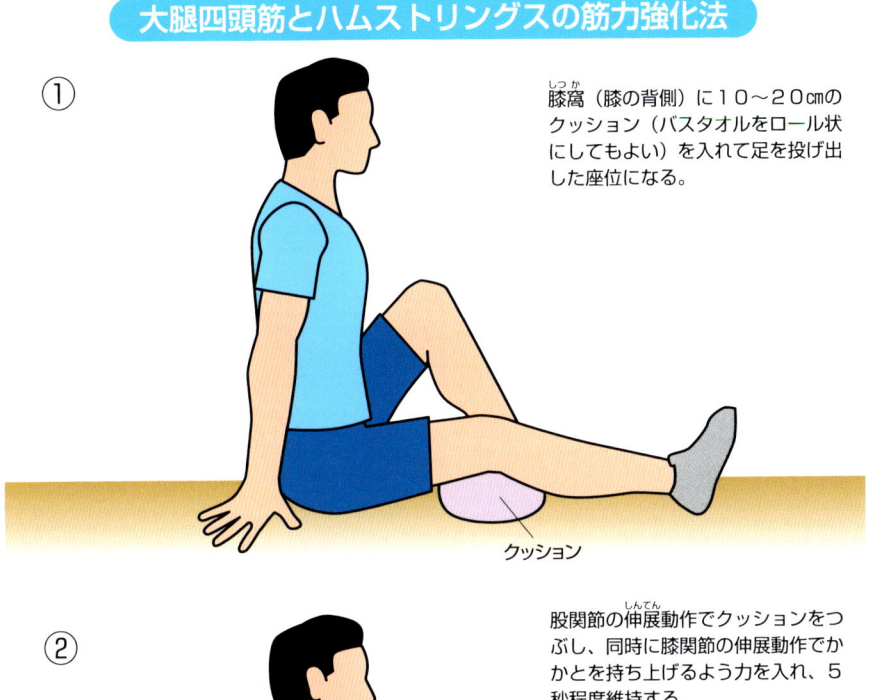

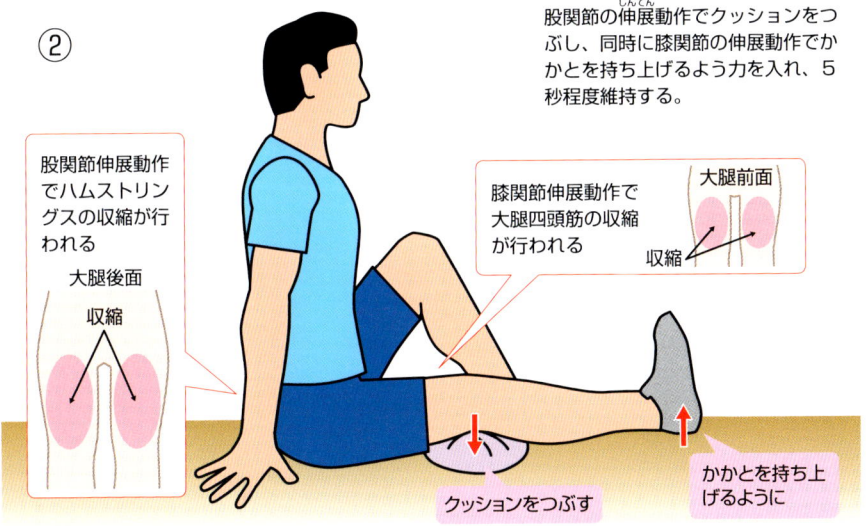

① 膝窩(しっか)（膝の背側）に10～20cmのクッション（バスタオルをロール状にしてもよい）を入れて足を投げ出した座位になる。

クッション

② 股関節の伸展(しんてん)動作でクッションをつぶし、同時に膝関節の伸展動作でかかとを持ち上げるよう力を入れ、5秒程度維持する。

股関節伸展動作でハムストリングスの収縮が行われる
大腿後面
収縮

膝関節伸展動作で大腿四頭筋の収縮が行われる
大腿前面
収縮

クッションをつぶす
かかとを持ち上げるように

第4章⓯ 肉離れ

ハムストリングスの肉離れ

▶肉離れでは、受傷直後に「RICE処置」を十分に行うことが大切になる。

「肉離れ」は筋肉の一部が損傷した状態

　筋肉に強い収縮を起こさせるスポーツ動作により急激な張力が筋肉に作用して、筋肉の一部に何らかの損傷をきたした状態が肉離れである。受傷部位は**ハムストリングス**が最も多く約**70**％を占め、大腿直筋、腓腹筋、大腿内転筋と続く。ハムストリングスの肉離れは、短距離走者、ラグビー・サッカー選手の疾走中に最も多く発生している。

　具体的には、フォワードリカバリーフェイズ（→P147）の終期でハムストリングスが膝伸展の減速機能として収縮しているときや、テイクオフフェイズでその機能が屈曲位での膝の安定化から膝伸展の補助へ急激に変化する際に発生する。

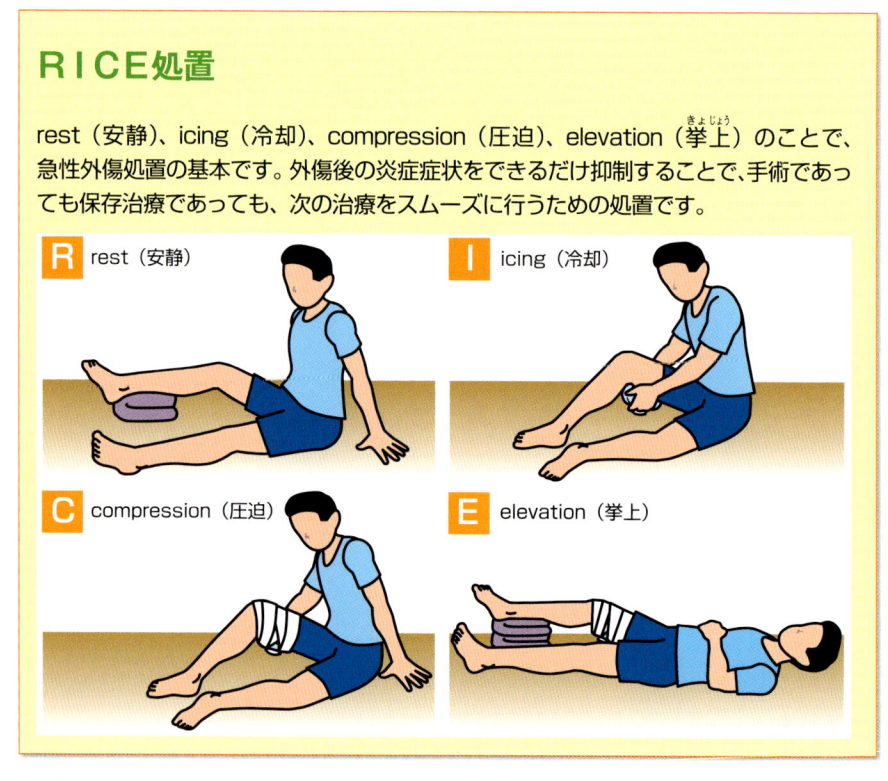

RICE処置

rest（安静）、icing（冷却）、compression（圧迫）、elevation（挙上）のことで、急性外傷処置の基本です。外傷後の炎症症状をできるだけ抑制することで、手術であっても保存治療であっても、次の治療をスムーズに行うための処置です。

R rest（安静）

I icing（冷却）

C compression（圧迫）

E elevation（挙上）

ハムストリングスのストレッチングと軽い自動運動

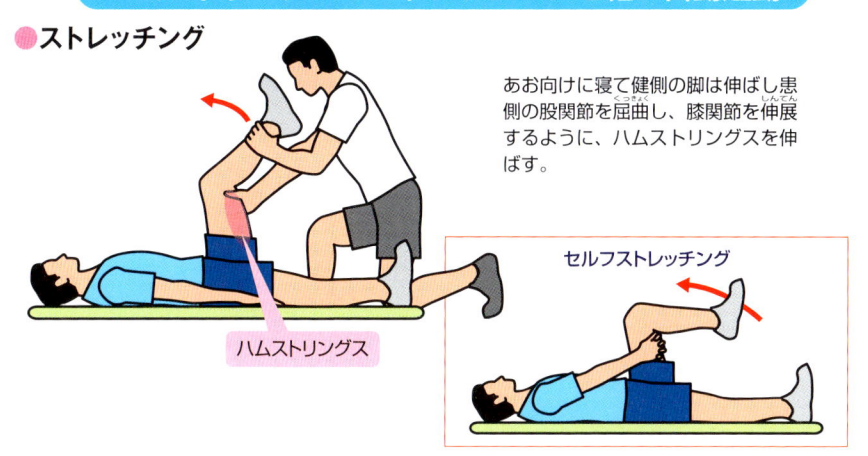

●ストレッチング

あお向けに寝て健側の脚は伸ばし患側の股関節を屈曲し、膝関節を伸展するように、ハムストリングスを伸ばす。

セルフストレッチング

ハムストリングス

●膝の屈曲運動

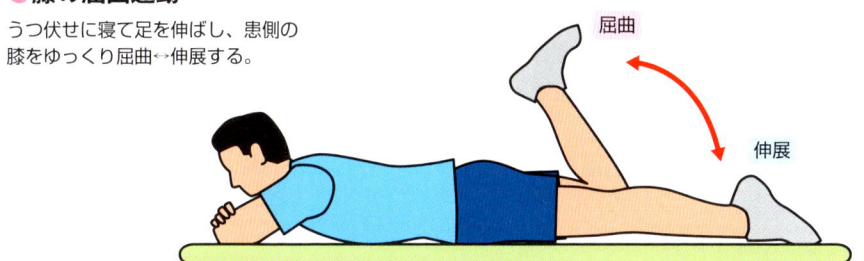

うつ伏せに寝て足を伸ばし、患側の膝をゆっくり屈曲↔伸展する。

屈曲

伸展

肉離れのリハビリテーション

　肉離れは応急処置が不十分だったり、リハビリテーションが不適切であったりすると、競技復帰後に運動痛や違和感を感じるなどの後遺症を残すことがある。さらに、再発の危険性がある重篤なスポーツ外傷の1つなので、圧痛が強い場合は医療機関を受診すべきである。

　軽症の場合でも、受傷直後はRICE処置を十分に行う。1～2週間後で疼痛が緩和してきたら、温熱後にハムストリングスの軽い自動運動（膝の屈曲運動）やストレッチングを開始し、疼痛を指標に自転車こぎや筋力強化運動も追加する。

　受傷約3週後から軽いジョギングを開始し、距離と速度を徐々に上げていく。肉離れは再発しやすい疾患なので、運動前のウォーミングアップ、とくにストレッチングの励行が大切である。

第4章⓰ 膝前十字靭帯損傷

膝前十字靭帯の機能

膝関節の安定化にかかわる膝前十字靭帯は、スポーツで受傷しやすい部位。

膝前十字靭帯の機能

　膝前十字靭帯は、膝後十字靭帯とともに膝関節の関節包内に独立してある靭帯で、大腿骨外顆内側後方から脛骨関節面前内側に走行する。

　膝前十字靭帯のおもな役割は、**脛骨の前方移動や膝関節過伸展の制動**で、大腿四頭筋を強く収縮させ、膝関節を伸展させると伸展域で緊張する。

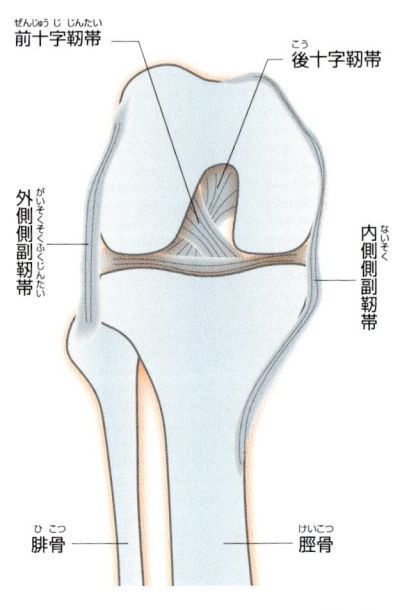

受傷機転と病態

　膝関節は、股関節のような骨自体の安定性は低く、靭帯、半月板、筋や腱などの組織が安定性に大きく関与しており、スポーツ障害が多く発生する部位である。

　スポーツでの膝関節靭帯損傷は、膝前十字靭帯損傷が約50％、膝内側側副靭帯損傷が約30％で、両靭帯の複合損傷も含めると全体の90％を占めるといわれ、米国では膝前十字靭帯損傷が年間10万件以上発生しているともいわれている。

膝十字靭帯

前十字靭帯／後十字靭帯／外側側副靭帯／内側側副靭帯／腓骨／脛骨

スポーツ外傷の受傷機転

靭帯損傷の受傷機転は、第三者による外力が直接靭帯へストレスを加えて受傷する接触損傷と、活動中の身体の減・加速の慣性力と筋力で受傷する非接触損傷に大別されます。膝前十字靭帯損傷の受傷機転は、スポーツ種目によって異なりますが、非接触損傷が多く、おおよそ70％といわれます。

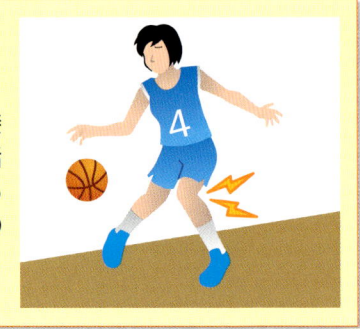

膝前十字靭帯損傷は、**Cutting**（方向転換）動作、**Landing**（着地）動作、**Stoppnig**（減速・停止）動作を受傷機転として多く発生している。その際の肢位は、プレーヤーがバランスを崩して後方重心となり、足部が床面に固定された状態で、膝関節が軽度屈曲位で外反強制されていることが多いとされる。また、発生率は女性に高く、種目ではバスケットボールが多い。

保存的治療の場合、その後のスポーツで**膝くずれ**（**giving way**）と呼ばれる脛骨の亜脱臼現象を生じることが多い。これは、スポーツ活動を困難にするだけでなく、半月板損傷や関節軟骨損傷など、二次的な関節内の損傷を起こす可能性を高くする。

大腿四頭筋の収縮と十字靭帯の緊張

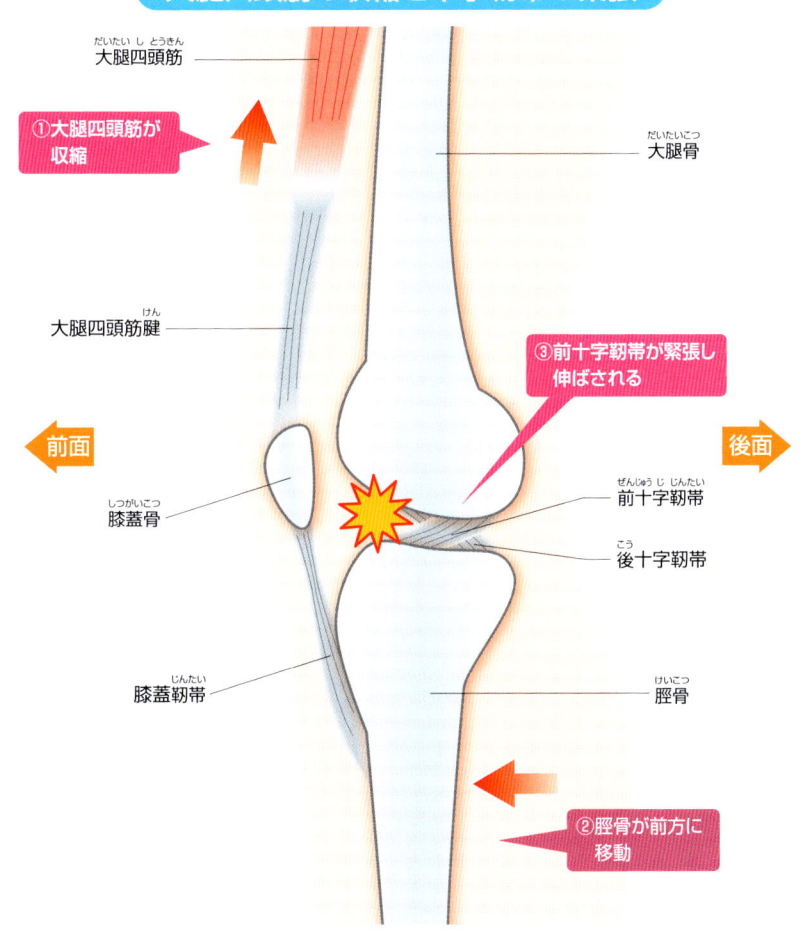

- 大腿四頭筋
- ①大腿四頭筋が収縮
- 大腿骨
- 大腿四頭筋腱
- ③前十字靭帯が緊張し伸ばされる
- 前面
- 後面
- 膝蓋骨
- 前十字靭帯
- 後十字靭帯
- 膝蓋靭帯
- 脛骨
- ②脛骨が前方に移動

第4章⑰ 膝前十字靭帯損傷のリハビリテーション

再建術後の筋力強化法

損傷した靭帯再建の手術を行い、スポーツ復帰までには長期間を要する。

膝前十字靭帯損傷の再建術

運動中に前ページのような肢位で膝関節を受傷し、脱臼感を感じ、12時間以内に関節が腫れてきた場合（**関節内血腫**）は、膝前十字靭帯損傷が疑われる。医療機関で関節血腫を吸引して安静にすると疼痛が緩和し、しばらくすると日常生活、さらにスポーツ動作も可能となることが多い。

しかし、スポーツを行うと**膝くずれ**を経験し、膝関節の二次的損傷を起こす危険性が高い。そのため、スポーツ活動を継続する場合は、「**膝前十字靭帯再建術**」という手術療法を行うのが一般的である。再建術で使用する移植材は、膝蓋靭帯や内側ハムストリングス腱の一部を使用することが多い。

再建術後のリハビリテーション

膝前十字靭帯再建術からスポーツ復帰を許可するまでの期間は、医療機関によって差はあるが、一般的には**半年から10か月**と長期におよぶ。これは、再建靭帯の強度と再建靭帯の骨への固定力の回復に時間がかかるためである。日本では、術後2〜3週間の入院期間が一般的で、膝関節の可動域と日常生活で問題がない筋力を獲得し、その後も**筋力強化訓練**を継続することになる。

その際に注意しなくてはならないのは、再建靭帯へ過剰な負荷を与えないことである。とくに大腿四頭筋の強化法では、通常のレッグエクステンション（→P213）

再建術と膝装具

膝前十字靭帯再建術後には、膝装具を処方されることが多くなります。米国では、「ファンクショナルニーブレイス」と呼ばれる数種類のタイプが販売されていますが、装具の効果は客観的に証明されていません。ただ、装着することで患者自身が安心したり、リハビリテーション期間であることを認識したりするには重要だといえるでしょう。

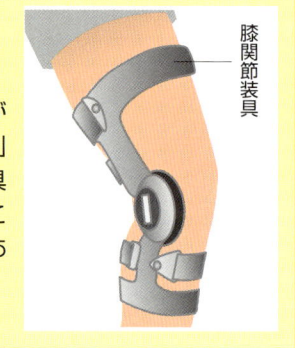

膝関節装具

のような方法で下腿遠位に抵抗をかけると、大腿四頭筋の収縮が再建靱帯を伸長させてしまう。これを防ぐためには、下腿近位に強めのチューブで抵抗を与えるなどの工夫が必要で、**専門家の下でのリハビリテーション**が必要となる。

再建術後の筋力強化トレーニング

●大腿四頭筋の強化トレーニング

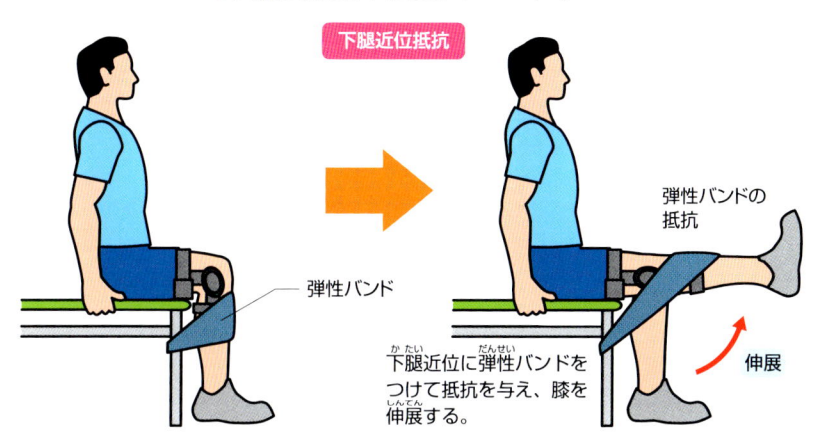

下腿近位抵抗

弾性バンド

下腿近位に弾性バンドをつけて抵抗を与え、膝を伸展する。

弾性バンドの抵抗

伸展

踏み込みランジ

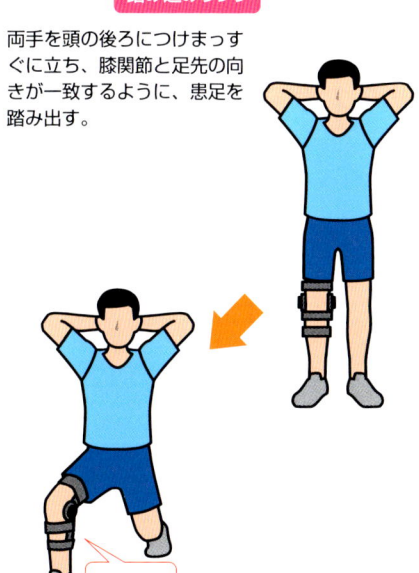

両手を頭の後ろにつけまっすぐに立ち、膝関節と足先の向きが一致するように、患足を踏み出す。

踏み出す

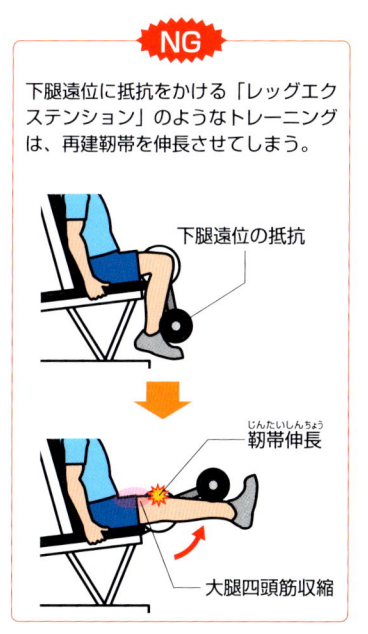

NG

下腿遠位に抵抗をかける「レッグエクステンション」のようなトレーニングは、再建靱帯を伸長させてしまう。

下腿遠位の抵抗

靱帯伸長

大腿四頭筋収縮

第4章⑱ 膝前十字靭帯損傷の予防

筋力強化法とバランストレーニング

定型的な肢位で受傷する膝前十字靭帯損傷は、トレーニングでの予防が可能。

膝前十字靭帯損傷の予防効果

　膝前十字靭帯損傷の予防効果の検証は、10年以上前から、米国を中心に行われてきた。膝前十字靭帯損傷は非接触損傷で、比較的、定型的な肢位で受傷するため、そのような肢位に陥らないようにすれば、受傷機会を減らすことが可能ではないかと考えられた。

　過去の報告では、**着地動作の指導、バランストレーニング、ジャンプトレーニング、ハムストリングスの筋力強化**などを行うことで、膝前十字靭帯損傷を有意に減少しているとされる。

膝前十字靭帯とハムストリングス

大腿四頭筋の収縮は、膝関節伸展位で膝前十字靭帯を伸長させるように働きます。それに対して、ハムストリングスの収縮は、どの角度でも脛骨を後方へ引き付けるように働くため、膝前十字靭帯を緩めます。このことからも、再建術後のリハビリテーションや損傷予防で、ハムストリングスの強化が重要になるのです。

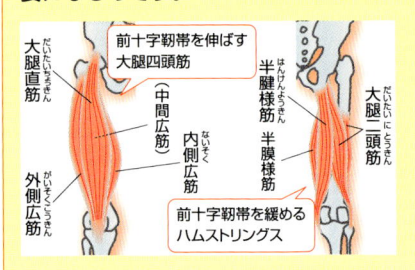

前十字靭帯を伸ばす　大腿四頭筋
大腿直筋
（中間広筋）
内側広筋
外側広筋
半腱様筋
半膜様筋
大腿二頭筋
前十字靭帯を緩める　ハムストリングス

着地動作のアライメント指導

バスケットボールなどではジャンプ動作が多く、その着地動作で受傷することが多い。膝関節が比較的伸展位で内側に入るアライメントが多いので、股関節と膝関節を深く曲げ、膝と足先の向きが一致するようなアライメントを習得する。

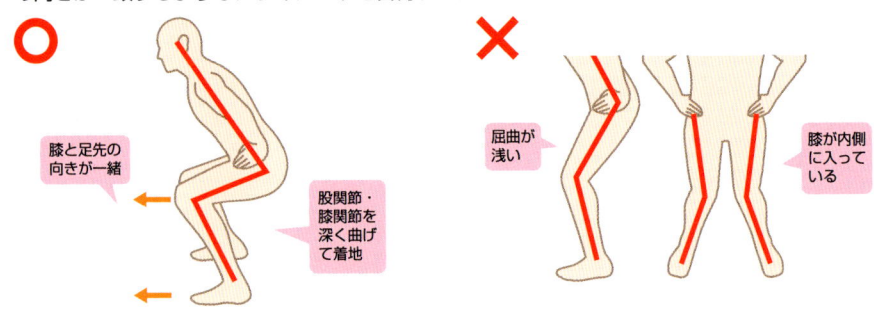

○　膝と足先の向きが一緒　股関節・膝関節を深く曲げて着地

×　屈曲が浅い　膝が内側に入っている

ハムストリングスの筋力強化

ハムストリングスの収縮は、膝前十字靭帯の緊張を緩めるように働く。レッグカールやロシアンハムストリングスと呼ばれる方法で強化を行う。

●レッグカール

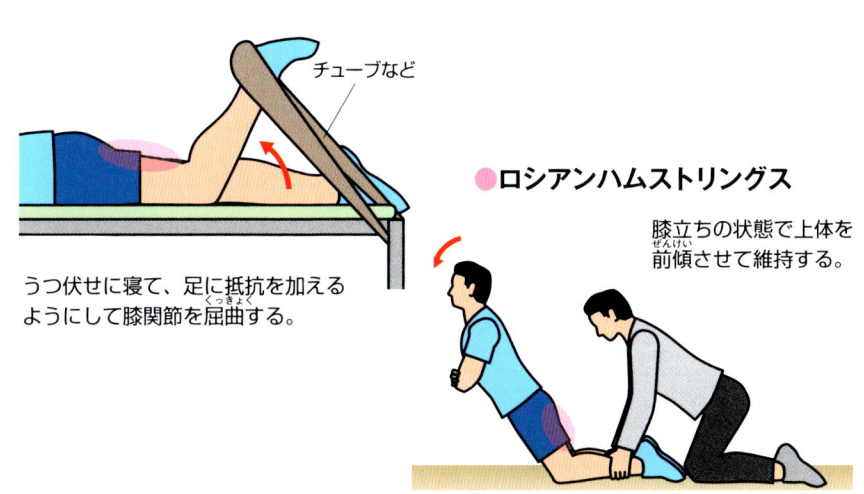

チューブなど

うつ伏せに寝て、足に抵抗を加えるようにして膝関節を屈曲する。

●ロシアンハムストリングス

膝立ちの状態で上体を前傾させて維持する。

バランストレーニング

感覚器でもある関節（→P116）の不安定な状態を早く察知し、自分自身の身体をコントロールすることを覚える。固有受容器トレーニングとも呼ばれ、具体的にはバランスクッションやバランスボードと呼ばれる物に乗り、その上で立位を保持したり、片足立ちを保持したりして不安定な状態でも維持できるようなトレーニングを行う。

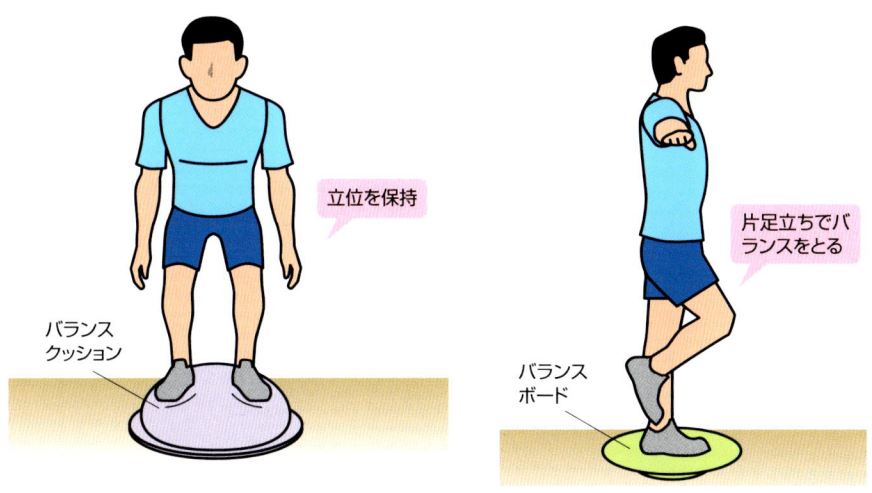

立位を保持

バランスクッション

片足立ちでバランスをとる

バランスボード

第4章⓳　膝内側側副靭帯損傷

靭帯損傷後の筋力強化法

膝内側側副靭帯損傷は、膝関節に外反・外旋力が作用することで発症する。

膝内側側副靭帯損傷の病態

　膝関節の内側支持機構は、静的支持として膝内側側副靭帯および内側関節包があり、さらに動的支持機構として**縫工筋・薄筋・半腱様筋・半膜様筋**がある。内側支持機構の機能は、外反および外旋に対する制動であり、とくに膝関節軽度屈曲位で、外反力が加わった場合の主たる抑制組織は膝内側側副靭帯である。損傷すると外反動揺が出現し、重症の場合は外反不安定性が出現する。

　膝内側側副靭帯損傷は、柔道やフットボールでの接触損傷が多く、側方からのタックルなどで膝関節に外反・外旋力が作用することで発症する。

受傷機転

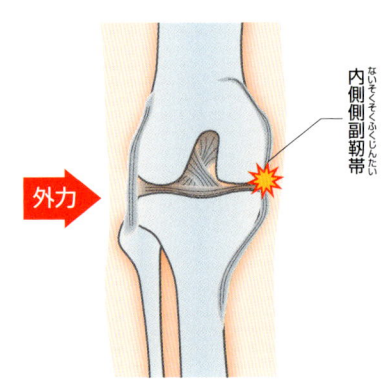

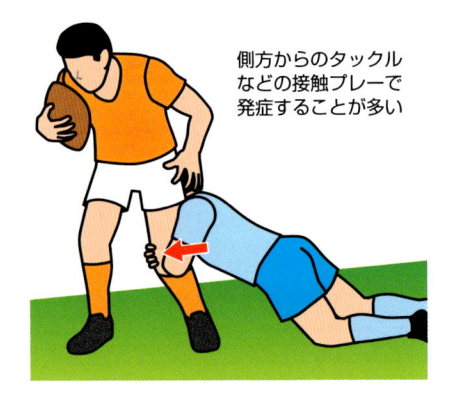

外力 → 内側側副靭帯

側方からのタックルなどの接触プレーで発症することが多い

ターミナルニーエクステンション

足を投げ出した長座位で、膝下に高さ10〜20cmの枕やロール状にしたタオルを入れます。これをつぶすように股関節の伸展動作を行い、同時に膝関節を伸展することで足部を挙上し、5秒程度維持します。股関節伸展動作のために大腿直筋が抑制され、広筋群が作用します。

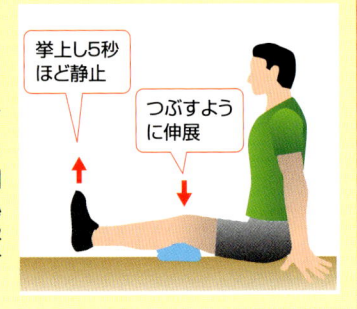

挙上し5秒ほど静止
つぶすように伸展

膝内側側副靱帯損傷後の筋力強化トレーニング

● 内側広筋の筋力強化トレーニング

レッグエクステンション
大腿四頭筋（太もも前面）を意識して、反動をつけずに足首に置いたパッドを上げる。

● 内側ハムストリングスの強化トレーニング

レッグカール
ハムストリングス（太もも後面）を意識して、お尻を持ち上げないようにして、足先を内側に向けるようにパッドを上げる。

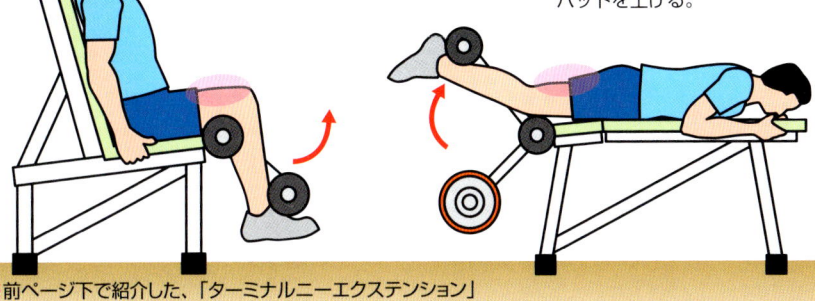

※前ページ下で紹介した、「ターミナルニーエクステンション」も内側広筋の強化トレーニング。

膝内側側副靱帯損傷の治療と予防

外反を制動する装具

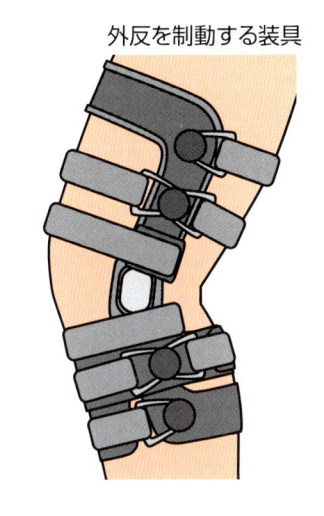

　膝内側側副靱帯損傷は重症な場合でも、その治療は保存療法が一般的であり、ギプス固定の必要性も否定されている。

　急性期にはRICE処置（→P204）で対応し、疼痛の程度に合わせて松葉杖での歩行とする。その後は膝外反を制動する装具を装着して、リハビリテーションを開始する。

　膝外反不安定性の予防には、**大腿四頭筋のとくに内側広筋の筋力強化**が重要で、ターミナルニーエクステンションやレッグエクステンションを積極的に行う。内側ハムストリングスの強化も重要になるので、疼痛が軽減すれば下腿を内旋させることで内側ハムストリングスの収縮を意識させたレッグカールを行う。荷重をかけても疼痛が出なくなれば、レッグプレスやスクワットなどの筋力強化や、不安定板を使用したバランス訓練を開始する。

第4章⑳ 膝蓋大腿関節を起因とする障害

その他の膝関節の痛み

膝の障害の多くは、膝蓋骨の外側不安定性が問題となって発症する。

膝蓋大腿関節の障害とアライメント

　はっきりした原因を認めずに、膝関節およびその周囲の疼痛を訴える人は多い。膝蓋大腿関節(→P52)を起因とする障害には、膝蓋軟骨軟化症、膝蓋大腿関節症、膝蓋骨亜脱臼などがあるが、その多くは**膝蓋骨の外側不安定性**が問題となる。膝の前額面上のアライメントには**Q角**（→P62）があるが、これが大きくなると、大腿四頭筋の収縮により膝蓋骨が外側方向へ牽引される。そのため、このようなアライメント不良が障害発症の内的要因と考えられる。

　臨床症状としては、おもに膝関節前面を中心にした膝関節痛で、膝蓋軟骨軟化症では膝蓋大腿関節内側から下部にかけての圧痛が特徴的で、13〜15歳の女子に多く初発する。

膝蓋大腿関節の障害の治療とリハビリテーション

　重症例に対しては何種類かの手術療法もあるが、その大半は**保存療法が適応**となる。疼痛が強い時期は、スポーツ活動を中止させる。膝蓋骨の外側不安定性に対しては、膝蓋骨の内側方向への動的牽引力として働く内側広筋の強化が重要になる。

　ターミナルニーエクステンション（→P212）から開始し、疼痛が緩和すればレッグエクステンション、さらにスクワットのような荷重での筋力強化を行う。

　ストレッチングとしては、**大腿四頭筋の外側線維の伸長**を目的に、後方より反対側の手で足部を保持し股関節の外旋を加えながら、股関節伸展・膝屈曲方向へストレッチングを行う。

　また、膝蓋骨の外側に当たるパッドの入った装具もある。

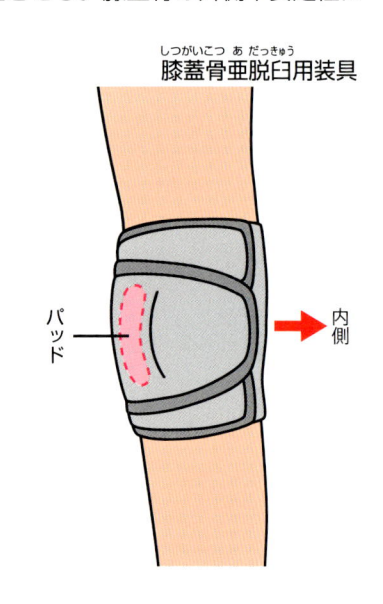

膝蓋骨亜脱臼用装具

パッド　内側

筋力強化トレーニングとストレッチング

膝蓋骨の外側不安定性→内側広筋の強化

ターミナルニーエクステンション
(→P212)

↓

レッグエクステンション
(→P213)

↓

スクワット

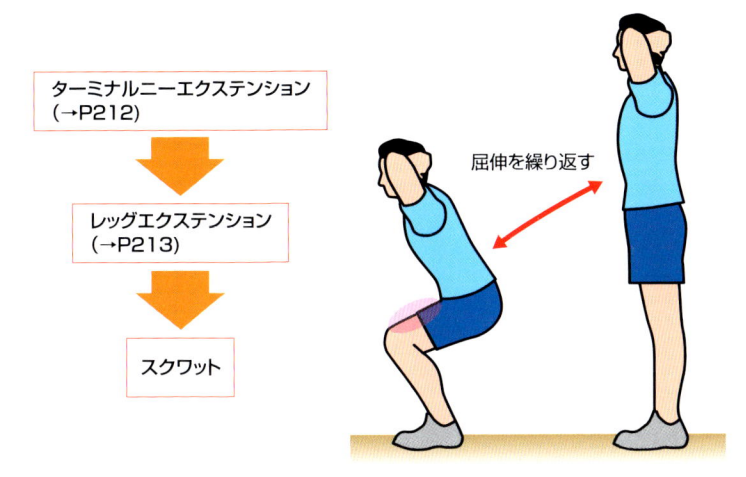

屈伸を繰り返す

●大腿四頭筋外部線維を伸長させるストレッチング

股関節の外旋を加えながら、股関節の伸展・膝関節の屈曲方向へストレッチング。

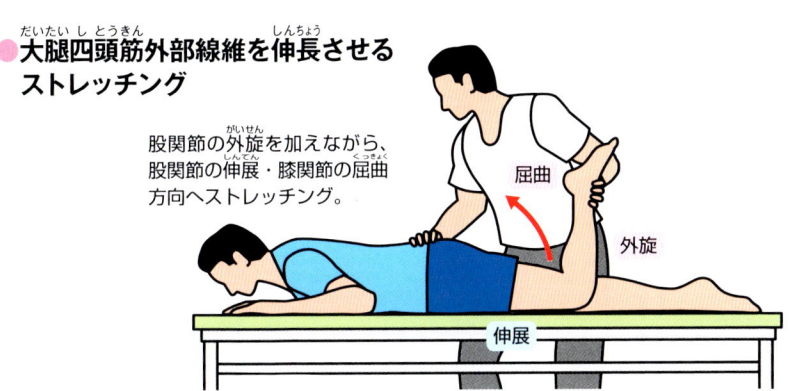

屈曲

外旋

伸展

筋電バイオフィードバック療法

筋の収縮時に生じる膜電位の変化（活動電位）を筋電計を使い、その変化をメーターや音量で表します。目的とした筋が強く収縮した際にメーターや音量が上がるようにすることにより、目的とした筋がどのような力の入れ方をすると強く収縮するかを覚える方法です。

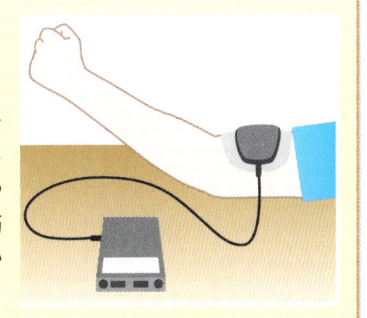

第4章㉑ 膝伸展機構を起因とする障害

ジャンパー膝・オスグット病

ジャンパー膝やオスグット病は、膝伸展機構を起因とする代表的な障害。

膝伸展機構の障害と発症要因

膝伸展機構を起因とする障害には、**ジャンパー膝**や**オスグット病**などがある。ジャンパー膝は、ジャンプやランニングにより繰り返しのストレスが膝伸展機構に加わることで生じる膝蓋骨を中心とした疼痛性疾患である。オスグット病は、10歳代前半のスポーツを盛んに行う少年にみられる脛骨粗面部の疼痛疾患である。

発症の外的要因として、ジャンプやランニングなどのスポーツ動作で、大腿四頭筋の繰り返される収縮によって生じる膝伸展機構への伸張ストレスが挙げられる。内的要因としては、大腿四頭筋やハムストリングスの短縮、足関節の背屈制限などが挙げられる。

ジャンパー膝の発症部位

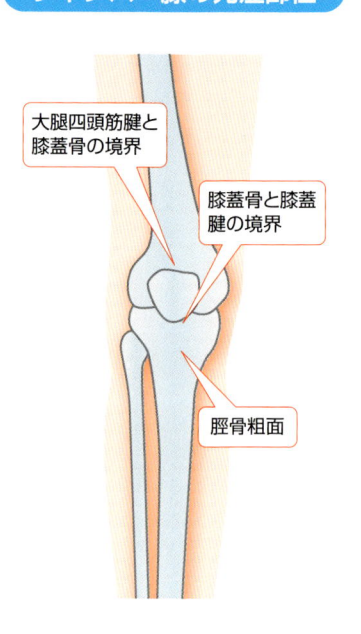

- 大腿四頭筋腱と膝蓋骨の境界
- 膝蓋骨と膝蓋腱の境界
- 脛骨粗面

膝伸展機構の障害の治療とリハビリテーション

炎症症状が強い時期には**アイシング**を行い、スポーツを休止させる。炎症症状が軽減すれば、疼痛に対して温熱療法や超音波療法などの物理療法を行う。強い疼痛が軽減すれば、**大腿四頭筋やハムストリングスのストレッチング**を積極的に行うが、疼痛の強い時期の大腿四頭筋ストレッチングは膝の深い屈曲は避け、股関節の伸展を強調する方法で行い、徐々に膝の屈曲を増していく。足関節の背屈が硬い場合は、この矯正も行う。

大腿四頭筋の強化は必要だが、疼痛を増強させる危険も含んでいるので、疼痛の出現しない角度と抵抗での**等尺性訓練**から開始する。

また、膝蓋腱を圧迫するようなパッドの入った装具の使用も考慮されるべき方法である。

大腿四頭筋・ハムストリングスのストレッチング

●大腿四頭筋のストレッチング

立位
壁などに手をつき、伸ばす側のかかとを持ち、かかとを身体に近づける。

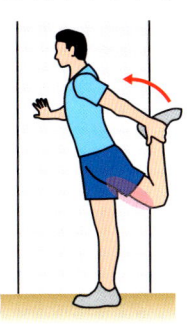

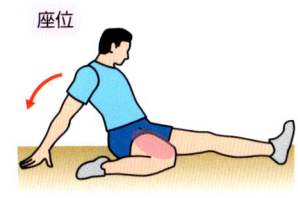

座位
伸ばす側の脚の膝を曲げ、反対側は伸ばす。上体を後方へ倒していき、ももに張りを感じるところで姿勢を保つ。

●ハムストリングスのストレッチング

座位
片方の脚を伸ばし、反対側の脚は膝から曲げる。上体を前屈して、つま先をつかみ、ハムストリングスを伸ばす。

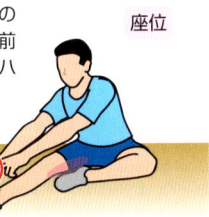

疼痛の強い時期の大腿四頭筋の強化トレーニング

座位
椅子に座り、膝を伸ばすようにゆっくりと脚を上げる。

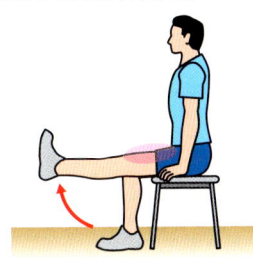

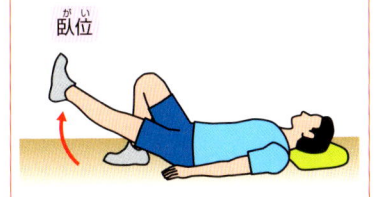

臥位
あお向けに寝て、片脚の膝を立てる。反対側の脚をゆっくりと上げる。

足関節の背屈制限とオスグット病

オスグット病を発症する少年にみられる身体的特徴として、足関節の背屈制限があります。背屈が制限されると、スポーツ動作時に膝が前に出にくくなります。それにより後方重心となり、結果的に大腿四頭筋の過剰な収縮が必要になり、オスグット病の発症要因になると考えられます。

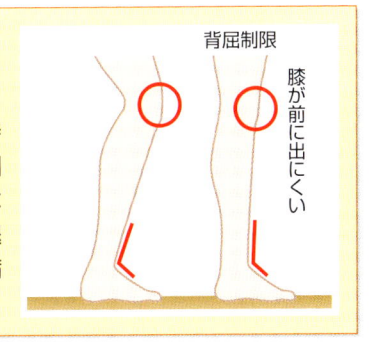

背屈制限

膝が前に出にくい

第4章 運動で起こる障害と動作／下肢の障害

第4章㉒ 関節外の腱を起因とする障害

腸脛靭帯炎・鵞足炎

腸脛靭帯炎と鵞足炎は、腱を起因とする障害の代表的な疾患。

膝の屈伸を繰り返すスポーツに多い「腸脛靭帯炎」

　膝関節周辺には、膝伸展機構以外にも、後方のハムストリングス・膝窩筋、内側の縫工筋、外側の腸脛靭帯などの筋・腱があり、これらの筋・腱を起因とした障害がみられる。具体的には、外側の**腸脛靭帯炎**、**内側の鵞足炎**などである。

　腸脛靭帯は腸骨稜から脛骨近位外側に走行し、膝関節伸展時には大腿骨外側上顆の前方にあり、屈曲時には後方に移動する。このため、膝の屈伸を繰り返すスポーツでは、腸脛靭帯と大腿骨外側上顆との間の機械的刺激により腸脛靭帯炎が生じると考えられる。

　自覚症状としては、ランニングによる膝外側の疼痛が特徴的である。通常、走行開始時にはなく、距離の増加とともに出現する。腸脛靭帯炎が発生しやすいスポーツとしては、陸上の長距離競技、自転車競技などが挙げられる。

ランニング主体のスポーツに多い「鵞足炎」

　鵞足は、脛骨近位内側で縫工筋・薄筋・半腱様筋の腱が扇状に付着する部位の総称である。付着部の形態が鵞鳥の足に似ていることから、鵞足と命名された。

腸脛靭帯炎とグラスピングテスト

腸脛靭帯炎の場合、膝屈曲位で腸脛靭帯を大腿骨外側上顆より近位部で両母指で圧迫します。その状態で膝を伸展させると、30°屈曲位付近で疼痛を訴えることあります。これは「グラスピングテスト」と呼ばれるテスト法で、腸脛靭帯が大腿骨外側上顆を通過する際の刺激が増加されるためと考えられます。

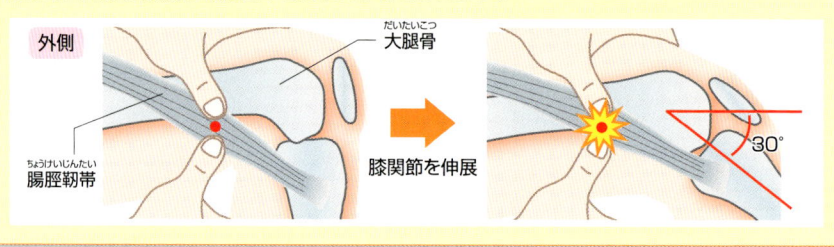

強大な筋力を有するハムストリングスによる牽引力が鵞足部に繰り返し加わり、その解剖学的特徴により、膝関節の屈伸に伴う膝内側側副靱帯の前方線維と鵞足との間の摩擦が繰り返されることにより、腱の付着部や鵞足滑液包の炎症をきたしたものが鵞足炎である。ランニングの多い長・短距離選手やサッカー選手にこの疾患がみられる。

　自覚症状は、鵞足部の疼痛および圧痛で、症例により、膝の屈伸での軋轢音や腫脹がみられることがある。

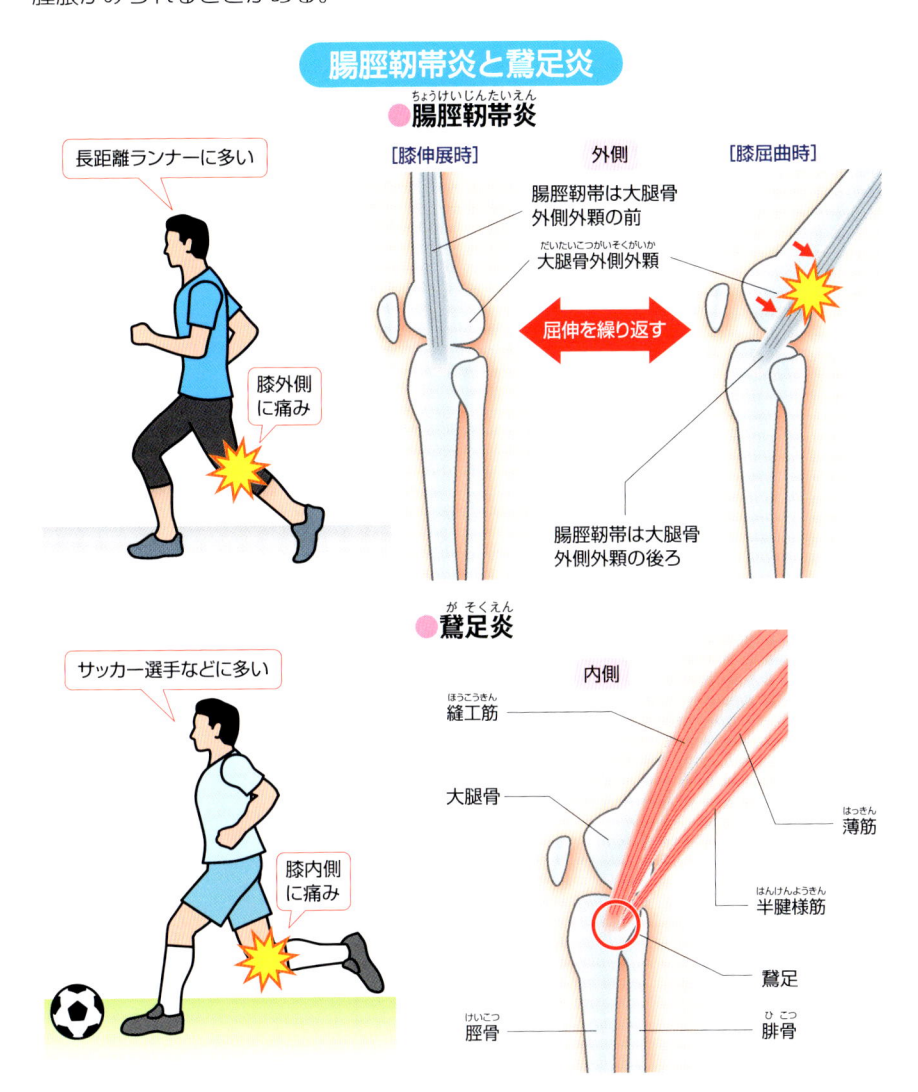

腸脛靱帯炎と鵞足炎

●腸脛靱帯炎

[膝伸展時] 外側 [膝屈曲時]

長距離ランナーに多い
膝外側に痛み

腸脛靱帯は大腿骨外側外顆の前
大腿骨外側外顆
屈伸を繰り返す
腸脛靱帯は大腿骨外側外顆の後ろ

●鵞足炎

サッカー選手などに多い
膝内側に痛み

内側
縫工筋
大腿骨
薄筋
半腱様筋
鵞足
脛骨
腓骨

第4章㉓ 腸脛靭帯炎・鵞足炎のリハビリテーション

ストレッチングと筋力強化法

発症の内的主要因は、腸脛靭帯炎では内反膝や回内足、鵞足炎では外反膝や回内足。

腸脛靭帯炎・鵞足炎発症の内的要因

　腸脛靭帯炎を発症しやすい内的要因には、**内反膝**（→P62）や**回内足**が挙げられる。内反膝（**O脚**）は、膝関節の内反トルクを増大させ、腸脛靭帯に負担をかける。回内足のランナーは膝の内旋が強くなり、膝の外側支持機構に負担がかかり、腸脛靭帯炎を生じやすいといわれる。
　また、中殿筋の筋力低下は、その代償として大殿筋と大腿筋膜張筋（腸脛靭帯の近位部）の同時収縮を引き起こすことにより、腸脛靭帯の緊張を増大させる。
　鵞足炎では、**外反膝**（→P62）や**回内足**などのアライメント不良が潜在的要因になっているといわれる。

腸脛靭帯炎・鵞足炎の治療とリハビリテーション

　疼痛の強い急性期は、ランニングを休止させ、安静をとらせる。炎症症状が鎮静化したら、温熱療法や超音波療法などを試みる。緊張緩和を目的に、腸脛靭帯炎では大腿筋膜張筋から腸脛靭帯のストレッチングを主体に行い、鵞足炎ではハムストリングスのストレッチングを行う。また、疼痛が出現しない範囲での抵抗で、股関節外転筋群、ハムストリングスの筋力強化訓練も開始する。伸張ストレス減少を目的に、**インソール**（**足底挿板**）や**テーピング**で対応することも効果的である。
　ランニング開始時は、ショックを十分に吸収できるランニングシューズを使用し、ゆっくりした速度でストライドを小さくし、平らな柔らかいサーフェス（路面）で行うように指導し、傾斜している路肩の走行は避ける。

足底挿板での対応

腸脛靭帯炎に対する足底挿板としては、**外側ヒールウェッジ**、鵞足炎に対しては**内側ヒールウェッジ**が試みられます。外側ヒールウェッジは、下腿に加わる前額面上での重心線を内方へ向かわせ、膝関節での内反トルクを減少させ、腸脛靭帯への伸長ストレスを減少させます。

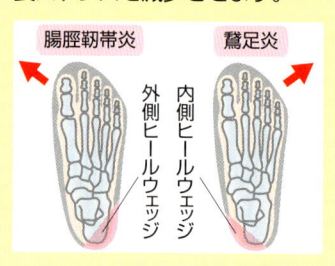

腸脛靭帯炎　　鵞足炎
外側ヒールウェッジ　　内側ヒールウェッジ

リハビリテーションのストレッチング

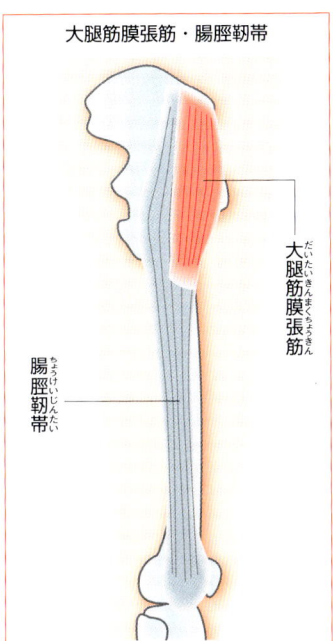

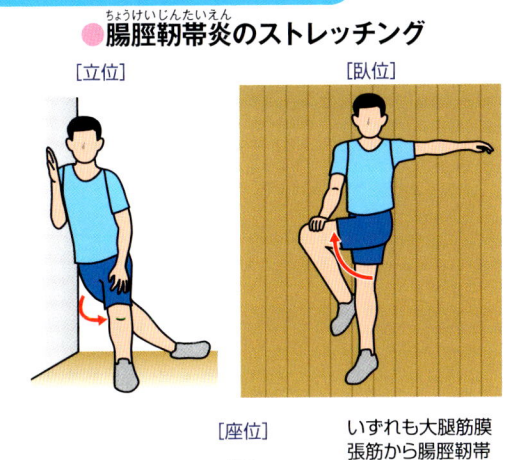

●腸脛靭帯炎のストレッチング

大腿筋膜張筋・腸脛靭帯

大腿筋膜張筋

腸脛靭帯

[立位]　[臥位]

[座位]

いずれも大腿筋膜張筋から腸脛靭帯のストレッチング

●鵞足炎のストレッチング

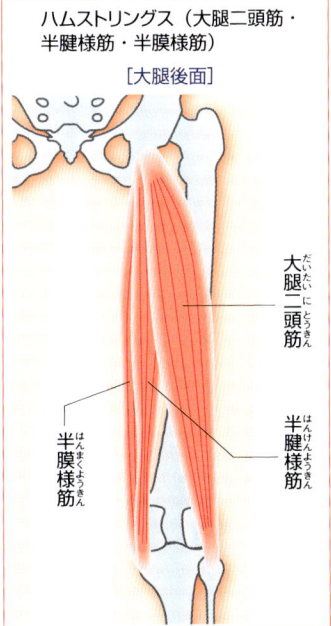

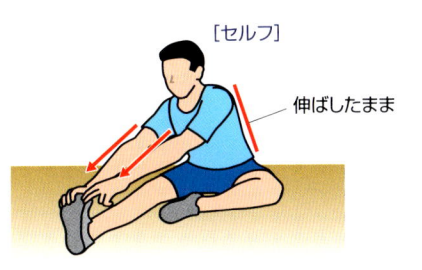

ハムストリングス（大腿二頭筋・半腱様筋・半膜様筋）

[大腿後面]

大腿二頭筋

半腱様筋

半膜様筋

[セルフ]

伸ばしたまま

[パートナー]

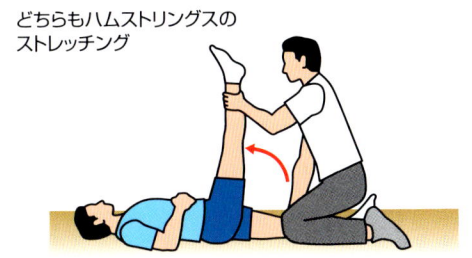

どちらもハムストリングスのストレッチング

第4章　運動で起こる障害と動作／下肢の障害

扁平足の筋力強化トレーニング

内側縦アーチの低下した状態の「扁平足」は、保存療法が主体。

足のアーチと扁平足

扁平足は、3つの足のアーチ（→P72）のうち、一般的に**内側縦アーチの低下した状態の足**をいう。内側縦アーチの機能は荷重と衝撃の吸収作用で、足部に体重がかかると内側縦アーチを介して主として踵部と母指球に分散される。つまり、足底腱膜がスプリングのように働き、体重を吸収して分散させる。

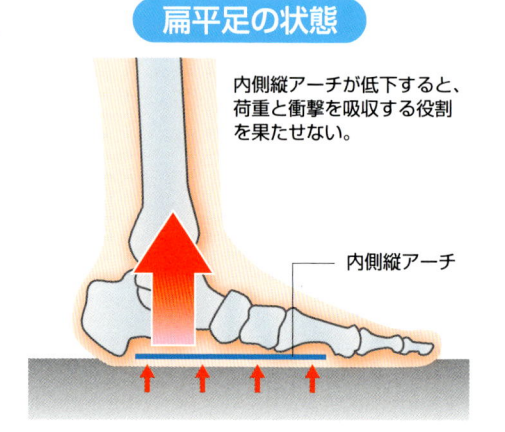

扁平足の状態

内側縦アーチが低下すると、荷重と衝撃を吸収する役割を果たせない。

内側縦アーチ

扁平足では、この"ショックアブソーバー"としての役割が損なわれるため、足が疲れやすい、足部が痛いなどの症状が現れやすい。

成人期でみられる扁平足の原因としては、加齢による筋力低下や靭帯の機能低下などが指摘されている。

扁平足障害の治療と筋力強化トレーニング

欧米では手術療法が行なわれるようだが、生活様式の違いもあり、日本では保存療法が主体である。

一般的に、**足底挿板**での対応が第一に選択される。具体的には、内側縦アーチの形状に合わせた**アーチサポート**である。扁平足では回内足を伴うことが多いため、そのような場合は**内側ヒールウェッジ**も併用される。

内側縦アーチの挙上に作用する筋は、後脛骨筋、長母指屈筋、長指屈筋などであり、それらの筋の強化により、一度低下したアーチが再構成されることは難しいが、低下した筋力を回復させることは必要である。弾性バンドを足部に掛けて内返し動作を行う、足指でタオルを引き寄せる動作を行う（**タオルギャザー**）などの方法がよい。肥満の場合は、体重を低下させることも症状を緩和させるために必要となる。

内側縦アーチの挙上に作用する筋の強化トレーング

内側縦アーチの挙上に
作用する筋
[下肢後面]

後脛骨筋
長指屈筋
長母指屈筋

●後脛骨筋の強化トレーニング

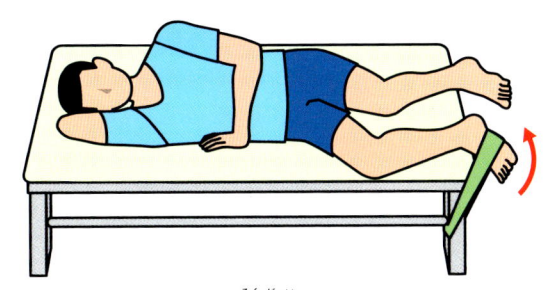

患部を下にした側臥位で足部をベッドから出す。前足部にかけた弾性バンドを引き伸ばすように足関節を内返す。

●タオルギャザー

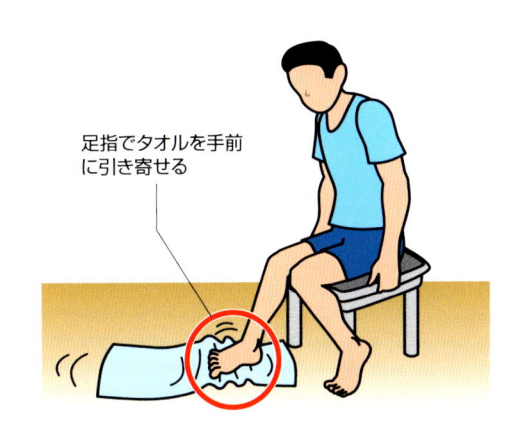

足指でタオルを手前に引き寄せる

第4章 運動で起こる障害と動作／下肢の障害

外反母趾

足の母指中足指節関節が外反した状態を「外反母趾」といい、扁平足と密接にかかわっているといわれます。症状は、母指中足指節関節周囲の疼痛です。圧倒的に女性に多いのが特徴で、ハイヒールを履くこととの関連が指摘されています。中年以降の発症には、筋力低下や体重増加が内的要因となります。

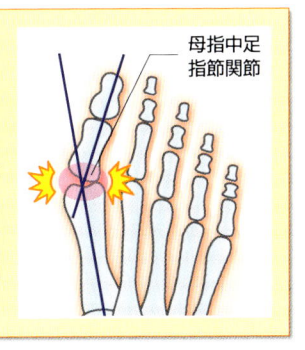

母指中足指節関節

さくいん

あ

アイソキネティック
　……………… 130・131
アイソトニック …… 130・131
アイソメトリック … 130・131
アイロン体操 …………… 180
アウターマッスル ………… 15
アキレス腱断裂 ………… 71
アクセレレーション
　163・165・167・171・173・195
アクチン ………………… 127
亜脱臼 …………………… 167
圧痛 ……………………… 112
圧迫骨折 ………………… 111
アライメント …………… 123
アーリーコッキング …… 162
アーリーフォロースルー … 173
鞍関節 …………………… 118

い

意識性の原則 …………… 132
一軸性関節 ……………… 118
一次性関節症 …………… 198
一次性骨化核 …………… 109
移動（ロコモーション）… 134
インナーマッスル ………… 15
インピンジメント ……… 166
インピンジメントサイン … 185
インピンジメント症候群 … 182

う

ウィンドラスメカニズム
　（巻き上げ機構）………… 75

烏口肩峰アーチ …… 22・167
羽状筋 …………………… 124
内返し …………………… 66
運動学 …………………… 94
運動面 …………………… 97
運動連鎖 ………………… 165
運搬角 …………………… 29

え

遠位指節間関節 ………… 36
遠位橈尺関節 …………… 25
遠位横アーチ …………… 37
円凹背 …………………… 78
円回内筋 ………………… 33
炎症期 …………………… 114
遠心性収縮
　……………… 130・143・156
円背 ……………………… 78
円背姿勢 ………………… 178

お

黄色靱帯 ………………… 80
横足根関節 ………… 64・66
横紋筋 …………………… 124
オスグット病 …………… 216

か

回外 ……………… 120・121
回外筋 …………………… 32
外骨格 …………………… 104
外在筋 ……………… 40・68
外傷性骨折 ……………… 110
回旋筋腱板 ……………… 16
外旋 ……………… 120・121
外側型投球障害肘 ……… 194

外側広筋 ………………… 58
外側側副靱帯 …… 28・53・64
外側縦アーチ …………… 72
外側ヒールウェッジ …… 220
外転 ……………… 12・120
回内 ……………… 120・121
外反運動 ………………… 28
外反股 …………………… 45
外反膝 …………… 62・220
外反肘 …………………… 29
外反動揺 ………………… 29
外反母趾 ………………… 223
回復期 …………………… 181
外腹斜筋 ………………… 92
解剖学的関節 …………… 10
解剖学的基本肢位 ……… 96
海綿骨 …………………… 107
下角 ……………………… 12
過角形成 …… 166・167・168
下関節上腕靱帯複合体（IGHLC）
　…………………………… 16
過使用（オーバーユース）
　………………… 166・183
荷重関節 ………………… 198
顆状関節 ………… 118・119
下制 ……………………… 12
下双子筋 ………………… 48
鵞足炎 …………………… 218
鵞足炎のストレッチング … 220
下腿近位抵抗 …………… 209
下腿三頭筋 ……… 69・142
肩関節周囲炎 …………… 180
肩こり …………………… 176
肩こりに効くストレッチング
　…………………………… 178
片手バックハンドストローク
　…………………………… 190
肩複合体 ………………… 10

滑液包 ……………………… 167
滑車切痕 ………………………… 24
滑膜関節 ……………………… 116
可動関節 ……………………… 116
過負荷の原則 ………………… 132
下方回旋 ………………………… 12
仮肋 ……………………………… 87
含気骨 ………………………… 104
寛骨 ……………………………… 44
寛骨の回転運動 ………………… 47
寛骨の下制運動 ………………… 47
寛骨の挙上運動 ………………… 47
寛骨臼 …………………………… 45
環軸関節 ………………………… 82
関節窩 ……………… 13・64・116
関節可動域 ……………………… 96
関節窩の傾斜 ……………… 15・16
関節腔 ………………………… 116
関節腔の内圧 ……………… 15・16
関節唇 ………………… 15・16・116
関節唇損傷 …………………… 182
関節水腫 ……………………… 202
関節頭 ……………………… 64・116
関節内血腫 …………………… 208
関節軟骨 ……………………… 106
関節鼠 ………………………… 196
関節包 ………………… 15・16・116
関節包内運動
 ……………………… 13・55・122
関節裂隙 ……………………… 200
完全骨折 ……………………… 110
環椎 ……………………………… 82

き

起始 …………………………… 125
基節骨 …………………………… 64
キック相 ……………………… 170

機能障害 ……………………… 112
機能的関節 ……………………… 10
機能的基本肢位 ………………… 96
機能的肢位 ……………………… 37
機能的側弯症 …………………… 79
基本肢位 ………………………… 96
基本面 …………………………… 97
脚長差 ………………………… 200
臼蓋形成不全 ………………… 200
球関節 ……………… 26・118・119
臼状関節 ………………………… 47
求心性収縮 ………… 130・143・156
胸郭 ……………………………… 86
狭義の肩関節 …………………… 10
胸腔 ……………………………… 87
胸骨 ……………………………… 10
胸鎖関節 ………………………… 10
胸鎖乳突筋 ……………………… 84
胸式呼吸 ………………………… 87
胸椎 ………………………… 76・86
鋸筋 …………………………… 124
棘下筋 …………………………… 20
棘筋 ……………………………… 91
棘上筋 …………………………… 20
棘上靱帯 ………………………… 80
局所症状 ……………………… 112
距骨 ……………………………… 64
距骨下関節 ………………… 64・66
挙上 ……………………………… 12
距腿関節 …………………… 64・66
筋（筋肉） …………………… 124
近位指節間関節 ………………… 36
近位橈尺関節 ……… 25・27・28
近位横アーチ …………………… 37
筋原線維 ……………………… 126
筋線維 ………………………… 126
筋線維束 ……………………… 126
筋線維のタイプ ……………… 128

筋電バイオフィードバック療法
 ……………………………… 215
筋内膜 ………………………… 126
筋膜 …………………………… 126

く

屈曲 …………………………… 120
屈曲骨折 ……………………… 111
クラウチングスタート …… 151
グラスピングテスト ……… 218

け

頸肩腕症候群 ………………… 177
脛骨 ……………………………… 52
脛骨顆 …………………………… 52
脛骨大腿関節 ……………… 52・54
経済速度 ……………………… 137
痙縮期 ………………………… 181
頸体角 ……………………… 45・62
頸椎 ………………………… 76・82
頸椎前弯 ……………………… 176
頸板状筋 ………………………… 84
楔状骨 …………………………… 64
腱画 …………………………… 91・124
肩甲下筋 ………………………… 20
肩甲胸郭関節 …… 10・18・177
肩甲挙筋 …………………… 18・177
肩甲骨 …………………………… 10
肩甲骨の可動域 ………………… 12
肩甲上腕関節 ……………… 10・14
肩甲上腕リズム …………… 13・177
肩甲平面 …………………… 22・167
肩鎖関節 ………………………… 10
肩鎖関節脱臼 …………………… 11
腱板炎 ……………………… 167・182
腱板訓練 ……………………… 187

225

腱板損傷 …………… 182	固定 …………… 115	膝蓋大腿関節症 …… 62
腱板断裂 ………… 21・167	個別性の原則 ……… 132	支点 …………… 98
肩峰下滑液包炎 …… 182	ゴルフ肘 …………… 189	しゃがみ込み動作 …… 156
肩峰下関節 …………… 10	転がり運動 ………… 122	しゃがみ込み持ち上げ動作
		…………… 161
		車軸関節 …………… 118

こ

広義の肩関節 …………… 10	
後傾 …………… 47	
後脛骨筋 …………… 69	
後斜角筋 …………… 84	
後縦靱帯 …………… 80	
拘縮期 …………… 181	
項靱帯 …………… 80	
後側型投球障害肘 …… 194	
広背筋 …………… 20	
高齢者の歩行 ……… 144	
後弯 …………… 77	
股関節屈曲位歩行 …… 199	
誤使用（マルユース）	
…………… 167・183	
骨格 …………… 104	
骨格筋 ………… 124・126	
骨芽細胞 …………… 108	
骨幹 …………… 106	
骨間筋 …………… 70	
骨幹端 …………… 106	
骨棘 ………… 200・202	
コッキング …… 162・164	
骨細胞 …………… 108	
骨髄 …………… 107	
骨粗鬆症 …………… 106	
骨端 …………… 106	
骨端成長板 …… 106・109	
骨端線 …………… 108	
骨年齢 …………… 109	
骨膜 …………… 107	
骨癒合 …………… 114	

さ

最長筋 …………… 91	
鎖骨 …………… 10	
坐骨 …………… 44	
坐骨結節 …………… 45	
サポートフェイズ …… 147	
作用点 …………… 98	
三角筋 …………… 20	
三角靱帯 …………… 64	
三頭筋 …………… 124	

し

軸回旋運動 ……… 28・122	
軸椎 …………… 82	
仕事 …………… 102	
仕事率（パワー） …… 103	
指伸筋 …………… 40	
示指伸筋 …………… 40	
四十肩・五十肩 …… 180	
矢状−水平軸 ……… 97	
矢状面 …………… 97	
矢状面上の運動 …… 139	
指節間関節 …………… 36	
指節骨 ………… 34・64	
膝窩 …………… 60	
膝窩腱 …………… 60	
膝蓋骨 ………… 52・57	
膝蓋骨亜脱臼用装具 … 214	
膝蓋骨関節面 ……… 56	
膝蓋大腿関節	
…… 52・56・59・159・214	

尺屈 …………… 35	
尺骨 …………… 24	
尺側手根屈筋 ……… 39	
尺側手根伸筋 ……… 39	
ジャンパー膝 ……… 216	
十字靱帯 …………… 52	
舟状骨 …………… 64	
修復期 …………… 114	
重複歩（ストライド）	
………… 134・147	
重複歩長 …………… 147	
手屈筋 …………… 188	
手根骨 …………… 35	
手根中央関節 ……… 35	
手根中手関節 ……… 35	
種子骨 …………… 104	
手伸筋 …………… 188	
腫脹 …………… 112	
小円筋 ………… 20・185	
上関節上腕靱帯（SGHL）… 16	
掌屈 ………… 35・39	
踵骨 …………… 64	
小指外転筋 ……… 41・70	
小指球 …………… 41	
小指伸筋 …………… 40	
小指対立筋 ………… 41	
上肢 …………… 10	
上肢帯 …………… 10	
踵接地（ヒールコンタクト）	
…………… 134	
上前腸骨棘 ………… 45	
掌側骨間筋 ………… 41	

上双子筋 …………………… 48	スクワット動作 …………… 59	仙椎 ……………………… 76
小殿筋 ……………………… 48	ステップ時間 …………… 136	先天性股関節脱臼 ……… 200
上方回旋 …………………… 12	ストライド時間 ………… 136	前捻角 …………………… 45
上方関節唇損傷 ………… 167	ストライド走法 ………… 153	全面性の原則 …………… 132
踵離地（ヒールオフ）… 134	ストレッチ・ショートニング・	前腕 ……………………… 10
踵立方関節 ………………… 65	サイクル（SSC）	前弯 ……………………… 77
上腕 ………………………… 10	……………………… 156・165	前腕屈筋群のストレッチング
上腕筋 ……………………… 30	ストレッチングの原則 … 187	…………………………… 197
上腕骨 ………………… 10・24	滑り運動 ………………… 122	前腕伸筋群のストレッチング
上腕骨外側上顆炎 ……… 189		…………………………… 197
上腕骨小頭 ………………… 24		
上腕骨頭 …………………… 14	**せ**	**そ**
上腕三頭筋 ………………… 31	整形外科疾患 …………… 150	僧帽筋 ………… 18・172・177
上腕二頭筋 …………… 30・32	静的アライメント ……… 123	足指離地（トゥーオフ）… 134
心筋 ……………………… 125	静的安定化機構 ……… 15・16	足底筋 …………………… 68
神経終末 ………………… 116	整復 ……………………… 115	足底腱膜 …… 72・74・159
人工関節置換術 ………… 200	生理的外反 ………………… 29	足底接地（フットフラット）
人工骨頭置換術 ………… 115	脊髄 ……………………… 76	………………………… 134
深指屈筋 …………………… 40	脊柱 ……………………… 76	足底挿板（インソール）
シンスプリント（脛骨過労性骨膜炎）	脊柱の生理的弯曲 ………… 77	……………………… 220・222
…………………………… 150	脊柱管 …………………… 76	足底挿板療法 …………… 202
深層外旋6筋 ……………… 48	脊柱起立筋 …… 91・92・172	側副靱帯 ………………… 52
靱帯 ………………………… 52	赤筋 ……………………… 128	側弯 ……………………… 78
伸展 ……………………… 120	ゼロポジション …………… 22	速筋 ……………………… 128
	線維輪 ……………………… 81	足根骨 …………………… 64
す	前額－水平軸 ……………… 97	足根中足関節 …………… 65
随意筋 …………………… 124	前額面 ……………………… 97	外返し …………………… 66
髄核 ………………………… 81	前額面上の運動 ………… 141	
垂直軸 ……………………… 97	前鋸筋 ……………………… 19	
髄内釘による骨結合 …… 115	前傾 ………………………… 47	**た**
水平内転方向のストレッチング	前脛骨筋 …………… 68・142	第一のテコ …… 98・99・176
…………………………… 186	仙骨 ………………………… 44	大円筋 …………………… 20
水平面 ……………………… 97	浅屈筋 ……………………… 40	第三のテコ ………… 98・101
水平面上の運動 ………… 139	前斜角筋 …………………… 84	第3腓骨筋 ………………… 68
スウィートスポット …… 191	前十字靱帯損傷 ………… 158	代償性側弯 ………………… 79
スウィング相 …………… 172	前縦靱帯 …………………… 80	大腿筋膜張筋 ……… 48・221
スクリューホームムーブメント … 55	漸進性の原則 …………… 132	大腿脛骨角 ………………… 62
	仙腸関節 …………………… 44	

227

大腿骨 ……………………… 52	チェアテスト …………… 192	椎間板 ……………… 76・81
大腿骨顆 …………………… 52	遅筋 ……………………… 128	椎弓 ………………… 76・89
大腿骨顆間窩 …………… 56	恥骨 ………………………… 44	椎孔 ………………………… 76
大腿骨頭 …………………… 45	恥骨筋 ……………………… 48	椎骨 ………………………… 80
大腿四頭筋 ………… 58・142	恥骨結合 …………………… 44	椎体 ………………………… 76
大腿四頭筋腱 …………… 58	緻密骨 …………………… 107	痛風 ……………………… 198
大腿四頭筋の筋力強化法	肘角 ……………… 29・196	土踏まず ………………… 72
……………………… 202・209	中間広筋 …………………… 58	
大腿四頭筋の収縮 …… 210	中関節上腕靱帯（MGHL）… 16	**て**
大腿四頭筋のストレッチング	肘筋 ………………………… 31	テイクアウェイ ……… 172
……………………………… 217	中指伸展テスト ……… 192	停止 ……………………… 125
大腿直筋 ………… 47・48・58	中斜角筋 …………………… 84	テコの原理 ……………… 98
大腿二頭筋 ………… 60・221	中手骨 ……………………… 35	テニス肘 ………………… 188
大腿方形筋 ………………… 48	中手指節関節 ……… 35・36	テニス肘の外的要因 … 191
大転子 ……………………… 45	中足骨 ……………………… 64	テニス肘の内的要因 … 190
大殿筋 ………… 48・142・173	中殿筋 ……… 142・173・200	テニス肘のリハビリテーション
大殿筋の筋力強化法 … 201	中殿筋の筋力強化法 … 201	……………………………… 192
大内転筋 …………… 48・173	肘内障 ……………………… 29	テニス肘用装具 ……… 193
第2肩関節 ………………… 10	虫様筋 ……………… 41・70	テニスレッグ ………… 190
第二のテコ ………… 98・100	長管骨 ……………… 104・106	デュシャンヌ歩行 …… 199
ターミナルニーエクステンション	腸脛靱帯 ………………… 221	
……………………… 212・215	腸脛靱帯炎 ……… 152・218	**と**
対立運動 …………… 35・70	腸脛靱帯炎のストレッチング	投球過多 ………………… 162
楕円関節 …………… 118・119	……………………………… 221	投球障害肩 ……… 14・166
タオルギャザー ……… 222	腸骨 ………………………… 44	投球障害肩のチェックポイント
多軸性関節 ………… 118・119	長指屈筋 …………………… 69	……………………………… 184
縦アーチ …………………… 37	長指伸筋 …………… 68・69	投球障害肩のリハビリテーション
多腹筋 …………………… 124	長掌筋 ……………………… 39	……………………………… 186
単関節筋 ……… 31・48・58	長橈側手根伸筋 ………… 39	投球障害肘 ……………… 194
短骨 ……………………… 104	長内転筋 …………………… 48	投球障害肘のチェックポイント
短指屈筋 …………………… 70	蝶番関節 …………… 26・118	……………………………… 196
短小指屈筋 ………… 41・70	長腓骨筋 …………………… 69	投球障害肘のリハビリテーション
短橈側手根伸筋 ………… 39	長母指外転筋 …………… 40	……………………………… 197
短内転筋 …………………… 48	長母指屈筋 ………… 40・69	橈屈 ………………………… 35
短腓骨筋 …………………… 69	長母指伸筋 ……………… 40	トゥクリアランス … 139・142
短母指外転筋 …………… 41	腸腰筋 ……………………… 48	
短母指屈筋 ………… 41・70	腸肋筋 ……………… 91・92	
短母指伸筋 ………… 40・70		

凍結肩（フローズンショルダー）
　……………………………… 181
橈骨 ……………………………… 24
橈骨手根関節 …………………… 35
橈骨頭窩 ………………………… 25
同時遊脚期 …………………… 146
等尺性収縮 …………… 130・143
橈側手根屈筋 …………………… 39
等速性収縮 …………………… 130
等張性収縮 …………………… 130
疼痛 …………………………… 112
疼痛性側弯 ……………………… 79
動的アライメント …………… 123
動的安定化機構 …………… 15・16
頭板状筋 ………………………… 84
特異性の原則 ………………… 132
トップポジション
　………… 13・162・164・167
トップポジションへのストレッチング
　…………………………… 186
トムソンテスト（テニスエルボーテスト）
　…………………………… 192
トラス機構 ……………………… 73
トレイリングアーム ………… 172
トレンデレンブルグ徴候 ……… 49
トレンデレンブルグ歩行
　…………………… 145・199
ドロップフット ……………… 145

な

内科疾患 ……………………… 150
内骨格 ………………………… 104
内在筋 …………………… 40・70
内旋 ……………………… 120・121
内旋方向のストレッチング
　…………………………… 186
内臓筋 ………………………… 124

内側型投球障害肘 …………… 194
内側関節包 …………………… 212
内側広筋 ………………………… 58
内側広筋の強化法 …………… 213
内側支持機構 ………………… 212
内側側副靱帯 … 28・52・206
内側側副靱帯損傷
　………………… 55・196・212
内側側副靱帯損傷のテーピング
　…………………………… 197
内側縦アーチ
　………………… 72・74・222
内側ハムストリングスの強化法
　…………………………… 213
内転 ……………………… 12・120
内反運動 ………………………… 28
内反股 …………………………… 45
内反膝 …………………… 62・220
内反肘 …………………………… 29
内反変形 ……………………… 202
内腹斜筋 ………………………… 92
軟骨 …………………………… 107
軟骨性骨化 …………………… 108

に

二関節筋 … 31・48・58・60
肉離れのリハビリテーション
　…………………………… 205
二軸性関節 …………… 118・119
二次性関節症 ………………… 198
二次性骨化核 ………………… 109
二次性の変形性股関節症
　…………………………… 200
二頭筋 ………………………… 124
乳様突起 ………………………… 84

ね

捻転骨折 ……………………… 111

の

ノンサポートフェイズ …… 147

は

バイオメカニクス …………… 95
背屈 ……………………………… 35
背側骨間筋 ……………………… 41
跛行 …………………………… 199
破骨細胞 ……………………… 108
ハイヒールでの歩行 ………… 144
薄筋 …………………… 48・212
白筋 …………………………… 128
バックスウィング …………… 170
バックハンドテニス肘 ……… 188
ハムストリングス
　………………… 48・60・142
ハムストリングスの筋力強化法
　…………………… 203・211
ハムストリングスのストレッチング
　…………………………… 217
ハムストリングスの肉離れ
　…………………………… 204
バランストレーニング ……… 211
半羽状筋 ……………………… 124
半月板 …………………………… 52
半腱様筋 ……………… 60・212・221
瘢痕組織 ……………………… 114
反張膝 …………………………… 63
反復性肩関節脱臼 ……………… 14
反復性の原則 ………………… 132
半膜様筋 ……………… 60・212・221

229

ひ

尾骨 …………………… 44
膝関節屈曲位歩行 ………… 199
膝くずれ（giving way）
　…………………………… 207
膝伸展機構 ………… 56・216
膝前十字靭帯 …………… 206
膝前十字靭帯損傷 ……… 206
膝前十字靭帯損傷の再建術
　…………………………… 208
膝前十字靭帯損傷の予防効果
　…………………………… 210
膝内側側副靭帯 ………… 212
膝内側側副靭帯損傷 …… 212
膝内側側副靭帯損傷の治療
　…………………………… 213
肘下がり ………………… 168
尾椎 ………………………… 76
ピッチ …………………… 147
ピッチ走法 ……………… 153
腓腹筋 ……………… 67・68
病的骨折 ………………… 110
ヒラメ筋 ………………… 68
ヒールカウンター ……… 155
疲労骨折 ………………… 110

ふ

フィラメント滑走説 …… 127
フォアハンドテニス肘 … 188
フォロースルー
　… 163・165・167・171・195
フォワードスウィング … 172
フォワードリカバリーフェイズ
　…………………………… 147
腹腔内圧 ………………… 160
複雑骨折（開放骨折）… 111
腹式呼吸 ………………… 87

腹斜筋 …………………… 172
腹直筋 …………………… 92
不全骨折 ………………… 110
不随意筋 ………………… 124
フットスラップ ………… 145
不動関節 ………………… 116
踏み込みランジ ………… 209
プライオメトリクス …… 157
フライトピリオド ……… 147
振り込み動作 …………… 157
不良姿勢 ………………… 176
プレートによる骨結合 … 115
プレパレーション ……… 170
粉砕骨折 ………………… 111

へ

平滑筋 …………………… 124
平背 ……………………… 78
変形 ……………………… 112
変形性股関節症 … 45・200
変形性膝関節症 ………… 202
扁平骨 …………………… 104
扁平足 ……… 62・145・222
扁平長骨 ………………… 87
平面関節 ………… 118・119

ほ

歩（ステップ）…… 134・147
方形回内筋 ……………… 33
縫工筋 ……………… 48・212
紡錘状筋 ………………… 124
棒体操 …………………… 180
歩行 ……………………… 134
歩行周期 ………………… 134
歩行の空間的定義 ……… 135
歩行の時間的定義 ……… 135

歩行率（ケイデンス）… 136
母指外転筋 ……………… 70
母指球 …………………… 41
母指対立筋 ……………… 41
母指内転筋 ……………… 70
歩調 ……………………… 136

ま

前かがみ持ち上げ動作 … 161
膜性骨下 ………………… 108
摩擦係数 ………………… 116
末節骨 …………………… 64

み

ミオシン ………………… 127

も

モンテジア脱臼骨折 …… 113

や

ヤコビー線 ……………… 45

ゆ

遊脚相 …………………… 134
有酸素運動 ……………… 103
床反力 ……………… 141・151

よ

腰椎 ………………… 76・88
腰椎椎間板ヘルニア …… 81
横アーチ ………………… 72

ら

ラテラルスラスト … 145・199
ランナーズニー（腸脛靱帯炎）
　……………………………… 150
ランナー骨折 ……………… 110
ランニングシューズ ……… 155
ランニング障害 …………… 150
ランニング障害の外的要因
　……………………… 151・153
ランニング障害の内的要因
　……………………… 151・152

り

力積 ………………………… 158
力点 ………………………… 98
梨状筋 ……………………… 48
リストカール ……………… 197
立脚相 ……………………… 134
立脚中期（ミッドスタンス）
　……………………………… 134
立方骨 ……………………… 64
リーディングアーム ……… 172
リハビリテーション ……… 115
リバースリストカール …… 197
リフティング ……………… 160
リモデリング（骨改変）… 108
リモデリング期 …………… 114
両脚支持期 ………………… 134
菱形筋 ……………………… 19

臨床運動学 ………………… 95
輪状靱帯 …………………… 28

る

ルーズショルダー ………… 183

れ

レイトコッキング ‥ 162・166
レイトフォロースルー …… 173
レッグエクステンション
　……………………… 213・215
レッグカール ……… 211・213
レッグコッキング ………… 171
裂離骨折 …………………… 111

ろ

肋横突起関節 ……………… 89
肋椎関節 …………………… 89
ロシアンハムストリングス
　……………………………… 211
ロッキングメカニズム
　………………………… 15・55
肋骨 …………………… 10・86

わ

ワインドアップ …… 162・164

腕尺関節 …………… 24・26・28
腕橈関節 …………… 24・26・28
腕橈骨筋 …………………… 30

英字

CT(Computed tomography)
　……………………………… 113
ballottement ……………… 11
carrying angle（外反角）
　……………………………… 196
DIP 関節 …………………… 43
femorotibial angle(FTA)
　……………………………… 62
finger-floor-distance(FFD)
　……………………………… 60
IP 関節 ……………………… 42
kinematics ………………… 94
kinesiology ………………… 94
kinetics …………………… 94
MP 関節 …………………… 42・43
MRI(Magnetic resonance imaging)
　……………………………… 113
O 脚 ………………… 62・198
PIP 関節 …………………… 43
Q角 (Qangle) ……… 62・214
ＲＩＣＥ処置 ……………… 204
X 脚 ………………………… 62
X 線検査 …………………… 112

参考文献

『ネッター解剖学アトラス』（Frank H. Netter 著, 相磯貞和訳, 南江堂）
『スポーツ整形外科学』（中島寛之監修, 福林徹・史野根生編集, 南江堂）
『基礎運動学 (第6版)』（中村隆一・齊藤宏・長崎浩著, 医歯薬出版）
『身体運動の機能解剖』（栗山節郎監修, 中村千永・土屋真希訳, 医道の日本）
『筋骨格系キネシオロジー』（Donald A.Neumann 著, 嶋田智明・平田総一郎監訳, 医歯薬出版）
『人体解剖学』（藤田恒太郎著, 南江堂）
『標準整形外科学』（石井清一・平澤泰介監修, 鳥巣岳彦ほか編集, 医学書院）
『ストレッチングと筋の解剖』（Brad Walker 著, 栗山節郎監訳, 川島敏生訳, 南江堂）
『DVDでみるテーピングの実際』（栗山節郎・川島敏生著, 南江堂）
『実践アスレチックリハビリテーション Text & CD-ROM』（栗山節郎監修, 川島敏生著, 南江堂）
『理学療法のクリティカルパス下巻～下肢～』（David C. Saidoff, Andrew L. McDonough 著, 赤坂清和・藤縄理監訳, エルゼビアジャパン）
『理学療法ハンドブック1巻・3巻』（細田多穂・柳澤健編集, 協同医書出版社）
『スポーツ動作と身体のしくみ』（長谷川裕著, ナツメ社）
『スポーツバイオメカニクス入門』（金子公宥著, 杏林書院）
『動作分析の実際～スポーツ障害, 特に投球障害を中心として～, PTジャーナル第30巻第11号』（山口光圀ほか, 医学書院）
『選手と指導者のためのサッカー医学』（日本サッカー協会スポーツ医学委員会編集, 金原出版）

〈著　者〉
川島敏生（かわしま・としお）

1957年生、東京都出身。社会医学技術学院理学療法学科、東京衛生学園東洋医学科卒業。医学博士、理学療法士、鍼師・灸師。現在、日本鋼管病院リハビリテーション科技師長、東都リハビリテーション学院講師、社会医学技術学院講師。地域の傷害を持つ高齢者のリハビリテーションにあたるとともに、スポーツ傷害のリハビリテーションを専門として中学・高校生からプロのトップレベルのスポーツ選手のリハビリテーションを行っている。著書に『ＤＶＤでみるテーピングの実際』（南江堂）、『ブラッドウォーカー　ストレッチングと筋の解剖』（監訳　南江堂）ほか多数。

〈監　修〉
栗山節郎（くりやま・せつろう）

1951年生、東京都出身。昭和大学医学部卒業。医学博士。現在、日本鋼管病院副院長、整形外科部長、昭和大学医学部客員教授。日本整形外科学会認定医、日本リハビリテーション医学会認定医・専門医、日本体育協会スポーツドクター。1988～2002年、冬季オリンピック・スキーチームドクター。
著書に『DVDでみるテーピングの実際』『DVDでみるアスレチックマッサージの実際』（ともに南江堂）ほか多数。

編集制作　：株式会社文研ユニオン（間瀬直道）
解剖図作成：持塚 進
本文図版　：風間康志　岡田真一
デザインDTP：ＨＯＰＢＯＸ
企画・編集　：成美堂出版編集部（駒見宗唯直）

ぜんぶわかる　筋肉・関節の動きとしくみ事典

著　者　川島敏生
監　修　栗山節郎
発行者　深見公子
発行所　成美堂出版
　　　　〒162-8445　東京都新宿区新小川町1-7
　　　　電話(03)5206-8151　FAX(03)5206-8159
印　刷　共同印刷株式会社

©Kawashima Toshio　2012　PRINTED IN JAPAN
ISBN978-4-415-31165-4
落丁・乱丁などの不良本はお取り替えします
定価はカバーに表示してあります

●本書および本書の付属物を無断で複写、複製(コピー)、引用することは著作権法上での例外を除き禁じられています。また代行業者等の第三者に依頼してスキャンやデジタル化することは、たとえ個人や家庭内の利用であっても一切認められておりません。